·著名妇幼专家倾情奉献 幸福妈咪优生优育指南·

孕前孕后速查金典

邢小芬◎编著

浙江科学技术出版社

图书在版编目（CIP）数据

孕前孕后速查金典／邢小芬编著．—杭州：浙江科学技术出版社，2011.11

ISBN 978-7-5341-4314-4

Ⅰ.①孕…　Ⅱ.①邢…　Ⅲ.①妊娠期—妇幼保健—基本知识②围产期—保健—基本知识③产褥期—妇幼保健—基本知识　Ⅳ.①R715.3

中国版本图书馆CIP数据核字（2011）第230799号

孕前孕后速查金典

邢小芬　编著

出版发行　浙江科学技术出版社

地址：杭州市体育场路347号

邮政编码：310006

联系电话：0571-85170300转61704

排　　版　北京天马同德排版公司

印　　刷　北京佳明伟业印务有限公司

经　　销　全国各地新华书店

开　　本　710×1000　1/16

字　　数　310千字

印　　张　24.25

版　　次　2011年12月第1版

印　　次　2011年12月第1次印刷

书　　号　ISBN 978-7-5341-4314-4

定　　价　29.00元

责任编辑　刘丹　赵新宇　　**封面设计**　汝果儿

前言 FOREWORD

从古至今，人类已在追求“优生”的道路上跋涉了几千年，它已成为人类的不懈追求。也正是在这种不懈的追求下，才使得社会能够不断进步。“优生”这一学说是直到近代才被明确提出的，随着科学技术的不断进步，科学的优生才得以实现。如今，对于育龄夫妇来说，生一个健康聪明的孩子不再只是一个梦想，优越的条件，让我们更有能力去追求优生，让未来的宝宝真正地“青出于蓝而胜于蓝”，让孩子真正地集父母的优点于一身。但仅仅有一个美好的愿望还不足以使梦想成真，只有在科学的指导下优生优孕才能具有现实意义。为此，我们编著了《孕前孕后速查金典》一书。

每一对计划怀孕的育龄夫妇都要在孕前做好相关的准备。本书分上、下两篇，在上篇（孕前准备篇）中，对优生知识、受孕时机、孕前饮食、生活细节、疾病预防等系列问题进行了详细阐述，以使育龄夫妇在孕前准备中做到有的放矢，轻松地走好优生的第一步。

下篇（妊娠篇）中，从计划妊娠到母儿变化，从孕期饮食营养到日常生活，从胎儿监护到科学的胎教，从孕期自我护理到疾病防治，都一一进行了科学全面的指导，使准妈妈们能坦然面对妊娠中的巨大变化，尽量克服孕期的种种不适，从而孕育一个健康聪明的宝宝。

让我们尊重科学，依靠科学，用科学的方法实现优生优孕，创造幸福美好的家庭生活，希望本书能陪伴您愉快地度过孕前孕后这段时光，成为您贴心的老师、顾问和朋友。

编　者

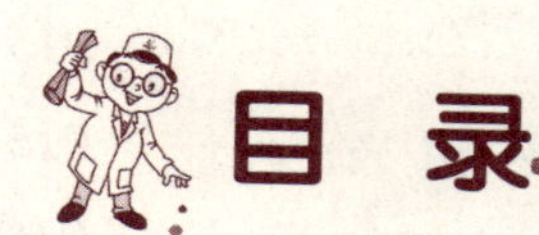

目 录

上 篇
孕前知识，未雨绸缪的准备

下 篇
孕期生活，艰辛与甜蜜并行

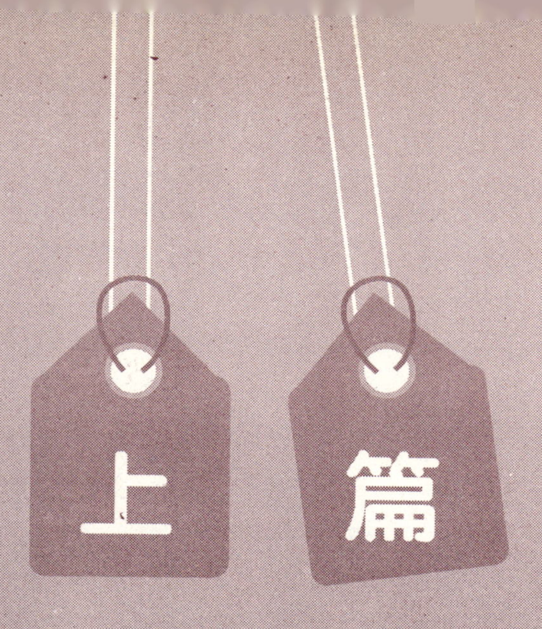

孕前知识，未雨绸缪的准备

第一章

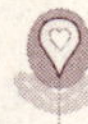

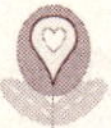
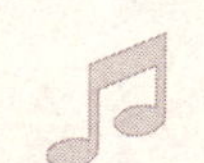
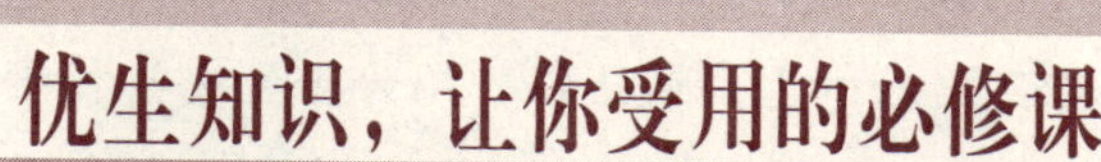

优生知识，让你受用的必修课

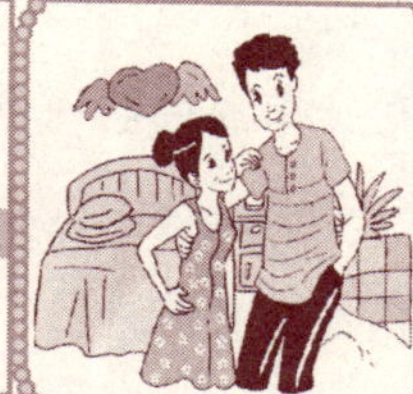

第一节　优生与受孕

“优生”的概念

“优生”一词由人类遗传学专家于1883年首次提出，其原意是“健康的遗传”，主张通过选择性婚配，来减少不良遗传素质的扩散和劣质个体的出生，从而达到逐步改善和提高人群遗传素质的目的。通俗地说，优生的“生”是指生出、生育，“优”是优秀或优良，优生即生优，就是运用遗传原理和一系列措施，使生育的后代既健康又聪明。

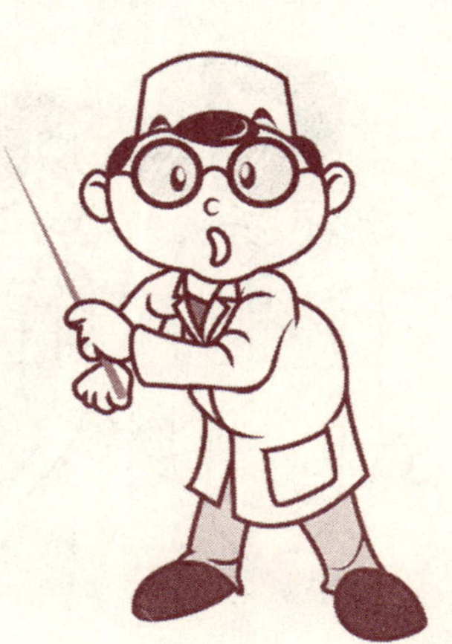

优生学的概念

优生学是以医学生物学为基础，研究如何改善人类遗传素质的自然科学。优生学是一门综合性科学。它的内容是研究影响后代的各种因素，预防和发现先天性异常，阻断遗传性疾病的延续，从体力、智力等各方面改进人类的遗传素质，提高人口质量。

优生学分两种，一种叫预防性优生学（或消极性优生学），另一种叫演进性优生学（或积极性优生学）。①预防性优生学认为：人类实现优生应是通过消除人类不良的遗传素质，防止或制止有先天性或遗传性疾病的患儿出生来达到。它包括婚前检查、遗传咨询、妊娠早期保护、产前检查、选择性人工流产和围生期保健等。对从选择配偶、结婚、受孕到分娩的整个生殖过程实行科学监督，这在当前均是切实可行的。②演进性优生学认为：人类要改进群体的遗传素质，要在遗传工程技术上开展工作，用分子生物学和细胞分子学的理论，改造遗传物质，使智力和体力优秀的个体在人群中的数量增加并得到繁衍。其主要手段有人工授精、试管婴儿和遗传工程等。目前，演进性优生学所提出的设想和措施还处在实验研究阶段，但前景是令人乐观的。

柔情蜜意利于优生

受孕需要浓情蜜意，性欲的顺畅高低与否，甚至关系到优生的成败。

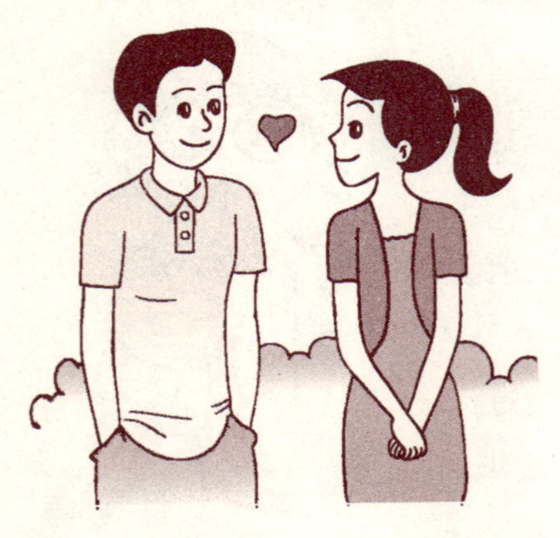

古人认为，受孕必须以情欲高涨为前提。如果女子进入性兴奋，却因其他因素干扰了情欲；或女方情欲旺盛，而男子却无法全心投入；或者只是为了“造人”而性交，以致精神紧张等，这些都会影响优生。

现代医学研究表明，妇女精神紧张、焦虑等可能引起子宫收缩方式的破坏，并最终成为所谓“原因不明性不育”的原因之一。临床上有不少不孕不育症患者，心理上背负着沉重的包袱，越想生，行房时反而越难达到高潮，因而影响受孕生育。但他们在抱养一个孩子，断绝生育的念头后，精神一放松，反而无意中怀孕。

神秘的染色体

在构成人体的庞大物质群中，遗传物质是那样的神秘，吸引着人类探索的目光。经过众多科学家的探索研究，19 世纪末，终于找到了遗传物质的神秘主角——染色体。自 1956 年首次证实人体细胞含有 46 条染色体，至今 50 多年过去了，医学研究已经进入了分子生物学的领域，人类对遗传奥秘的探索已取得了重大成就。

染色体存在于人体细胞的细胞核内，平时隐而不现，即使在放大数千万倍的电子显微镜下也难以看见，当细胞进行有丝分裂的时候，通过某种特定的染色，才能使它们着色从而被观察到，由此医学上把它们命名为“染色体”。人类染色体的形态、数目、大小恒定，而且其形象和它的遗传前代几乎完全相同，假如稍有差错，遗传在某些方面就产生了变异。正因为如此，才有了子女像父母的遗传现象。

人体细胞的遗传信息几乎全部都编码在组成染色体的 DNA 分子长链上。DNA 分子是由两条核苷酸链依靠核苷酸碱基之间的氢键相连接而成的双螺旋结构。DNA 分子的核苷酸碱基是特定的互补配对碱基，这就使遗传信息的准确性得到保证。在 DNA 分子长链上，每 3 个相邻的核苷酸碱基组成的特定顺序（密码子）即代表一种氨基酸，也就是 DNA 分子储存的遗传信息。能够编码一条肽链的一个 DNA 分子片段就是基因。染色体是 DNA 的载体，人类染色体的准确数目是 46 条（23 对），其中 44 条（22 对）是常染色体，男女都一样，另外两条男女不一样的是性染色体，男性为一条 X 和一条 Y 染色体，女性为两条 X 染色体。

人类染色体都是配对存在的数量，只有在生殖细胞中为 23 条。正常人每一个配子（精子和卵子）含 22 条常染色体和一条性染色体 X 或 Y，即是 22 + X 或 22 + Y 的一个染色体组，称为单倍体。

单倍体染色体的全部 DNA 分子称为基因组，当精子和卵子结合成受精卵时，两个配子的基因组相融合使受精卵内的染色体数目又恢复到 46 条，并由来自男性的性染色体来决定胎儿的性别。可见，在子代细胞的染色体中一半来自父亲，一半来自母亲，子女携带了父母双方的遗传信息，孩子身上就具有了双亲的影子。子女长大成人后，生成精子或卵子时，染色体仍然对半减少，如此循环往复，来自父母的各种特征得以一代又一代地传递。

调整好生活规律

孕前有各种各样的准备，其中很重要的一项就是要调整作息时间，使之符合健康自然的生活规律，加上适量锻炼，让健康状况达到良好的状态。

当机体处于极度疲劳或患病的状态，由于营养和免疫功能不良，会使精子和卵子的质量受到影响，同时也干扰了子宫的内环境而不利于受精卵着床和生长，导致胎萎、流产或影响胎儿脑神经发育，所以不宜疲劳受孕，应在孕前调整作息，保证充分的休息。

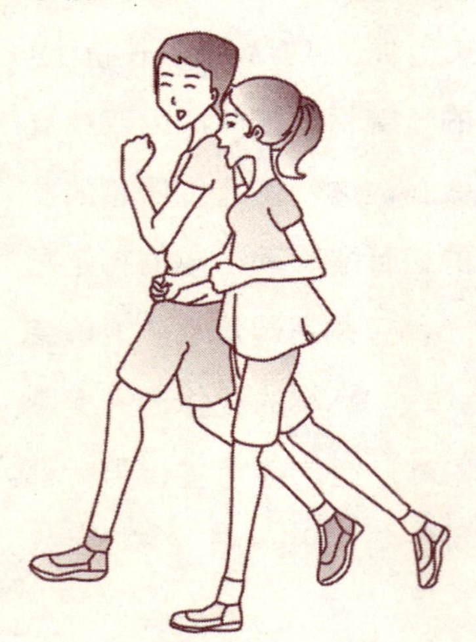

另外，一旦怀孕，胎儿会通过母体来区分白昼和黑夜，因此孕妇本身正常的作息就十分重要了，母亲早睡早起的胎儿出生后，会更活泼健康。所以从计划怀孕开始，就要培养自己良好的作息习惯。

夫妻双方在怀孕前的一段时间内进行适宜而有规律的体育锻炼，可以促进女性体内激素的合理调配，确保受孕时女性体内激素的平衡与精子的顺利着床，避免怀孕早期发生流产。女性孕前锻炼还有助于女性保持合理体重，如果孕期仍能坚持适当运动，保证体重合理增加，可以促进孕妇体内的胎儿正常发育，避免因胎儿过大而影响孕期尤其是孕后期的生活，更可以减轻产妇分娩时的难度和痛苦。

适当的体育锻炼还可以帮助丈夫提高身体素质，确保精子的质量。因此，应该进行一段时间有规律的运动后再怀孕。

夫妻双方在要孩子前的3个月，可以进行散步、慢跑、柔软体操、游泳、太极拳、登山等健康的有氧运动，以提高各自的身体素质，为受孕打下坚实的基础。

避免在恶劣的天气受孕

国外专家研究发现，太阳活动所产生的物理效应及有害辐射，会使生殖细胞的畸变概率增大。因为，太阳黑子在爆发时放射出的强烈紫外线、高能带电粒子流会产生X线辐射，从而引起地磁暴、电离层扰动及自然界中的大气、温度、环境的一系列改变，这一切对人的身体会造成很大冲击，尤其对生殖细胞的影响更大。

在雷电交加、山崩地震或日食、月食时，自然界中会产生强烈的X线，这样易使精子和卵子由于受到辐射而发生畸变，会阻碍受精卵的着床及生长发育，使获得高智商小宝贝的概率变小，甚至导致胎儿出生后智力低下。

避免在经期过性生活

有时在经期过性生活可能并没引起感染，但这只是侥幸而已。医学研究证实，经期子宫内膜脱落，会在子宫颈表面形成很多小伤口，如果在此时交合，一是细菌会从平日紧闭而此时微张的子宫颈口进入这些小伤口，引起子宫内膜炎；二是可能会造成经血流出受阻，使子宫内膜碎片随经血的倒流进入腹腔或输卵管，形成子宫内膜异位症；三是易使精子和子宫内膜破损处溢出的血细胞相遇，使其中的免疫细胞致敏，产生抗精子抗体。

这些情况都可导致不孕，很难怀上甚至再也怀不上宝贝，尤其是产生的抗精子免疫抗体，常可持续几年甚至几十年，从而引起顽固性不孕。因此，一定要避免在经期过性生活，以保护自己的生育能力。

性生活过频不利于优生

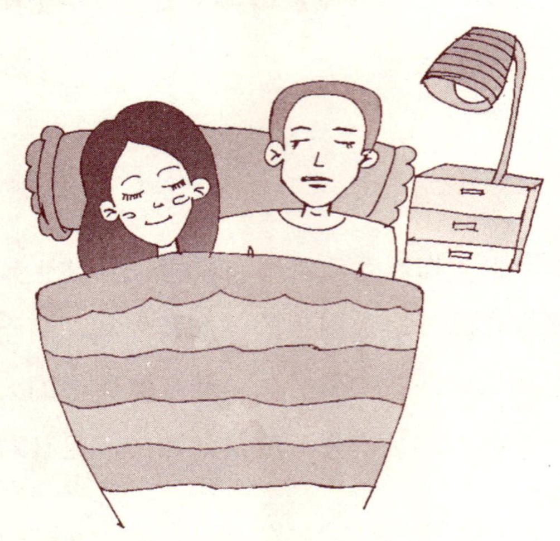

适度而和谐的性生活，能调节夫妻间紧张的情绪，带来愉悦、轻松和幸福美满的心境，从而促进夫妻双方身心健康，起到保健防病的作用。但性生活毕竟要消耗一定的体力和精力。迷恋性爱，以致精神委靡不振、困倦、心悸、头昏眼花、腰腿酸软，不仅会使人意志消沉，影响健康，而且不利于高质量精子的生成，妨碍优生。

现代医学研究表明，男性精液并非像有些人所说的是分泌物，射精只不过是损失一点蛋白质而已。其实，精液的产生是一个复杂的生理过程。纵欲无度必然增加睾丸负担，并可因“反馈作用”抑制腺垂体的分泌，以致睾丸提前退缩。性交频繁，还往往导致精液量减少和精子密度降低，精子活动能力和成活率下降，精子冲破重重关卡与卵子相会的能力减弱，优孕的机会当然相应减少。房事无节，过频射精，还会损失大量的前列腺素和微量元素锌。

新婚仅仅是新生活的开始，幸福生活来日方长。蜜月佳期切莫贪欢纵欲，图一时之快而损害了身体健康。温馨、欢悦、和谐、适度的性生活，才有助于增进夫妻间的恩爱，才能延年益寿，才有助于孕育健康、聪慧的后代。

身体疲劳不宜怀孕

现代生活是美好的，它是人类社会不断发展与高度文明的具体显现。与之相对应，生活在现代社会里的人应该都十分优秀，这依赖于进步的现代人用计划生育与优生优育的措施来实现。然而，值得人们注意的是，现代生活带来的疲劳却在悄悄地、严重地阻碍着优生，因为疲劳会降低人类精子的质量。

北欧男性科研会通过研究指出："现代生活方式大大恶化了男子的生殖能力，与20世纪60年代时相比，男子精子的质量已大大降低。"瑞典卡洛林医院斯梯凡·阿尔维教授也指出："男子的睾丸对外界刺激非常敏感，对劳累的反应尤其强烈。"他们进行的动物实验证明，劳累完全有可能破坏精子的功能。他们系统地比较了20世纪60年代、70年代与80年代精子的功能，得出的结论是："精子质量随现代生活方式之日趋疲劳而在日趋恶化。"

因此，要想优生，那些可引致疲劳的现代生活活动要有一定节制，尤其是那些与男子密切相关的生活活动。假若正值你结婚喜日，那么应酬完所有宾客，又因闹洞房而直到深夜才得安寝；或假若你们旅行结婚奔波一天方才安歇；又假若你们夫妻参加新婚舞会后又去夜总会应酬了很久，那么当日当夜，你的精子质量一定很低，此时性交并受孕，对后代必有严重影响。

第二节　优生与遗传

什么是遗传基因

遗传基因实实在在地存在于人类的身体中。遗传基因在细胞核内，它在胚胎时期发号施令，指挥着胚胎生长发育。基因是一种叫"脱氧核糖核酸"即DNA的化学物质，根据结构不同，DNA可以分为四种。四种不同的DNA，根据它们不同的排列顺序而组合成不同的基因编码，编排成全部人类的遗传信息。DNA呈螺旋形排序盘绕在一起，在电子显微镜下就像一团乱麻。基因的排列位置是固定的，只有在自己固定的位置内才能发挥正常的功能，就像一串串珠子编织成的美丽的图案，多一个或少一个珠子，都会破坏图案的整体形状一样，人类的基因也不能增加或减少，两个基因的位置发生了交换也会导致基因异常。

遗传基因的特点

遗传基因具有如下特点：

（1）基因可以复制

基因的复制好比用复印机复印文件，复制出的基因是完全一样的。这个特点决定了人类遗传的稳定性，稳定的遗传基因会一代代往下传。

（2）基因可以突变

基因偶尔会在外界环境因素作用下发生突变。人类从猿到人的进化就是基因突变的结果，这也是人类与环境相互适应的表现。基因突变有两种：增加、改良人体功能的基因突变为正性突变，是人类进化中所希望的；引起人类疾病的基因突变为负性突变，是力求避免发生的。

（3）基因可以表达

人类每个基因都有自己的功能，各自表达一种遗传性状，根据基因密码信息，调控机体发挥不同的生理功能。

认识遗传性疾病

遗传性疾病看似很神秘是由于人们对遗传性疾病的认识始终不足。许多人都认为遗传病是稀有病种，是罕见的疾病，离我们的生活远着呢，得了遗传病就一定治不好。随着人类对遗传基因的不断破解，逐渐发现与遗传有关的疾病越来越多，许多过去认为不是遗传病的疾病，也发现与遗传基因有着密不可分的关系，并且按照遗传学原理治疗和预防之后都得到良好的效果。

例如新生儿期发生的苯丙酮尿症，以前由于不知道发病原因，使许多孩子没有得到有效治疗而变成了智力低下儿。之后发现了是由于基因缺陷造成的某种蛋白质代谢障碍，出生后立即改用特殊饮食喂养，就可以使苯丙酮尿症儿童像正常孩子一样成长发育了。

此外，许许多多的常见病都可以从遗传基因上找到根源，如高血压、冠心病、肿瘤、糖尿病、精神疾病、胃溃疡等都与遗传因素有关。根据遗传学原理找到发病的规律，我们就可以很好地控制和预防这些疾病的发生。

一个基因发生了突变，它所表达的功能就会出现异常，基因病多达 5 万种，如先天性耳聋、先天性白内障、先天智力低下、多发性结肠息肉、小头畸形、无脑儿、脊柱裂、唇裂、腭裂及先天性心脏病等；染色体发生了断裂、重复和缺失就会导致染色体病。各类染色体病有 1 万多种，如唐氏综合征、猫叫综合征、两性畸形、一些不孕症和习惯性流产等。

探索疾病的根源，从根源上消除疾病，预防疾病的发生，将会给我们的社会带来巨大的财富，给每一个家庭节省大量钱财，给千千万万家庭带来幸福，而这绝不是一个神话，2005 年国际合作完成的全部人类基因编码让我们看到了希望。

怎样预防遗传病

目前已被人类认识的遗传病大约有3000 多种，从对许多遗传病的分析中，我们可以总结出遗传病的几个主要特点：

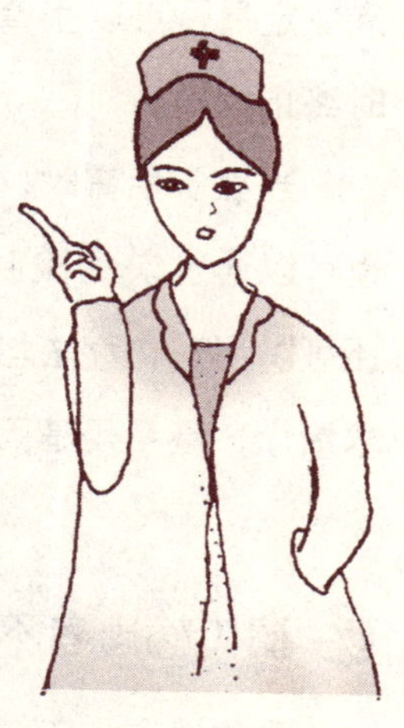

（1）具有遗传性

患者携带的致病基因将会通过后代的繁衍而继续遗传下去。据国外报道，在喀里卡克家庭中，大马丁的上三代均无异常，大马丁与一个低能的女子结婚所生育的小马丁其下四代 482 人中有 143 人属低能。而大马丁与另一智能正常的女子结婚后，生下的五代 496 人中全部正常，无一个低能。可见，遗传病具有很强的遗传性。

（2）具有先天性

往往在孩子出生前就带有先天性畸形或遗传性疾病，以致孩子一来到人世，就已经是个遗传病的“老病号”了。当然，也有一些孩子出生时是正常的，但若干年后仍会出现临床症状。如 X 连锁隐性遗传的发病年龄为 16 岁，遗传性舞蹈症则要到 30～40 岁时才有临床表现。尽管是出生多年后才发病，祸根却是在精卵结合的瞬间就已种下，因此仍属于遗传性疾病。

（3）具有终身性

多数遗传病都很难治愈，具有终身性的特点。当然，有少数遗传病可以通过治疗手段矫形，如显性遗传病中的多指（趾）与蹼指。然而，这类患者即使通过手术矫形，并与健康人结婚，但体内的致病基因却是终生不变的。后代出现症状的概率约为 50%。

（4）发病率高

遗传病患者的后代，很有可能患同样的遗传病，尤其是近亲结婚带来的遗传病，患病比例更为突出。因此，为了减少遗传性疾病的患病率，要坚决制止近亲结婚。

遗传病的预防应该从选择配偶做起，避免近亲结婚；通过婚前医学检查来决定是否可以生育；通过产前检查，筛查出一些遗传病或先天性疾病，及时终止妊娠。

当准备生育时，应向医生充分咨询，做好孕前孕后筛查。此外，遗传病也可以通过饮食控制疗法，控制某些物质的摄入，来维持正常的代谢平衡。还可以用药物疗法与酶疗法来治疗一些遗传病。还有一些遗传病可以通过手术治疗，甚至用基因治疗来解决问题。

遗传病患者不宜生育

遗传性疾病不仅会给患者带来不幸，而且还会把疾病传给后代。所以，为了控制或减少各种遗传病的发生，应注意以下几点：

（1）实行优生保护法

对凡是一定会导致或有很大可能导致其后代发生先天性疾病者，均应劝其避免生育。这些疾病包括：唐氏综合征、白痴、遗传性精神病；显著的遗传性躯体疾患，如舞蹈病、肌紧张病和白化病等。

（2）禁止近亲结婚

亲上加亲会增加一些遗传病的发生率，这在医学统计学上已得到证实。如肝豆状核变性患者，非近亲婚配后代中的发病率为1/400万，而在表兄妹结婚后代中的发病率为1/64。又如近亲婚配所生子女智力差的比例比非近亲结婚的高3.8倍。所以，我国婚姻法已禁止近亲结婚。

（3）避免高龄生育

生育年龄不宜超过35岁。

（4）遗传咨询

有以下情况者孕前或妊娠后应及早进行咨询：女35岁以上，男45岁以上；有遗传病家族史；夫妇一方有遗传病或染色体畸变；有生育畸形儿史；有多次流产或胎死宫内史；有接触致畸物质史，如接触放射线、放射性核素等；孕早期有病毒感染史，如感染风疹、流感病毒等。

（5）产前诊断

经过遗传咨询后，对一些有指征的孕妇做胎儿产前诊断，以了解有无先天性或遗传性疾病。常用的方法有羊膜腔穿刺抽羊水检查，还可用B型超声扫描和做胎儿检查等。

（6）及时终止妊娠

在产前诊断中发现孕妇或胎儿患有严重疾病时应终止妊娠，防止有严重疾病的胎儿出生。

宝宝承接父母的遗传特质

俗话说："龙生龙，凤生凤，老鼠的孩子会打洞。"一般情况下，孩子会从父母那里承接一套完整的家族遗传信息密码，上一代有什么“本事”，下一代就会有什么“本事”；上一代有什么“毛病”，下一代就有什么“毛病”。这套完整的密码里边包括了全部的遗传特征，例如体形、身高、皮肤颜色、眼睛、鼻子、头发、性格特征，甚至一举手一投足都呈现着亲代的痕迹。

这些遗传特征都来自于遗传密码。人类的遗传密码有几万种遗传信息，即遗传基因。遗传基因之间非常缜密地相互配合，精确地表达着它们各自的遗传性状，一个基因的错误就可能引起一种疾病。

子代承接的遗传密码一半来自于父亲，一半来自于母亲，所以子代的遗传特征就是父亲和母亲的融合体。一对夫妇和一个孩子，三口人在一起的时候，可以看到非常有意思的现象，孩子长着妈妈的头发、爸爸的眼睛、妈妈的体形、爸爸的神态。这些还仅仅是表面现象，内在的特质则是从表面看不出来的。

传给下一代的遗传基因中不免也会有一些异常的致病基因，这就是我们常说的遗传性缺陷。例如有的人天生就易患高血压，有的人天生就易患糖尿病，有的人先天智力低下，有的人先天体弱多病，这些都与上一代亲人相似。

遗传基因的表达方式分为显性和隐性两种。隐性的遗传基因一般不表达，只有在某种条件下才可表达出来，有时候甚至一生也不表达，但却能一代代地往下传递；显性基因只要存在就一定表达出来，如人类的血型基因，A 和 B 基因是显性的，有 A 基因就是 A 型血，有 B 基因就是 B 型血，有 A 又有 B 就是 AB 型血，而 O 基因是隐性的，只有当没有 A 和 B 基因存在时，才会表达出来 O 型血。

子代对上一代的遗传承接是被动的，是没有选择的，既承接优良的遗传信息，也必须接受家族致病的遗传基因，这就是遗传的规律。现代的遗传科学家们正在研究有选择地不接受家族致病基因。也许有一天人类就可以做到这一点，并减少遗传性疾病对人类的伤害，这也是出生前筛出先天缺陷的任务之一。

生殖细胞就是亲代与子代之间的遗传信息的传递信使，人类的生殖细胞就是精子和卵子，预防出生缺陷就要从保护精子和卵子做起。

避免近亲结婚

事实证明，近亲结婚并非“亲上加亲”，而是“错上加错”。近亲结婚会造成后代死亡率高、素质差，常出现弱智、痴呆、畸形、多病、夭折和其他遗传病。

据统计，近亲结婚所生新生儿的死亡率是非近亲结婚所生新生儿死亡率的3倍以上。近亲结婚家庭还是遗传病繁殖的土壤，其新生儿遗传病的发病率比非近亲结婚所生新生儿高150倍。

为了家庭的幸福、下一代的聪明健康，年轻人万万不可感情用事，要充分认识近亲结婚的危害，以科学的观念选择配偶，一定要避免近亲结婚。

第三节　影响优生的因素

造成胎儿先天畸形的因素

造成胎儿先天畸形的原因有四个方面。

（1）遗传基因突变。

（2）胚胎营养供应受阻。

（3）胚胎细胞代谢紊乱。

（4）部分胚胎细胞死亡。

我们对各种致畸因素的认识还远远不够，目前能够明确的有：

（1）病毒感染

病毒的本质也是核苷酸，与DNA结构很相似，一旦进入细胞核很容易整合到基因DNA之中，取代一段正常的DNA。常见的有风疹病毒、巨细胞病毒、弓形虫和细小病毒等。

（2）物理因素

X射线、微波、高频通信设备等发出的电离辐射，可以破坏DNA的结构。

（3）化学药物

药物对孕妇的伤害是有历史教训的。如20世纪50年代，在德国等发达国家，常使用一种叫做“反应停”的药物来治疗孕早期呕吐，由于止吐效果很好而被广泛应用。不久以后就发现了一个现象，许多新出生的婴儿都出现了罕见的先天畸形，表现为无肢畸形和短肢畸形，被称为海豹肢畸形儿，而且发生率很高，并都有母亲在孕早期服用“反应停”的经历。经研究，“反应停”有明显的胚胎毒性，妊娠一个半月以内服用的致畸率接近100%，当年的德国至少有5000名儿童受到伤害，故立即下令禁止妊娠期服用“反应停”。从此，人们对药物可能产生的致畸作用十分重视。

临床上经常使用的可能致畸的药物种类较多，可能严重致畸的药物有抗癌药、治疗精神疾患药、某些抗菌药、激素类药、避孕药和治疗厌食症的药物。

（4）环境化学剂

有机化学物质，如杀虫剂、有机汞、甲醛等，均会造成胚胎细胞代谢异常。

（5）母亲代谢性疾病

糖尿病、甲状腺激素异常、酒精中毒、食入毒素也都会对胚胎产生毒性作用。

（6）电离辐射

最常见的是医疗检查用的X射线，因为穿透性强，可直接作用于细胞核，容易导致基因突变。许多农业科学实验就是利用这个原理，用X线直接照射种子细胞，来观察细胞核的变异，从而改良种子品质。

大气污染与优生

大气直接参与人体的气体代谢和物质代谢，人类每时每刻都需要吸入空气。而女性怀孕后热量消耗增加，对氧气的需要量加大，肺的通气量也增大了，更容易吸入较多的有害气体，大气污染会直接影响母亲与胎儿的健康。而大气污染中最严重的要属铅污染。

铅为质软的重金属，是一种工业毒物，温度达400～500℃时即有铅蒸气溢出。铅主要用作电缆、蓄电池、铸字台和放射防护材料，也是油漆涂料、农药及某些药剂的主要原料。

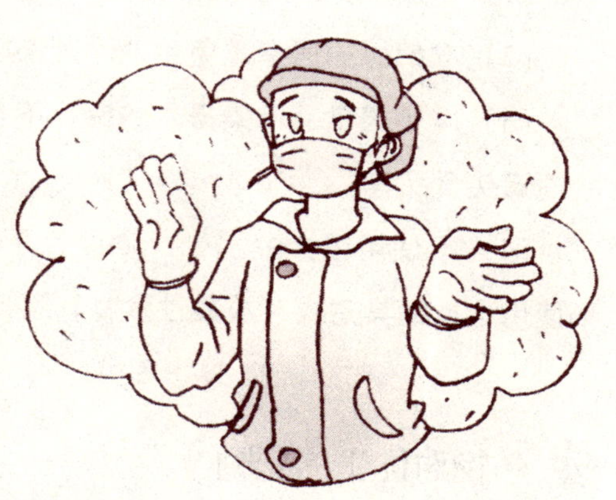

铅可以通过呼吸、饮水、食物、皮肤接触等多种途径进入人体，它虽不是人体必需的元素，但却是在人体中经常存在的成分之一。如果摄入量大于排出量时便有铅蓄积，长期蓄积可损害人体的造血功能、神经系统和内脏，从而造成铅中毒。女性铅中毒可能会导致不孕、流产、胎儿或婴儿死亡及婴儿发育迟缓，即使能够存活也会智力低下等。并且，铅还会导致男性精子异常、精子数目减少、精子畸形率增高、精子活动力下降等。

铅进入人体后，随血液侵入脑组织，损害小脑和大脑皮质细胞，阻碍儿童身体和智力发育，特别是对于胎儿及婴儿损害则更大，因为他们的中枢神经系统比成年人更敏感，加之血—脑脊液屏障的通透性高，更容易形成不可逆的神经病变，从而导致胎儿中枢神经系统毒性损伤，这种由铅中毒造成的神经病变将会是永久性、不可逆、终身性的损伤。

大气中的铅污染主要来自金属冶炼厂、化工厂等排放的含铅废气，及汽油燃烧过程中随汽车废气排放的铅；饮水中的铅来源于受铅污染的水源和含铅的自来水管；食品罐头和含铅容器、受铅污染的水产品和农作物是食物中铅的来源。

铅污染的预防措施

我国规定了生产车间空气中铅的最高允许浓度：即铅烟为0.03毫克/立方米，铅尘为0.05毫克/立方米。在劳动部颁发的《女职工禁忌劳动范围的规定》中规定：已婚待孕女职工禁忌从事铅作业，怀孕女职工禁忌从事作业场所空气中铅及其化合物浓度超过国家卫生标准的作业。除此之外还应注意：

（1）孕期应尽量避免进入市中心车流量大的环境。

（2）准妈妈的居室避免用油漆装饰墙壁。

（3）减少因食品污染摄入的铅，不食含铅食品，如酒、松花蛋、爆米花、酸性罐头食品等。

（4）不使用锡合金水壶、酒壶，不用着色的陶瓷锅具、面盆、碗碟等，不使用这类锅具煮或存放酸性食物，不用塑料袋的着色面接触食品。

药物对优生的影响

药物治疗是治疗疾病的一种重要措施，但如果使用不当，会造成不良反应，致使有的胎儿畸形。

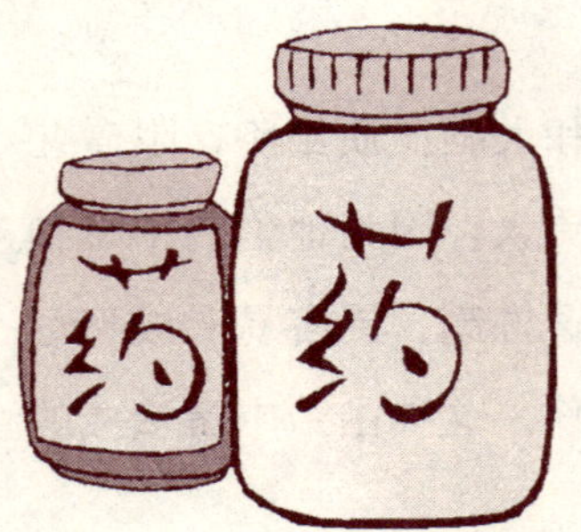

医学上把可能引起胎儿畸形的药物叫做致畸药物。在孕期，绝大多数的药物对胎儿都具有致畸的作用，而畸形的种类也与致畸作用发生的时间密切相关。

（1）受孕之前

男女双方在计划受孕之前用药，可使精子或卵子染色体畸变，造成精、卵的异常，直接导致精、卵死亡。

（2）着床前

这个时期孕卵与母体毫无接触，用药没有大的影响，可适当用药。当然，能不用药时最好不用。

（3）胚胎期

胚胎期既是器官形成、发育时期，又是对药物的敏感时期，这个时期用药应格外慎重。因为大多数药物可以通过胎盘影响胚胎发育，造成脊柱裂、颅骨裂、心脏畸形、四肢畸形、无脑儿等。

（4）胎儿期

这个时期胎儿外形已经形成，以继续生长为主，各器官进一步分化，结构逐步完善。这时用药很少造成胎儿器官畸形，但可能造成器官功能障碍。如长期服用甲喹酮可造成胎儿智力低下，其他药物可造成胎儿大脑形成不全、小脑形成不全、脑水肿、小头症等。

可见，同是药物影响，在不同时期可导致胎儿发生畸形的类型也完全不同。

比较明确的有害的药物有：

1）四环素类药物：可导致胎儿骨骼发育受阻、变黄。

2）链霉素和卡那霉素：可导致先天性耳聋、肾脏损害。

3）氯霉素：可抑制骨髓功能，导致新生儿肺出血。

4）磺胺类：可导致新生儿患胆红素脑病。

5）阿司匹林或非那西汀：可导致骨骼畸形、神经系统或肾脏畸形。

6）巴比妥类：可导致胎儿的手指或脚趾短小，鼻孔通连、精神委靡。口服苯巴比妥（片）、司可巴比妥（胶囊）、戊巴比妥钠（片）、异戊巴比妥（片），注射用的苯巴比妥钠都属于此类。

7）各种激素：可导致畸形。

职业因素对优生的影响

有些职业由于其特殊的工作环境，对健康怀孕和优生优育影响很大，准备生育的夫妇应予以高度重视。

（1）女性的职业

女性接触有机溶剂，如四氯化碳、三氯乙烯、甲苯、二甲苯及脂肪烃等，会导致生育能力下降，并在一定程度上引起自然流产。如干洗行业接触氯乙烯、氯代烃，制鞋厂接触甲苯、正己烷、丙酮以及金属工业接触的许多有机溶剂，均可致受孕力下降。

孕期从事金属冶炼、农业及林业生产中的农药喷洒以及医务（放射线）等工作的女性，其子代患白血病的概率高。

女性孕期接触汽油、苯、农药等，其子代患急性淋巴及非淋巴细胞白血病的概率均见增高，苯与此最为密切。

（2）丈夫的职业

美国得克萨斯州大学医学院的专家们发现，男性在接触某些农药后，精子细胞内的脱氧核糖核酸（DNA）会发生微妙变化，其妻子怀孕后的流产现象比一般人多，并有可能造成后代的精神行为异常。

科学实验证明，受损害的精子需要70天左右才能排除干净。因此，从事过喷洒农药、除草剂等工作的已婚男子，至少在70天时间内，应避免妻子怀孕。重金属铅、镉等可以破坏男子的血睾屏障，进而影响精子的生成过程；氨甲嘌呤、棉酚二溴、氯丙烷、氯乙烯等工业化学品，可以影响精原细胞。因此，在妻子受孕前，丈夫应尽可能少接触这类化学品。

在物理因素中对优生影响最大的是电离辐射。因性腺对此十分敏感，人类睾丸接受辐射后，可导致精子缺乏。因此，准备生育的男性应避免在有电离辐射的环境里工作。

第二章

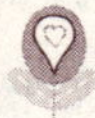
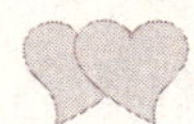
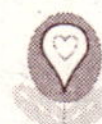
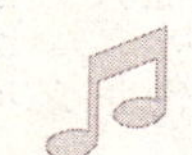

受孕时机，把握“天时地利人和”

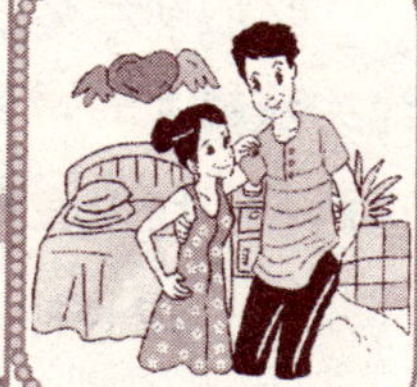

第一节　好孕要把握好“时机”

优生应从择偶做起

随着社会的发展、进步，人们文化层次的提高，对配偶的选择已经不仅仅局限于容貌人品，而是更加看中一个人的内在素质、能力等因素，因为择偶不仅是个人的问题，还关系到后代的素质。如果能从优生学的角度科学地选择，会对后代的智能体格更加有利。

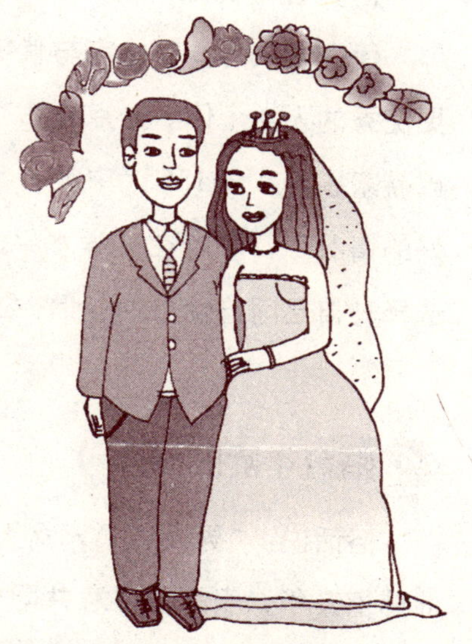

（1）家族史

父母双方中一方有遗传病的，他们的子女患遗传病的概率就很高，而且会继续向下延续。据调查发现：智力低下、痴呆、白痴和精神病这四种遗传病中，如果父母都患病，子女发病率高达73%，一方患病者子女发病率为39%，父母均没有病的子女发病率只有0.25%。有的人表面上虽然和正常人一样，却带有致病基因，可以遗传到下一代。因此，在选择对象时，如果对方已经表现出有某种遗传病的症状，或其家族有遗传病史，就要慎重考虑了。

（2）扩大择偶范围

我们都会发现混血儿一般都长得漂亮而且聪明。优生学的观点认为：血缘关系越远的婚配，他们之间相同的基因就越少，其后代患遗传病的可能性也越小，所以在择偶时可以尽可能地跨县、跨省甚至跨国界选择。

（3）取长补短

如果一方的文学水平较高，语言表达能力强，就可选择一个逻辑思维和分析能力较强的伴侣。因为孩子的特点来自父母的遗传和教育，他可以获得父母各自的优秀基因，在胎儿期及出生后，父母还可以利用自身所长，对孩子进行教育，更有利于孩子的发展。此外我们每个人的外表特征也不相同，各自都存在某些不足，选择配偶时要加以考虑，如身材矮的可以选择身材高大的，瘦的可以选择胖的。二者互补，使后代较为均衡地发育。

（4）优者优配

优生学认为，若优者与优者婚配，会使后代一代比一代强，从而培养出更优秀的人类个体。这点从古今中外的优秀家族中不难看出，如世界闻名的巴赫家族，八代136人中就有50个是著名的音乐家。因此在基本条件都比较好的情况下，可以在文学水平、音乐才能、观察能力、逻辑思维能力等方面选择与自己同样优秀的伴侣，这样后代会更加优秀。

婚育年龄的问题

俗话说：“男大当婚，女大当嫁。”一对恋人，经过一段时期的恋爱，彼此感情升华，表露了愿意共同生活一辈子的心意，此时便可将缔结良缘的日期提到议事日程上来了。那么，“男大”要大到什么年龄为宜，“女大”又要大到何时为好呢？

不同的国家，不同的民族，对这个“大”有着不同的规定，并且大都用法律的形式规定在婚姻法中。我国《婚姻法》第五条规定：“结婚年龄，男不得早于22周岁，女不得早于20周岁。”国家为什么要将结婚的年龄以法律的形式确定下来以及还有哪些婚育年龄问题是年轻男女应该了解的呢？

（1）法律规定结婚年龄的原因

1）有利于个人的发展和社会的发展。人类的婚姻行为是爱情的继续发展，它既有自然属性，又有社会属性。所谓自然属性，就是说它符合人类自然的性爱要求，以完成繁衍后代的任务；所谓社会属性，就是说，从本质上来看，人类的婚姻是一种社会性的行为。婚龄既要考虑到人们的自然需要，更要受到社会性的制约。因此，结婚的年龄不仅要有利于个人的发展，更要有利于社会的发展。

2）符合一个人的生理发育规律。从生理上看，我国《婚姻法》规定的结婚年龄是符合一个人的生理发育规律的。男子22周岁、女子20周岁以后，身体内脏器官包括生殖系统在内的各系统发育成熟，而且具备了生育功能，已经能够担负起性生活和生育的任务了。

3）对家庭有比较正确的认识。从心理上来看，到了法定婚龄的人能对“家庭”有一个比较正确的认识，并能承担起对家庭应尽的义务和责任。

4）能够维持家庭的经济开支。从经济上来看，到了法定婚龄的人大多有了独立的经济来源，他们已有能力“另立门户”，能够维持“家庭”这个社会细胞的经济开支。

（2）结婚年龄不等于生育年龄

国家规定的法定结婚年龄是男不得早于22周岁，女不得早于20周岁，这是指男女双方结婚的最小年龄，并不是说到了这个年龄就该结婚了。现在，在许多农村和边远的地区，早婚早育的现象还较为普遍。其实，这种做法是既不利于自己，也不利于后代，更不利于社会的。

早婚早育的原因，既有历史因素，也有对生育缺乏科学认识的因素。从生理上来讲，长期以来人们以为，如果男孩出现了遗精，女孩月经来潮了，就表明已有生育能力，便可以结婚了。事实上，早婚早育是不利于个人的身心健康和优生下一代的。

(3) 结婚和生育的最佳年龄

夫妻双方的年龄差距将直接影响到后代的智力与健康。一般认为，男子25～30岁、女子23～28岁发育成熟，是结婚和生育的最佳年龄，有利于母婴的健康。过早结婚，耗伤精气，妨碍健康；过晚（女方超过30岁）则出现妊娠并发症的可能性增加，骨盆韧带的松弛性和弹性下降，盆底肌肉的张力下降，不利于分娩。同时，妇女年龄过大，卵细胞发生畸变的可能性增加，畸形儿的出生率明显增高。特别是比较常见的唐氏儿的发病率与妇女年龄有明显的关系。

(4) 择偶要年龄相当

年龄相当意味着男要大于女，且男女双方的智力钟和体力钟基本同步。男大于女以3～8岁为宜。双方的智力钟同步，可能生智商高的宝宝；体力钟同步，可能生体格健壮的宝宝；智力、体力、情绪钟同步，则可以生智商高、身体壮、性格开朗的天才宝宝。

选择佳偶要互相补充

(1) 夫妻双方最好智能互补

每个人的智慧与能力是与遗传有关的。因此，选择配偶最好在智力和能力各方面的差项中以不相同为好。比如，一位女性的文学水平较高，语言表达能力强，或擅长音乐、舞蹈，但数理方面能力较差，那么她就应该选择一位数学能力强，逻辑思维能力强的伴侣，这样的互补比较好些。我们知道，孩子的特点来自父母的遗传，父母将各自的优秀基因遗传给后代，使其子代获得父母各自一半的优势而变得更加聪明。同时，在胎儿期及孩子出生后，父母还可以利用各自的所长，对胎儿和出生后的孩子施以教育，岂不更好?

（2）夫妻双方性格应相互补充

心理学家认为，性格互补的夫妻比性格相同的夫妻在孕育高智商儿童方面更占优势。假如你是内向型人，配偶最好选外向开朗型性格的人。倘若双方性格相同、不协调，经常发生矛盾，甚至吵架，对后代身心健康和成长绝对没有任何好处。

（3）夫妻双方外表应“取长补短”

我们每个人的外表特征也有所不同，有的美、有的丑、有的胖、有的瘦、有的高、有的矮、有的白、有的黑等等，各自存在着某些不足，那么选择对象的时候也要全面比较一下优缺点，尽量做到“取长补短”。

最佳生育年龄

孕育宝宝是绝大多数家庭的头等大事。拥有自己的孩子，享受天伦之乐，是很多人期望的圆满人生的一个重要部分。那么，在什么年龄生育最合适呢？

从人类生理学、解剖学的角度上讲，男子 20 岁、女子 18 岁时，性发育已基本成熟，具备了结婚、生育的生理基础。但是，人的性成熟并不代表全身各脏器都已发育成熟，通常我们的心脏、肾脏、生殖器官、骨盆及牙齿等，在 23 ~ 25 岁左右才能完全发育健全。

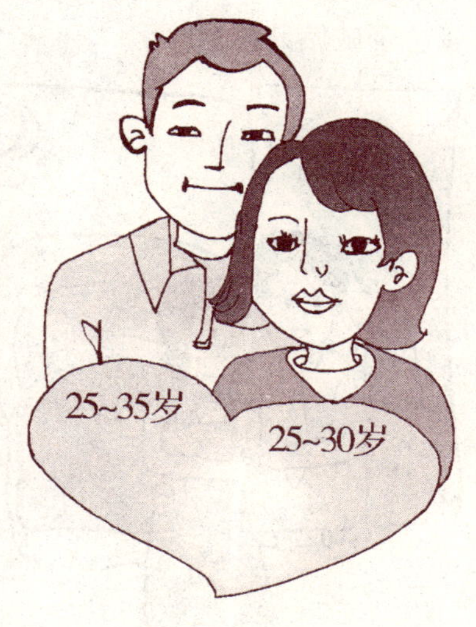

所以从生理角度上来说，女性在 25 ~ 30 岁之间是生育的最佳年龄段，最好不要超过 35 岁。这一时期女性全身发育完全成熟，宫缩力较强，卵子质量高，若怀胎生育，分娩危险小，胎儿生长发育好，早产、畸形儿和痴呆儿的发生率最低，引起难产的概率也较低，对生育聪明健康的宝宝十分有利。处于此年龄段的夫妻，因为生活经验较为丰富，精力充沛，也有能力抚育好婴幼儿。

女性若是过早怀孕生育，胎儿与发育中的母亲争夺营养，对母亲健康和胎儿发育都不好。20 岁左右的青年人正是身体发育、增长知识的黄金时期，过早结婚、妊娠、生育、哺乳，整日忙于买菜做饭、洗衣带孩子等日常琐事，势必消耗精力，影响自己的工作、学习和个人健康。时间久了，难免出现吵架拌嘴什么的，家庭纷争升级的话还可能导致夫妻失和、离异等不幸事件的发生，不仅耗费青春，还使得自己的人生不完整，实在得不偿失。

最佳受孕季节

四季的变化对人类受孕、怀孕和生育有着明显的影响。选择理想的季节怀孕，对母亲的健康和胎儿的生长发育有很重要的意义。因为怀孕早期，正是胎儿大脑皮质形成的阶段，炎夏温度过高，孕妇妊娠反应重，食欲不佳，蛋白质摄取量少，机体消耗量大；严冬温度过低，新鲜蔬菜少，孕妇常居于室内，活动量过少并缺少新鲜空气供给，容易受冷感冒。这些不利的气候，都会影响胎儿的发育。

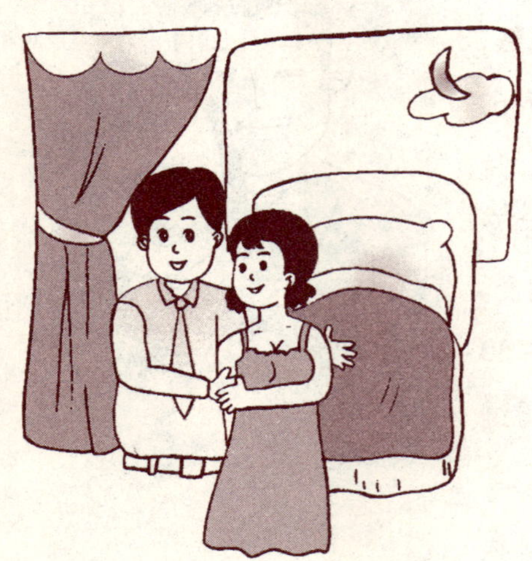

专家认为最佳的受孕季节是春末或秋初，即 3 ~ 4 月或 9 ~ 10 月。

春末 3 ~ 4 月受孕，正是春暖花开的季节，此时气候温和适宜，风疹病毒感染和呼吸道传染病较少流行。孕妇的饮食起居易于调适，这样使胎儿在最初阶段有一个安定的发育环境，对于预防畸胎最为有利。日照充足是春季怀孕的又一个好处，在整个妊娠过程中能拥有良好的日照条件。孕妇皮肤里的麦角固醇在太阳光中紫外线的照射下，能变成维生素 D，促进对钙、磷的吸收，有利于胎儿骨骼的生长和发育。另外，太阳光照射到皮肤上，能促进人体的血液循环，还能杀菌消毒，对孕妇的身体健康也大有益处。

秋初 9 ~ 10 月受孕也较为合适。由于 9 ~ 10 月秋高气爽，气候温暖舒适，睡眠、食欲不受影响，又是水果上市的黄金季节，对孕妇营养补充和胎儿大脑发育十分有利。孕妇的预产期又是春末夏初，气候温和，有利于产妇身体康复和促进乳汁的分泌，孩子衣着逐渐减少，护理较为方便。另外，春夏之交，日光充足，婴儿可有良好的光照条件，有利于婴儿的骨骼钙化，不易患佝偻病；当进入冬季时，婴儿已逐渐长大，抵御肠道传染病的能力也已增强。

最佳受孕时刻

中国民间自古就有“酒后不入室”、“雷电不同房”的说法。这些说法从科学的角度讲是有一定道理的。“酒后不入室”是因为酒精会影响精子和卵子的质量，从而影响受精卵的质量，严重的还会造成胎儿先天畸形。“雷电不同房”则是说明情绪波动对受孕质量的影响。如果受孕时环境恶劣，势必会使夫妻双方的情绪受到影响。而情绪的变化会导致人体内分泌环境的不稳定，不利于受孕。

女性从生理的角度上讲，有一个排卵周期，大约为 28 天。卵子的寿命很短，只有 24 小时。而精子的寿命可以达到 72 小时以上，但最佳受精能力只能维持 20 小时。所以最佳的受孕时间最好是在卵子排出的 15 小时以内。

从情绪的角度讲，人体还有一个情绪变化周期，直接与人体的内分泌环境相关联。愤怒、恐惧、焦虑都会影响受孕的质量。根据人在一天之中的生理周期变化，发现人体的功能在早上 7 点到 10 点之间是处于上升的趋势；下午 4 点以后则下降；而下午 5 点以后则重复这个周期；到了晚上 11 点以后又急剧下降。所以分析晚上 9 ~ 10 点是一天当中最好的受孕时机。男女双方在一天工作结束后，在身体或精神上都不过度疲劳的情况下，入睡前性交比较合适。性交能够引起愉快的疲倦感，因而有催眠作用。

最佳受孕日期体征判断法

人的生命是从一对生殖细胞（即卵子和精子）的结合开始的。随着医学的发展，人类已能逐步掌握自己的生育命运，并能科学地安排自己的生育计划。女性排卵通常每月只有一次，排出的卵子存活时间只有 12～24 小时。那么，怎样才能知道卵子在哪天排出呢?

（1）测基础体温

基础体温是指清晨起床前的体温，即早晨醒后未起床前测定的体温。从月经第一天起，每天早晨用体温表测量 5 分钟，记录体温，并制成曲线图。一般体温在排卵前较低，排卵日最低，排卵后体温上升 0.3～0.5 ℃。经过几个周期测量，找出规律，以预测下一个周期的排卵日。

（2）根据排卵腹痛推测

在月经周期中，因血液中雌激素、孕激素含量的波动，妇女身体其他部位也可能出现一些变化，主要有以下几种：腹部一侧触痛、刺痛或剧痛；下腹刺痛或剧痛，也称为“经间痛”，经常发生在接近排卵时；少量出血或宫颈黏液呈粉红色、咖啡色；排卵后出现一些症状，如头痛、背痛、全身疼痛、烦躁、乳房不适、下腹肿胀以及皮肤不适等。女子在排卵期，往往阴道分泌物突增，性感增强，这也是排卵的征兆。绝大多数排卵痛发生在排卵前 24 小时，与妇女黄体生成素的峰值在同一天。

（3）观察宫颈黏液

宫颈黏液观察法一般用于月经正常的女性避孕，但是宫颈黏液的分泌会随着雌激素的变化而改变。排卵之前，雌激素会使子宫颈黏液分泌增加，浓度降低，呈透明状，有利于精子存活和运动，这段时间为易孕期。

（4）体验情绪法

排卵期有少数妇女性格变得温柔，特别注意仪表、容貌，并且多情、性欲增强等。

以上几种方法在日常生活中自己只要留心，就能掌握好排卵时间，也就是最佳受孕时期。在排卵期做爱就会怀上孩子。

推算易孕期的方法

正常育龄妇女的卵巢每月只能排出一个成熟的卵子，卵子排出后进入输卵管，最多可以存活24小时。而男子产生的精子则是连续的，精子通常在女性生殖道内保持活性2～3天，而其受孕能力在48小时之内最强。如妇女在排卵前后一定时间内有性生活，就有怀孕的可能。这段时间，我们称其为“易孕期”。

通常推算“易孕期”的方法有以下几种：

（1）宫颈黏液观察法

首先要学会辨认黏液性质，并且每天都需要进行观察。一般可利用起床后、洗澡前或小便前的机会用手指从阴道口取黏液，对手指上的黏液外观、黏稠程度以及用手指做拉丝反应等几方面进行检查。这样经过3个以上月经周期的观察，就可以掌握自身的宫颈黏液分泌规律和排卵期了。

一旦发现外阴部有湿润感及黏稠的黏液有变稀的趋势、黏液能拉丝达数厘米时，就应认为是处于易孕期（排卵期）了，直到稀薄、透明，能拉丝的黏液高峰日过后第4天，才能进入排卵后安全期。

阴道内宫颈黏液的变化，常常受多种因素的影响，如阴道内严重感染、冲洗阴道、性兴奋时的阴道分泌物及性交后黏液、使用阴道内杀精子药物等。如对阴道内宫颈黏液的性质不能肯定，则最好不用此方法推算排卵期。

（2）行经日期推算法

每次排卵都应在月经来潮前14天左右，故将排卵前5天至排卵后5天称为“易孕期”。计算公式为：易孕期第一天＝最短一次月经周期天数减去18天；易孕期最后一天＝最长一次月经周期天数减去11天。

在采用此公式计算之前，要求本人连续8次观察、记录自己的月经周期，得出本人月经周期的最长天数和最短天数，代入以上公式得出的数字分别表示该妇女“易孕期”的开始和结束的时间（月经周期的计算是从此次月经来潮的第一天到下次月经来潮的第一天）。如：某一育龄妇女前8个月的月经周

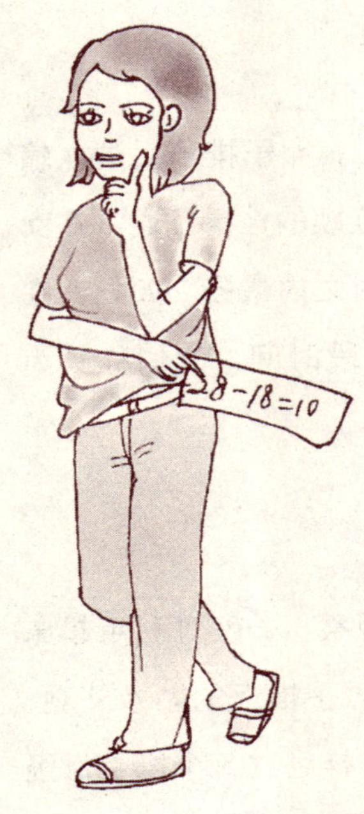

期最长为30天，最短为28天，代入公式为：易孕期第一天=28天-18天=10天；易孕期最后一天=30天-11天=19天，即：这位妇女的"易孕期"为开始于本次月经来潮的第10天，结束于本次月经来潮的第19天。

如果通过观察，你的月经很规律，28天一次，那么你可将月经周期的最长天数和最短天数均定为28天，代入公式，可计算出你的"易孕期"为：本次月经来潮的第10～17天。此种计算方法是以本次月经来潮第一天为基点，向后顺算天数，而不是以下次月经来潮为基点，倒算天数，因此不易弄错。

找出"易孕期"后，如想怀孕，可从"易孕期"第一天开始，每隔一日性交一次，连续数月，极有可能怀孕。

人体生物钟促进优生

世界上万物都有自己的节律，人体的生理功能也不例外。这些节律控制着人正常的生活作息，当人们按照自身的功能节律生活作息时，精神、精力都会处在良好的状态，这些生物节律被称为生物钟。据医学专家研究发现，人体内存在近百种生物节律，人体的一切活动都受这些节律的调节和制约。其中，对人体影响最大的是"人体生物三节律"，即智力、情绪、体力，它们分别以33天、28天、23天为周期，呈正弦曲线变化。这三个节律从人一出生便开始，直到生命终结，影响着人的一生。

（1）生物钟的计算方法

首先计算从你出生那天开始，到你现在要计算的那个月的第一天的总天数。

分别用23、28、33来除总天数，所得到的3个余数，就是你所想了解的那个月份第一天在你的 3 个周期中所处的位置。注意计算时整数部分指该生物钟已“运行”了多少周期，“余数”部分是指除完整周期外，新开始的一个周期中生物钟运行到的天数。

假设某人是 1983 年 4 月 9 日出生的，他想了解自己在 2013 年 8 月 30 日的生物节律情况，那么，从 1983 年到 2013 年共 30 年。

总天数 =（365.25 × 周岁数）± 天数

注意：一年要以 365.25 天计算。

周岁数指年数，用计算日的公元年减去出生那一年的公元年，无论是否满周岁，都这样计算（计算之数只取整数）。“±”表示生日在计算日前用加号，生日在计算日后则用减号。

天数表示除“周岁”数以外的今（当）年的生日到计算日的天数（计算日在前为负，否则为正）。

那么，总天数 = 365.25 × 30 + 143 = 10957 + 143 = 11100

由此算出的总天数，分别除以 33、28、23（它们分别是智力、情绪、体力周期的天数）。

11100 ÷ 33 = 336…12（余数）

11100 ÷ 28 = 396…12（余数）

11100 ÷ 23 = 482…14（余数）

最后了解计算日（2013 年 8 月 30 日）处在什么“期”（高潮期、低潮期、临界期），最简便的方法是采用“周期天数除以 2 对照法”（又叫半周期数）。

智力周期天数 33 ÷ 2 = 16.5

情绪周期天数 28 ÷ 2 = 14

体力周期天数 23 ÷ 2 = 11.5

（2）将“余数”与半周期数作比较

若余数小于此生物钟的半周期数，则此时生物钟运行在高潮期；若大于半周期数，则此时生物钟运行在低潮期；若接近半周期数或整周期数，则为临界期。

智力钟余数12，为高潮期；情绪钟余数12，为高潮期；体力钟余数14，为刚过临界期的低潮期。

利用人体生物节律安排受孕日，应预先计划好在某年某个月份受孕，然后算出女方在这个月的排卵日，月经来潮后加15天即为排卵日。当然，月经周期要规律，一般以28～30天计算，如果月经周期不规律，则按预计下次月经来潮日向前推14天即是排卵日，再计算排卵日夫妻双方的人体生物节律运行值分别处于哪一期。倘若夫妻双方的智力曲线同步运行在高潮期，则孩子智力优秀，若夫妻有一方体力曲线处在高潮期，则稍好一些，若再有一条情绪曲线在高潮期，则更好。一般来讲，夫妻6条曲线中有4条运行在高潮期，其中智力、体力曲线同步或基本同步，就可孕育出先天智商高，体质又好的胎宝宝。

那么，怎样才能利用人体生物钟生育出一个健康聪明的孩子呢?

在选择配偶时，应注意一下年龄差。男女出生年龄大约相差两年零一个月，双方的人体生物钟（智力、体力、情绪）比较容易协调。

测过人体生物节律后，可利用药物提前或推后妻子的排卵日，使其排卵日的三条曲线与丈夫的三条曲线相协调。最好是智力钟和体力钟基本同步，情绪钟偶合（即一方在高峰，一方在低谷），当然三项都在高峰的情况最理想。

第二节　不宜受孕的情况及危害

女性不宜过早生孩子

我国《婚姻法》规定，男年满22周岁、女年满20周岁可以结婚，结婚后即可怀孕生孩子。但是专家指出，妇女的最佳生育年龄是24～29岁。

研究表明，妇女过早生育孩子对身心健康不利。一般女性在20岁以前虽然身体各重要器官已经逐渐发育成熟，但骨骼要到23岁以后才能完全钙化。若过早地怀孕生育，胎儿会从仍在发育的母亲身上争夺营养，而影响母子双方的健康。有人统计，早孕会提高产妇死亡率。年龄在20～29岁的产妇死亡率为0.45%，而年龄在20岁以下的产妇死亡率高达0.86%。早孕的妇女所生婴儿的死亡率也比较高，20岁以下产妇生的婴儿死亡率可达10.9%。早生育的妇女宫颈癌的发病率比较高，20岁以下生第一胎的妇女，宫颈癌的发病率比25岁以上生第一胎的妇女高7倍之多。

还有，刚结婚的年轻人，经济收入少，又没有照顾孩子的经验，如果生了孩子会影响夫妻的生活，并为孩子而产生纠纷。

青年人正处在学习、工作精力旺盛的时期，应该抓紧时间多学习，努力工作，这对未来事业的发展大有好处。如果年纪不大就生孩子，势必给家庭生活和个人的工作学习增加负担。

由此看来，青年妇女早生孩子对自身健康，孩子成长以及工作、学习和家庭生活都有不利之处。如果在24～29岁时再怀孕，以上不利条件都会有所改善，所以相比之下，还是晚生孩子更好。

过晚生育危害多

孕妇年龄偏大（超过35岁）时，生理功能下降，内分泌状态易出现异常，胎儿营养供给不足，会影响胎儿发育，易使新生儿发生窒息、损伤和死亡，且由于妇女年龄偏大，卵子质量降低，生出畸形儿、痴呆儿的可能性也随之加大。高龄产妇的宫颈、阴道及盆底组织弹性变差，骨盆关节松弛性差，增加了难产的概率和妊娠并发症的发生率，同时也不利于产后体力及体形的恢复。

取出宫内节育器后多久可以怀孕

宫内节育环避孕的主要原理是节育环作为一种异物导致子宫腔的无菌性炎症，干扰孕卵的植入。因此，取出宫内节育器后，应恢复3～6次正常月经（即3～6个月）后才能怀孕。取出宫内节育器期间，可采取其他避孕措施（如避孕套等）避孕。

人工流产后多久可以怀孕

人工流产作为一种人为终止妊娠的手段，会使妇女的身体和心理都受到不同程度的损害，特别是生殖器官。流产以后，子宫等生殖器官需要一定时间恢复和调理，如在短时间内再怀孕，由于子宫恢复不良，很容易出现自然流产、胎儿发育不良、早产、胎膜早破等并发症。因此，一般主张应在人工流产后半年以上才可考虑再怀孕。

智力低下最好不要生育

智力低下也称智力发育迟滞、精神发育不全，是在儿童发育期的智力残疾，主要表现为感知、记忆、语言和思维方面的障碍。

智力低下的程度因人而异，有很大不同。智力低下按国际卫生组织的定义有两个方面的内容：一是智力功能明显低于同龄水平；二是个人生活能力和社会能力有明显的缺陷。

成人智力低下按程度分为轻、中、重和极重四级。

（1）轻度智力低下

有通常的社会职业技能，可以达到低等的自给，但需要有人指导。

（2）中度智力低下

在有保护的条件下可从事一点非技术性的社会工作，但需要在有人监护和指导的情况下进行。

（3）重度智力低下

在完全的监护下，生活半自理。

（4）极重度智力低下

有些运动和语言功能有发展，自我照顾的能力很弱，需要有人护理。

两个智力低下男女结婚后能生育吗？

中度以上智力低下的男女一般是不宜结婚的，因为其所生育的子女发生智力低下的概率很高。另外，重度智力低下患者自身生存能力都是个大难题，需要依赖他人的帮助，就更无能力生育和养育后代了。

患遗传性先天性耳聋不宜生育第二胎

先天性耳聋可以分为遗传性先天性耳聋和非遗传性先天性耳聋。

遗传性先天性耳聋是由遗传基因异常所导致的，表现为单纯性耳聋，为语前聋，即出生时双耳就没有听力，但能发出正常的哭笑声，不伴有其他身体的异常，智力正常。有些遗传性耳聋患儿有家族遗传史。

遗传性先天性耳聋再发生的风险很高，是不能生育第二胎的。

非遗传性先天性耳聋由于不是基因异常引起的，造成的耳聋是听神经损伤，或者是耳道声音传导障碍所致，往往由感染、药物或环境因素引起，所以非遗传性先天性耳聋没有遗传物质受损，原则上是可以再生育的。

患遗传性精神性疾病不宜生育

与遗传有关的精神性疾病多表现为没有身体其他器官疾病。与遗传有关的精神病可以分为两种，一种是精神分裂症，主要表现为分裂样人格、思维散漫和妄想；另一种是情感性精神病，如躁狂症和抑郁症。

精神性疾病有一个现象，即一个家族中往往会出现多人患有精神性疾病，但程度有所不同。

精神性疾病属于多基因遗传性疾病，人群的发病率约1.7%。而随着工作和生活压力的增加，精神性疾病好像离人们越来越近了，特别是抑郁症的发病人数在逐渐增多。这个现象告诉我们，精神性疾病的发生与环境有很大的关系。在相同的遗传背景下，并非人人都会发病。只有当精神长期紧张，心理压力持续增大的情况下才会发病。所以，发病是遗传与外界环境两者共同作用的结果。有家族遗传背景的人会比无遗传背景的人，在相同条件下更容易患精神性疾病。

是遗传病就一定会有发病的规律，如何推算后代发病的可能性呢？以下三个因素可以帮助评估子女发病的概率：

（1）与家庭中发患者数多少有关

家族中发病的人数越多，患者子女发病的可能性就越大，如家族中几乎无人发病，那么子女患病的可能性也很小。如子女中已经有1人发病，第二胎的发病概率是8.99%；子女中已经有2人发病，第三胎的发病概率是15.4%。

（2）与血缘关系远近有关

与家族中患者血缘关系越近，子女发病的可能性就越大，如父、母、伯、叔、姑、舅、兄、姐、祖父母和外祖父母都属于血缘关系密切者。如果祖父母和外祖父母中已经有1人发病，子女发病的可能性是5.3%；如果子女中已经有1人发病，其第二胎的发病概率是8.99%，因为同胞的血缘比祖父母的血缘关系更密切。

（3）与病情轻重有关

家族中其他患者的病情越重，患者子女发病的可能性越大。

那么，如何防止精神性疾病的发生呢？

由于精神性疾病是在遗传因素和环境因素双重作用下才发病的，家族遗传基因我们是改变不了的，而环境因素则相对可以改变；又由于精神性疾病多是在受到精神强烈刺激的情况下发生的，抑郁症是在长期精神紧张和心理压力大的情况下发生的，所以相关部门对有家族遗传背景的易患病人群应该制订出防止发病的方法。

精神性疾病患者的治疗是长期的，而且所用药物大多是致畸性很强的药物，在病情尚未得到控制、必须长期用药的情况下，是不能妊娠的。

驼背妇女应避免怀孕

驼背在医学上称为胸廓畸形。驼背患者的胸廓一般都缩小，胸廓活动受到一定限制。有胸廓畸形的妇女如果怀了孕，随着妊娠子宫的增大，胸廓被进一步压缩，使肺的有效呼吸面积进一步减少，可能引起缺氧和二氧化碳潴留，出现气急、胸闷、心慌和发绀等症状。如果患者肺功能差，还可发生肺心病和心力衰竭，造成严重后果。

此外，母亲的胸廓小，供氧不足，必然会使胎儿因氧气不足而出现生长发育障碍。据资料统计，驼背妇女怀孕后母子死亡率比心脏病怀孕后母子死亡率要高。

所以，驼背妇女结婚以后要做好避孕工作，以不生育为好。如果不慎怀孕，要请医生检查，根据孕妇胸廓畸形程度，对心、肺功能进行全面分析后，决定是继续妊娠还是终止妊娠。如继续妊娠，在分娩时应采取剖宫产，以保母婴安全。

遗传性侏儒症患者不宜生育

有一类患者头颅硕大，前额突出，鼻梁塌陷，四肢粗短，上半身与下半身不成比例，成年后男性身高大约只有130厘米，女性身高大约只有120厘米，智力一般正常。这就是侏儒症患者。

遗传性侏儒症是一种显性遗传的遗传病。曾经有电视节目报道，夫妇二人，女方是一位侏儒症患者，与一正常男子结婚，夫妻二人结婚后希望能有一个像父亲一样正常的孩子，但医生告知侏儒症是遗传病，子女患病的概率为50%。这对夫妇因要孩子心切，就冒险生了一个，但不幸的是这个女孩也是一位侏儒症患者。

从优生的角度来看侏儒症患者的生育问题，由于后代发病概率很高，至少是50%以上，患者本人是不宜生育的。如果夫妇二人都是侏儒症患者，后代的病情将十分严重，甚至不能存活。

目前，产前对胎儿缺陷进行筛查，可以很准确地诊断出侏儒症，通过测量胎儿的肢体做到产前诊断，从而避免侏儒症患儿的出生。

癫痫症患者不宜生育

在我国南方某镇住着一家人，一位老妇人带着一个儿子，儿子从12岁起就时常全身抽搐，并有短时间的意识丧失，虽经医生诊断为癫痫症，但一直也没有治愈。儿子很快到了生子的年龄，并顺利地有了一个健康的儿子。渐渐地老妇人的儿子由于经常性癫痫发作而丧失了劳动能力，老妇人指望等孙子长大后能撑起这个家，自己也就没有后顾之忧了。

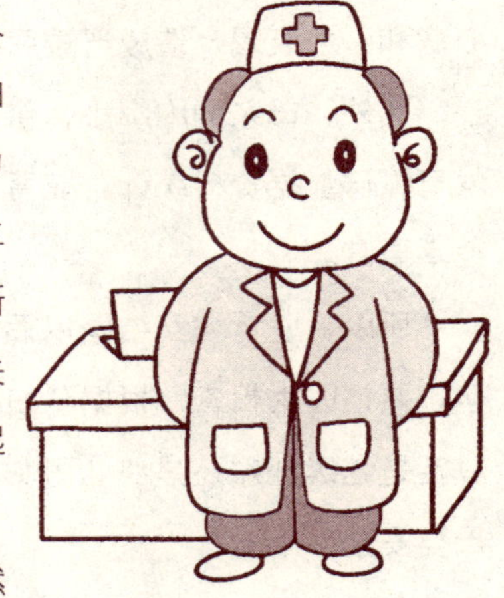

不幸的是，当这个孙子长到10岁时也突然在没有任何原因的情况下出现了同样的抽搐症状，全家人立刻陷入了深深的绝望，于是找到一家专业脑科医院进行检查治疗。当进行家族史咨询时，医生惊异地发现，老妇人的丈夫就是多年前因不明原因的抽搐意外死亡的，于是得出了结论，这一家人患的是原发性癫痫症，这种癫痫症呈代代遗传的显性遗传特征。

之后父亲接受了脑部病灶切除手术，术后效果非常好，身体逐渐得到恢复。由于孩子发病时间不长，病情轻微，只用药物治疗就可以得到很好的控制。

这个病例说明了无原因的癫痫症是家族遗传的，而且遗传率比较高，代代都有患者。

原发性癫痫症遗传性较强，呈显性遗传，在人群中患病率为0.06%，往往有家族史。遗传性癫痫症由于子女发病概率很高，所以不建议生育后代。

多指（趾）症对生育的影响

几十年前，多指（趾）及并指（趾）的患者时常能见到，如六指、七指、八指，还有像青蛙爪一样的并指人，有的发生在手指，有的发生在脚趾，形态各异，而且还时常见到一个家族中有多人患病，有的是兄弟姐妹，也有的是祖孙三代人。

多指（趾）症的发病常常呈家族聚集现象。这是因为多指（趾）症是代代相传的显性遗传病，如果夫妇中有一人患多指（趾）症，子女发病的概率是50%。

如果患者的子女没有出现多指（趾）表现，说明这个异常的基因没有遗传下来，那么将来子女生育多指（趾）症后代的概率就是零了。

近年由于人们重视了优生优育以及出生后及时手术治疗，已经很少能见到多指（趾）症患者了。

由于多指（趾）症不致残，不影响其他生理功能，所以在生育问题上与其他正常人群一样，不受限制。

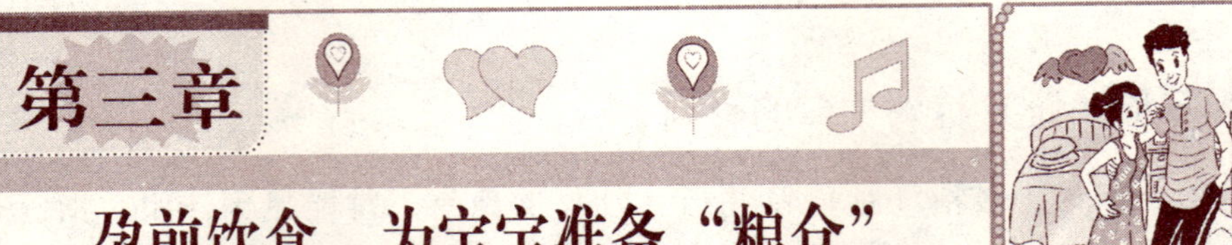

第三章 孕前饮食，为宝宝准备“粮仓”

第一节 孕前饮食注意事项及调理

孕前的营养补充

精子和卵子的产生需要原料，生精和生卵功能与营养水平密切相关。大量研究证明，孕前养成良好的饮食习惯并有良好的营养水平，容易生出健康的婴儿。因此，每一个准备生育的人都要养成良好的饮食习惯，尽量吃得杂一点，多多摄取不同食物中的各种营养成分，避免某些营养的缺乏。还要注意不可暴饮暴食，以免影响健康。另外要特意多吃鱼虾、山药，以增加受孕概率。

（1）多补充益脑的营养素

脑是中枢神经系统的主要器官，又是高度分化的智能器官，是智力的基础。脑的生长发育主要依赖脑细胞数量的增殖和体积的增大，而且脑细胞的增殖具有“一次完成”的特点。在脑发育期营养不良，脑组织结构将受到不可逆的永久损害，导致智力低下，甚至终身残疾。所以，女方如果孕前营养不良、蛋白质摄入不足，就会影响到怀孕后胎儿大脑神经母细胞的形成、脑细胞数量及神经细胞突触数量。因此，女方在孕前就要注意饮食中营养的搭配，多补充营养素。研究表明，对大脑有益的营养素主要有蛋白质、维生素和微量元素。

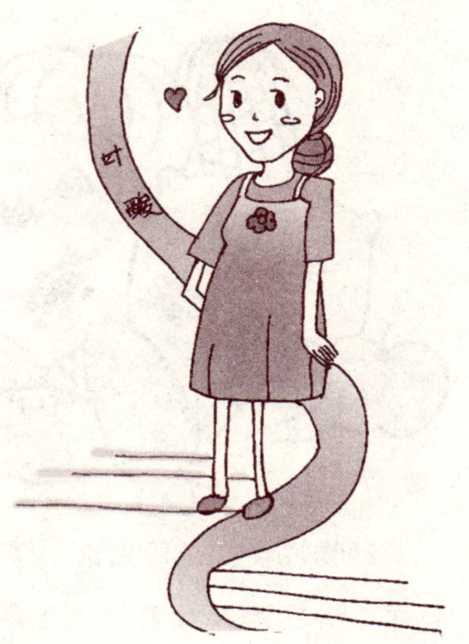

（2）加强叶酸的补充

叶酸是一种B族维生素，对细胞的分裂、生长及核酸、氨基酸、蛋白质的合成起着重要作用，因此叶酸是胎儿生长发育中不可缺少的营养素。研究表明，孕前和怀孕头1~2个月期间每天补充0.4毫克叶酸，胎儿发生兔唇和腭裂的危险可降低25%~50%，有可能避免35.5%的先天性心脏病患儿出世。故孕前及孕早期应注意摄入富含叶酸的食物。

养成健康的饮食习惯

民以食为天，人类每天工作、生活所需的营养物质都是从食物中所来。五谷杂粮、瓜果蔬菜、禽蛋肉奶都是人们可以随心选择的食材，同时中国有着悠久而精深的饮食文化，煎炒烹炸、氽煲炖煮更为美食增添了色香味。在早已解决了温饱问题的现代社会，“吃”带给人们的应该是更多健康。正确的饮食习惯可以使人健康长寿，错误的饮食习惯则会致病。

要保证健康的身体就应当学会科学饮食，以平衡的膳食结构、合理的方法吃出健康，避免因饮食失调或不当引发疾病。

健康的饮食习惯应包括：

（1）食物多样，谷类为主

人类的食物是多种多样的，各种食物所含的营养成分不完全相同。除母乳外，任何一种天然食物都不能提供人体所必需的全部营养素。平衡的膳食，必须由多种食物组成，才能满足人体对各种营养素的需要，达到合理补充营

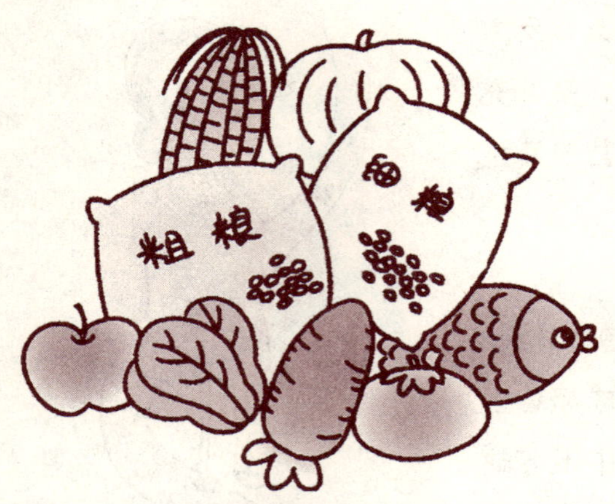

养、促进健康的目的。因而要提倡人们广泛食用多种食物。多种食物应包括以下五大类：

谷类及薯类：谷类包括米、面、杂粮；薯类包括马铃薯、红薯、木薯等。这些食物主要提供糖类、蛋白质、膳食纤维及B族维生素。

动物性食物：包括肉、禽、鱼、奶、蛋等，主要提供蛋白质、脂肪、矿物质、维生素A和B族维生素。

豆类及其制品：包括大豆及其他干豆类，主要提供蛋白质、脂肪、膳食纤维、矿物质和B族维生素。

蔬菜水果类：包括鲜豆、根茎、叶菜、茄果等，主要提供膳食纤维、矿物质、维生素C和胡萝卜素。

纯热量食物：包括动植物油、淀粉、食用糖和酒类，主要提供热量，植物油还可提供维生素E和必需的脂肪酸。

谷类食物应该在膳食中占主体。随着经济发展，生活改善，人们倾向于食用更多的动物性食物，这类食物提供的热量和脂肪过高，膳食纤维过低，对一些慢性病的预防不利。另外，要注意粗细搭配，经常吃一些粗粮等。稻米、小麦不要碾磨太精，否则谷粒表层所含的维生素、矿物质等营养素和膳食纤维会大部分流失到糠麸之中。

（2）多吃蔬菜、水果和薯类

蔬菜与水果含有丰富的维生素、矿物质和膳食纤维。蔬菜的种类繁多，包括植物的叶、茎、花苔，茄果，鲜豆，食用菌藻等，不同品种所含营养成分也不尽相同。红、黄、绿等深色蔬菜中维生素含量超过浅色蔬菜和一般水果，它们是胡萝卜素、维生素B_2、维生素C、叶酸、矿物质（钙、磷、钾、镁、铁等）、膳食纤维和天然抗氧化物的主要来源。

有些水果中维生素及一些微量元素的含量不如新鲜蔬菜，但水果含有的葡萄糖、果糖、柠檬酸、苹果酸、果胶等物质又比蔬菜丰富。红黄色水果如鲜枣、柑橘、柿子和杏等是维生素 C 和胡萝卜素的极好来源。另外还有猕猴桃、刺梨、沙棘、黑加仑等也是维生素 C、胡萝卜素的丰富来源。

薯类含有丰富的淀粉、膳食纤维以及多种维生素和矿物质，应当多吃些薯类。

有丰富的蔬菜、水果和薯类的膳食，对保护心血管健康、增强抗病能力、减少发生干眼病的危险及预防某些癌症等有着十分重要的作用。

（3）每天吃奶类、豆类或其制品

奶类除含有丰富的优质蛋白质和维生素外，含钙量较高，且利用率也很高，是天然钙质的极好来源。我国居民膳食中提供的钙普遍偏低，平均只达到推荐供给量的一半左右。人体内充足的钙质可以延迟发生骨质疏松的年龄，减缓骨质丢失的速度。豆类是我国的传统食品，含有丰富的优质蛋白质、不饱和脂肪酸、钙及维生素 B_1、维生素 B_2、烟酸等。应大力提倡豆类特别是大豆及其制品的生产和消费。

（4）经常吃适量的鱼、禽、蛋、瘦肉，少吃肥肉和荤油

鱼、禽、蛋、瘦肉等动物性食物是优质蛋白质、脂溶性维生素和矿物质的良好来源。动物性蛋白质的氨基酸组成更适合人体需要，且赖氨酸含量较高，有利于补充植物性蛋白质中赖氨酸的不足。肉类中的铁易被身体吸收利用。鱼类，特别是海产鱼所含不饱和脂肪酸有降低血脂和防止血栓形成的作用。

动物肝脏含维生素 A 极为丰富，还富含维生素 B_1、叶酸等。但有些脏器如脑、肾等所含胆固醇相当高，对预防心血管系统疾病不利。

肥肉和荤油为高热量和高脂肪食物，摄入过多往往会引起肥胖，并是某些慢性病的致病因素，应当少吃。目前猪肉仍为我国人民的主要肉食，猪肉脂肪含量高，应发展瘦肉型猪。鸡、鱼、兔、牛肉等动物性食物含蛋白质较高，脂肪较低，产生的热量远低于猪肉，应提倡吃这些食物，适当减少猪肉的消费比例。

调整好营养结构

怀孕期间，胎儿在妈妈的子宫内生活前后大约40周。由一个受精卵分化开始，最后成长发育为五官端正、脏腑齐全的“个体”，体重也增加到3200克左右。

胎儿期是人一生中生长、发育最快的时期，当然需要很多的营养物质，而这些养分都来自妈妈。妈妈为了确保孩子的健康成长，必须确保子宫、胎盘、羊水及乳腺等方面的需要，因此，女方从准备怀孕开始，就需要补充额外的营养。如果孕妇本身营养摄入不足，宝宝就不能从妈妈的日常饮食中摄取到足够的营养。女方应从孕前3个月开始服用针对孕妇特殊需要的维生素补充剂，如叶酸、钙、铁、锌等。

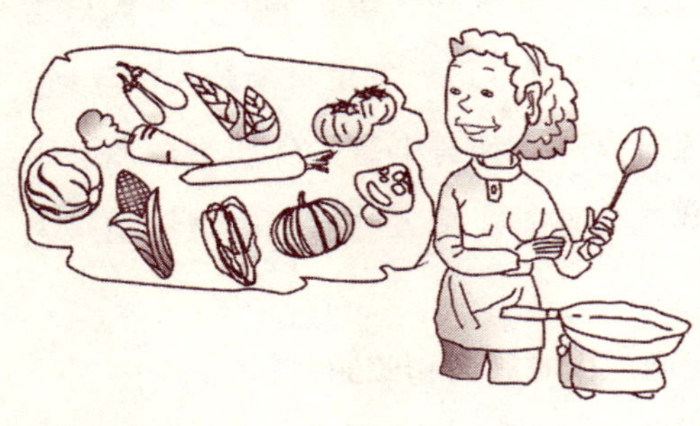

孕前要根据个人的体质情况，及早做饮食调理，如果等到怀孕后再注意，那就是“亡羊补牢”了。

怀孕前的营养状况与新生儿的健康也有着非常密切的关系。孕前营养状况良好，新生儿的体重偏高，健康活泼，甚至对孩子的智力都会产生良好的影响。因此，女方孕前的营养贮备状况，对于优生起着很大作用。

不同体质的女性，由于个体之间的差异，在孕前营养补充、饮食调理、开始时间、营养内容、加量多少等问题上，可因人而异。

体质、营养状况一般的妇女，孕前3个月至半年，就要开始注意饮食调理，每天要摄入足够量的优质蛋白、维生素、矿物质和适量脂肪，这些营养物是胎儿生长发育的物质基础。

优质蛋白是指容易消化吸收的蛋白，如鸡、鸭、鱼、瘦肉、虾、鸡蛋、豆制品等；维生素以维生素A、维生素D、维生素C及B族维生素为主。新鲜蔬菜和水果含有丰富的维生素及矿物质，其中以钙、铁、磷、锌、碘最为重要。钙、磷对胎儿骨骼及牙齿的形成和发育，铁对造血功能，锌、碘对胎儿的智力发育和预防畸形，都有直接关系。牛奶、鸡蛋、骨头汤、动物肝脏、虾皮、水产品、坚果类食物，均含有这类物质。适量摄入脂肪可促进人体对脂溶性维生素的吸收和利用。

身体瘦弱、营养状况较差的妇女，孕前饮食调理更为重要，最好在怀孕前一年左右就应注意。除上述的营养内容要足够外，还应注意营养要全面，不偏食、不挑食，搭配要合理，讲究烹调技术，还要注意调换口味，要循序渐进，不可急于求成，孕前营养达到较佳状态即可。

身体肥胖、营养状态较好的人，一般来说，不需要更多地增加营养，但优质蛋白、维生素、矿物质的摄入仍不可少，只是应少进食含脂肪及糖类较多的食物。

孕前营养要均衡

孕前饮食营养均衡的重要性不言而喻。但是，具体怎么去做呢？有关专家认为应注意以下几个方面：

（1）不能偏食

有些男性和女性偏食，遇到喜欢吃的东西就大吃一顿，遇到不喜欢吃的东西就一口也不吃。其实，这种做法是不科学的。如果长期存在这种情况，就会导致不同程度的营养失衡，而营养失衡有可能会引起不孕，就连怀孕以后，如果没有纠正这种情况，也会影响宝宝的生长发育。

男性一般比较爱吃肉，而不喜欢吃青菜。虽然说精子的生成需要优质的蛋白质，但是如果蛋白质摄入过多，而维生素摄入不足，就容易造成酸性环境，使精子的质量受到影响，反而会降低生育能力。

而女性，有的为了保持身材苗条，不吃含有脂肪的食物，只吃蔬菜和水果，这样会导致营养不良，会影响卵子的活动能力，严重的还可能导致不孕。

所以，孕前一定要纠正这个不良的习惯，要做到饮食的营养均衡，有目的地调整饮食，在平时多储存一些自身体内含量低的营养素。

（2）搭配要杂

在不同的食物中，所包含的营养都是不一样的。在一日三餐的饮食中，最好要尽量吃得“杂”一些。要做到粗粮和细粮充分搭配，荤菜和素菜合理进食，既要保证每天身体消耗所需的营养，又要补充身体内含量低的营养素。

（3）多吃蔬菜和水果

蔬菜和水果含有丰富的营养物质，这些营养物质是人体所必需的，而且还会对宝宝的生长发育起到促进的作用。

男性多食蔬菜和水果，可以提高生育能力。一般来说，大多数男性都是不喜欢吃蔬菜和水果的。如果长时间摄入不足，会导致维生素缺乏，影响精子的生成，使精子数量减少或者影响精子的正常活动能力，严重的还可能导致不育。

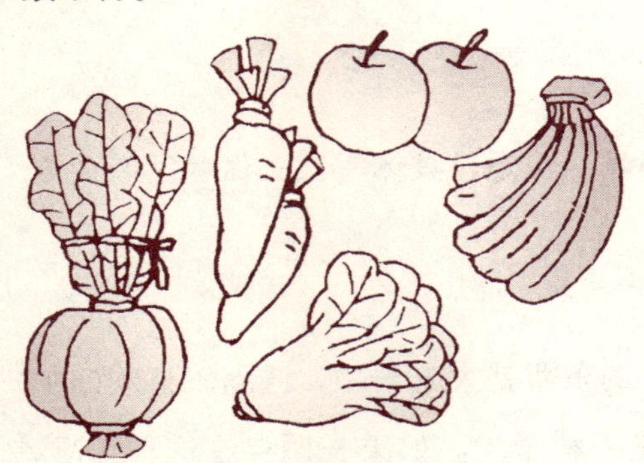

女性一般都喜欢吃水果，认为那样会对皮肤好，还可以充分补充维生素，就把水果当成主食。其实，这种做法也是不科学的，虽然水果含有丰富的维生素，但是也含有大量的糖分，过多地摄入会使体内的血糖升高，还会影响其他营养素的摄入。

（4）远离被污染的食物

尽量少吃含有添加剂、防腐剂和色素的食物；尽量不吃腌制品还有罐头等加工食品，要多食绿色蔬菜；在食用蔬菜、水果时，要清洗干净，该去皮的一定要去皮。

（5）不能轻前重后

提起优生，一般人往往认为孕期营养重要，而对孕前的营养却注意不够。其实，孕前的营养对于优生也很重要。经调查发现，妇女孕前体重与新生儿的出生体重相关。许多出生体重低的婴儿，往往是母亲孕前体重较低，或孕后体重增加较少。有的妇女生出巨大婴儿，常与孕前或孕后营养不合理有关。因此，对于孕前合理补充营养不可忽视。

注意食物的选择

孕前为了保持身体的健康，要注意食物的选择，避免食用被污染的食物。

有些腌腊制品及罐头等加工食品，不如同类新鲜食物营养、卫生。食用蔬菜时，应注意清洗干净，水果应去皮后再食用。平日尽量饮用白开水，避免饮用咖啡、碳酸饮料、果汁等各种饮品。另外，家庭炊具尽量使用铁锅或不锈钢制品，避免使用铝制品及彩色搪瓷制品，以防铅元素对人体细胞产生伤害。

现在很多人喜欢生吃水产品，如生鱼片、生蚝等，这些水产品中的细菌和有害微生物能导致流产或者死胎。另外，大多数的牛、羊的体内有可能寄生着弓形虫，但人们并不能用肉眼看见。如果在吃火锅时，只是把鲜嫩的肉片放到汤中稍稍一烫即进食，这种短暂的加热并不能杀死寄生在肉片细胞内的弓形虫虫卵，幼虫可穿过肠壁随血液扩散至全身。

所以准备怀孕的夫妇们在享受美食的同时一定要小心“病从口入”，把好“进口关”。不要贪鲜，吃生的或半生不熟的水产品，肉类食物一定要烹熟后再食用。

注意孕前饮食安全

（1）水果、蔬菜要洗净。虽然水果皮有丰富的营养，但果皮的农药含量也最高，所以一定要削皮吃。蔬菜也要先洗干净，再放入清水中浸泡一段时间，尤其是需要生吃的蔬菜一定要冲洗干净。有皮的蔬菜一定要削皮后再烹调，以减少蔬菜中农药的残留。

（2）尽量按季节选择食物，不吃反季节的水果、蔬菜。

（3）挑选蔬菜、水果时要选择形状、颜色正常，不要挑选个头超大、奇形异状或形状、色泽过于诱人的蔬果，这类食物在生长中有可能使用了生长激素。如：长得又肥又大的茄子，可能是用催生激素催化而成，对男性精子生长有害，最好不要多吃。

（4）食物做好后尽量一次吃完。如果吃不完，要及时放入冰箱冷藏，避免变质、污染。但冰箱不是“保险箱”，冰箱里的制冷剂对人体也有危害，所以要尽快吃完，并且取出再吃前，一定要充分热透。

（5）限制咖啡、茶及其他饮料的饮用，多喝白开水。咖啡、可可、茶叶、巧克力和可乐型饮料中均含有咖啡因。孕妇或计划怀孕的女性大量饮用后，均会出现恶心、呕吐、头痛、心跳加快等症状。咖啡因还会通过胎盘进入胎儿体内，刺激胎儿兴奋，影响胎儿大脑、心脏和肝脏等器官的正常发育，使胎儿出生后体重较轻。因此，建议计划怀孕的女性与已经怀孕的妇女尽量少喝此类饮品。国外研究表明，咖啡中的咖啡因还对男性生育有一定影响，所以怀孕前夫妻都应少喝。而饮料中大多含有色素，糖分也很高，容易引起血糖水平过高，引发妊娠糖尿病，所以女性孕前就应开始少喝饮料，多喝白开水。

（6）少吃辛辣刺激和过甜的食物。辛辣食物常常会引起正常人的消化功能紊乱，如胃部不适、消化不良、便秘，甚至发生痔疮。由于怀孕后腹中胎儿的生长影响孕妇的消化功能和排便，易引发孕妇的消化不良和便秘或痔疮的症状，而孕妇在孕期是禁用有些药物的，这就大大影响了孕妇孕期的生活。因此在计划怀孕前3～6个月应改掉吃辛辣食物的习惯。怀孕前，夫妻双方尤其是女方，若经常食用高糖食物，会引起糖代谢紊乱，甚至成为潜在的糖尿病患者；怀孕后，由于孕妇体内胎儿的需要，孕妇对糖的摄入量增加则极易出现妊娠糖尿病。妊娠糖尿病不仅危害孕妇本人的健康，同时更危及孕妇体内胎儿的健康发育和成长，并极易出现早产、流产或死胎。宝宝出生后，孕妇成为典型的糖尿病患者，而宝宝可能是巨大儿或大脑发育障碍患者，会影响宝宝的健康成长。

（7）少吃腌腊制品及罐头等加工食品，这类食品多多少少都含有食品添加剂，长期食用对人体有害无益。

（8）保证食物多样化，并有针对性地选择抗污染强的食物。如维生素C含量较高的食物能阻止致癌物质的合成，降低苯类化合物和某些重金属物质的毒性；含钙多的食物能减少铅对人的骨骼的侵害，含膳食纤维多的食物具有排除致癌物和重金属污染物的作用。所以食物多样化，全面提高营养，可避免某一种毒物在体内长时间积蓄，并能增强人体自身的解毒能力。

正确使用调味品

中国美食受欢迎的主要原因之一是调味品丰富。所谓调味品，也叫调料或作料。它有除腥、去膻、解油腻、提味、增色、改善风味等作用。常用的调味品按味的不同可分为七大类：咸味类，如食盐、酱油等；甜味类，如糖、糖精等；酸味类，如醋、醋精等；鲜味类，如味精；辣味类，如辣椒、胡椒、芥末、咖喱粉等；异香味类，如料酒、花椒、八角茴香、桂皮等；苦味类，如肉桂、豆蔻、陈皮等。合理搭配使用调味品能促进食欲，使人体健康，但调味品食用不当就会对孕妇的健康及胎儿的发育产生影响。

（1）食盐

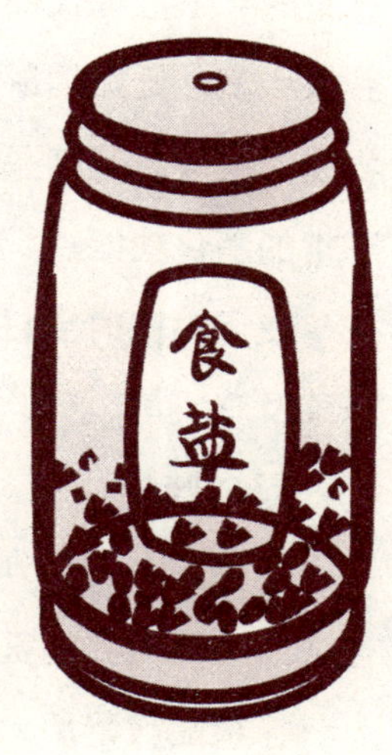

食盐的主要成分是氯化钠，虽然它能够平衡人体体内血浆与细胞间液量、酸碱度，增强体细胞的电子活性，但过量的盐也能够引起孕妇水肿，还会影响胎儿正常发育。

孕前每天摄入过量的盐，体内的钠离子就会显著增加，造成体内水分的大量滞留，当积聚到一定量时就会出现水肿现象。盐摄入过量还会使女性血管压力升高，出现血压升高的症状，严重时会引起心力衰竭，在孕期造成妊娠高血压综合征。

孕前盐的摄入量过少也存在危害，可引起孕妇缺碘，造成胎儿出现畸形、智力低下等症状。盐摄入量过少容易造成孕妇体内钠离子缺乏，使细胞的电子活性减弱，血液压力降低，导致细胞缺氧、免疫力下降。长时间钠离子缺乏就会出现疲乏无力、食欲缺乏、精神委靡等症状，甚至还会出现血压下降、昏迷等严重后果。

孕前每天补充的食盐应控制在5～7克之间。

不当的使用方法会影响人体对食盐中的主要营养物质——“碘”的吸收。在使用上要注意：选用加碘盐；做菜时，等菜烧好后再放盐，避免碘受到高温而提前挥发掉。

（2）鸡精

鸡精的主要成分是味精、鸡肉粉和一定量的糖、香辛料等，多吃会给准妈妈的健康带来诸多隐患。

鸡精中的鸡肉粉含有丰富的营养元素，能够补充营养，每天食用鸡精控制在7克左右，对身体有益无害。

由于鸡精中40%的成分是味精，大量食用鸡精会造成体内的锌缺乏，出现水肿症状。另外，鸡精中的糖分比例很大，食用过量会增加体内的糖含量，严重时会造成糖代谢紊乱，从而诱发糖尿病。现在由于孕妇在孕期摄取的营养很丰富，妊娠糖尿病的发病率逐渐上升，所以要从孕前就开始控制好糖类物质的摄取。鸡精是复合调味品，还含有大量的防腐剂，过量食用会影响人正常的消化功能。

使用鸡精时要注意：不能与味精同时使用，以免钠摄入过多；烹调时，凉菜及鸡、鱼、虾、肉等味道浓郁的食物可不必添加。

（3）味精

味精的主要成分是谷氨酸钠，在谷氨酸丙酮酸转氨酶的作用下，可以转化成为人体需要的氨基酸。氨基酸过量会影响胎儿智力发育。

味精能够帮助人体补充体内钠离子的流失，提高身体素质，预防疲乏无力、食欲缺乏、精神委靡、血压下降等不良现象。每天食用的味精不能超过5克，并且需要分多次食用。

如果摄入的味精过多，体内的谷氨酸钠含量会显著提高，谷氨酸钠会与人体内的锌相结合，锌会大量排出体外，造成体内锌缺乏，影响怀孕后胎儿大脑发育。味精中钠含量比重很大，过量食用味精会造成体内水分滞留，出现水肿现象。

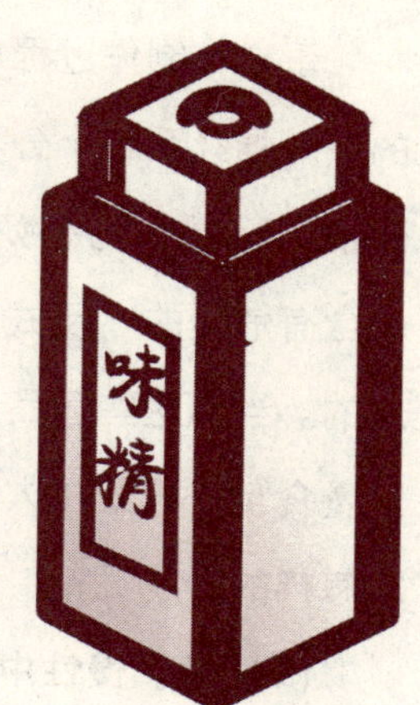

烹调鸡、鱼、虾、肉等本身味道比较浓厚的菜时不必添加；在凉菜中添加的味精不能够完全溶解，发挥不出调味的作用，最好不要放。

注意添加味精时的温度，当味精温度达到120℃以上时，其中的谷氨酸钠会转化成为焦化谷氨酸钠，不但会使食物失去原有的鲜味，而且还会产生毒性。最好在做完菜关火之后再放味精，以锅内余温使味精融入菜中。

小心食品添加剂

随着人们生活节奏的加快，在饮食方面也追求快，方便食品、包装食品等应运而生。这些食品在给人们带来方便、快捷的同时，带来的危害也频频被曝光。这些方便食品为了达到保质期长、味道浓郁、色彩诱人等特点，在制作时都会添加很多“非食品物质”，如香精、色素、防腐剂等。

以蛋糕为例，香甜的烘焙味道、诱人的各式口味、花花绿绿的各种颜色使人垂涎欲滴。但你可能不知道，蛋糕在制作中会大量使用添加成分，包括乳化剂、起酥油、泡打粉、食用色素、人造香精等。

乳化剂会将油脂和糖、面粉等原料均匀地混在一起，使蛋糕体积增大、气孔均匀，还能防止蛋糕变硬发干，这就是我们吃到的蛋糕都很松软的原因。

起酥油能让面粉的面筋蛋白质分散变软，使蛋糕疏松，容易成型。乳化剂本身并不是有毒物质，然而，棕榈油和部分氢化植物油等配成的起酥油，却含有大量的“反式脂肪酸”，对心血管健康和神经系统的发育危害极大，其中还含有大量的饱和脂肪酸，可使血脂升高。

蛋糕在制作过程中还会添加泡打粉。绝大多数泡打粉含有明矾，明矾中的铝对神经系统十分不利，对孕妇和发育中的儿童危害更大。标注中所谓的“纯鲜奶油”，与牛奶并没有多大关系，其主要原料实际上是“植物奶精”，也含有危险的“反式脂肪酸”。而不同口味的蛋糕则是通过色素、香精调配出来的。当然这些食品添加剂在食物标准上都是可以食用，是安全的，但长期、过量食用，积聚在人体中，还是安全的吗？特别是对孕妇及腹中的胎儿会造成怎样的影响呢？

（1）急、慢性中毒

食品中食品添加剂的过量使用或杂质含量高能引起人的急慢性中毒，如肉类制品中亚硝酸盐过量可导致人体血红蛋白的改变，其携氧能力下降，使人出现缺氧症状。

（2）过敏反应

有些食品添加剂是大分子物质，这些食品添加剂可能会引起变态反应，最常见的就是过敏反应。糖精可引起皮肤瘙痒症及日光性过敏性皮炎；许多香料可引起支气管哮喘、荨麻疹等。孕期是女性一生中最为敏感的一个时期，因而要特别当心添加剂的这种毒副作用。

（3）致癌、致畸与致突变

食品添加剂的致癌、致畸与致突变作用越来越引起人们的高度重视，也引起了食品安全专家的注意。一些实验表明，大剂量的食品添加剂能诱使动物发生肿瘤。有的食品添加剂本身即可致癌，如糖精钠可引起实验动物得肝肿瘤。有的添加剂在使用过程中，可与食品中的成分发生作用转化为致癌物质，如亚硝酸盐与肉制品的腐败变质产物季胺类化合物结合形成亚硝胺。

为了健康，特别是为了未来孩子的健康，建议计划怀孕的夫妻少食用方便食品、包装食品，多吃自制的天然食品，给宝宝一个安全的生长环境。

防止食品导致的感染

（1）最好少食用动物肝脏，忌吃软奶酪、生鸡蛋及其他未经烹煮的肉类。

（2）在准备用餐时，要洗手，并保持餐具、菜板清洁。

（3）菜板要有生熟之分，尽量选择塑料菜板，因为木头菜板易滋生细菌。

（4）食物要煮熟后再吃。

（5）冰箱的温度要保持在4℃以下，所有在冰箱内的食物都要用保鲜膜包好。

（6）不买超过保质期的食品。

（7）在烹饪半成品之类的食物时应当按照说明进行操作。

（8）保证食物加热沸腾超过2分钟，并不食用剩余的食物。

（9）对食物不要反复解冻、冰冻。

（10）与动物接触后一定要洗手。

喝水要有讲究

对于准备怀孕的女性来说，为了宝宝和自己的健康，赶快建立一个科学的饮水习惯吧！

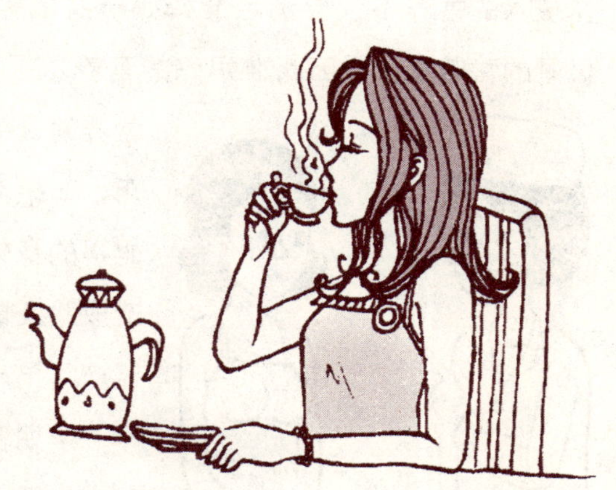

（1）起床后来杯白开水

研究表明，白开水对人体有“内洗涤”的作用。早饭前30分钟喝200毫升25～30℃的新鲜开水，可以温润胃肠，使消化液得到足够的分泌，以促进食欲，刺激肠胃蠕动，有利于定时排便，防止便秘。早晨空腹饮水能很快被胃肠道吸收进入血液，使血液稀释，从而加快血液循环。

（2）不要等到口渴才喝水

口渴是大脑中枢发出要求补水的信号。感到口渴说明体内水分已经失衡，需要补充水分。准妈妈饮水应每隔2小时一次，每日8次，共约1600毫升。

（3）下列水不要喝

1）保温杯沏的茶水。因为茶水中含有大量的茶碱、芳香油和多种维生素，如果将茶叶浸泡在保温杯中，维生素会被大量破坏，茶水苦涩，有害物质增多，饮用后易引起消化系统及神经系统的紊乱。

2）未完全煮沸的水。因为自来水中的氯与水中残留的有机物会相互作用，产生一种致癌物质。孕妇也不能喝在热水瓶中贮存超过24小时的开水，因为随着瓶内水温的逐渐下降，水中含氯的有机物质会不断地被分解成为有害的亚硝酸盐，对身体的内环境极为不利。

3）久沸或反复煮沸的水。喝了久沸的开水以后，会导致血液中的低铁血红蛋白结合成不能携带氧的高铁血红蛋白，对健康不利。

营养不良有害于母子健康

广义的营养不良应包括营养不足或缺乏以及营养过剩两方面。妊娠期母体摄入的营养不仅要满足准妈妈自身的需要，更要保证胎儿有均衡、全面、足量的营养摄取，因此准妈妈的营养水平直接关系着宝宝的生长发育。孕期

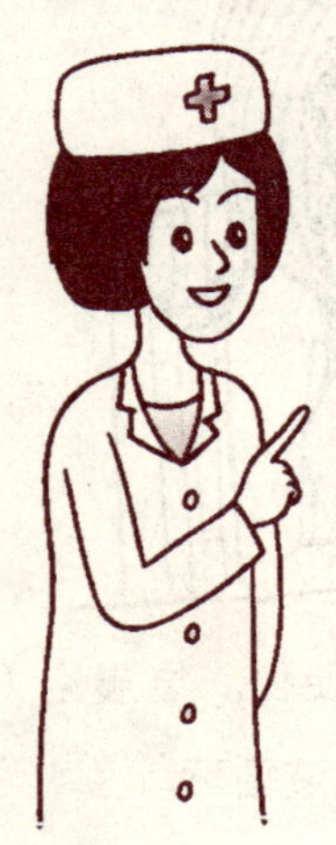

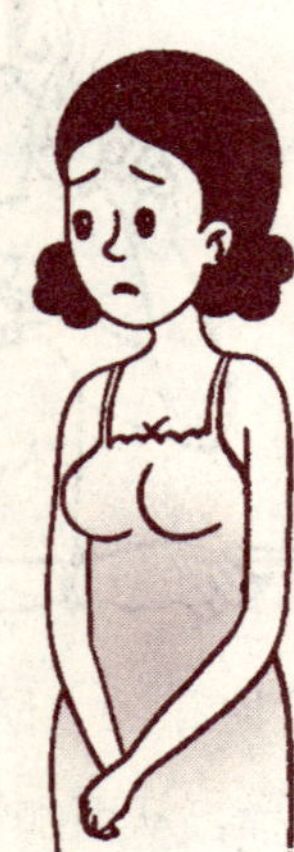

营养对母体和宝宝的生长发育有着重要的作用，如果准妈妈孕期营养不良，不仅对于准妈妈的身体健康有很大的危害，而且还容易造成胎儿的发育迟缓或停止发育，甚至引起流产、早产、胎死宫内和胎儿畸形。

孕期营养不足或缺乏，将会对宝宝的发育产生严重影响，容易造成胎儿发育迟缓或停止发育，有些是后天不能弥补的。

孕期营养过剩，即孕妇在孕期摄入过量的蛋白质、脂肪、糖类等营养素，造成孕期体重过度增加，这会增大孕妇机

体负担，容易出现代谢紊乱，易患妊娠高血压、糖尿病等，进而影响胎儿的正常发育；同时，营养过剩也会加大巨大儿出生的概率和增加分娩的风险。

偏食的饮食调理

受身体、遗传、家庭、宗教等方面的影响，每个人的饮食习惯不一样，对于各种食物也都有不同的偏好。从营养学上讲，坚持偏食的饮食习惯，拒绝某些食物，长期下来身体会缺乏某些营养物质，使健康受到很大影响。所以从小要养成合理、均衡的饮食习惯。但一种坏习惯往往养成容易改掉难，这时就需要偏食者在饮食方面进行调整，从其他食物中摄取相似的营养物质，保证身体机能正常运转。

（1）不爱吃肉

有可能缺乏的营养：蛋白质、B 族维生素、维生素 A、铁。

调理办法：①保证奶制品的摄取。每天至少要喝 250 毫升牛奶、吃 1 杯酸奶或 2～3 块奶酪，最好都是低脂的。②每周吃 1～2 次豆类，例如黄豆、扁豆、豌豆。可以炖在菜里，也可以拌在色拉里。③谷物和蛋类可以帮助补充蛋白质和 B 族维生素。全麦面包和麦片都是全谷物粮食，五谷杂粮最好搭配食用，尽量避免只吃精米、精面。另外，每天最好吃一个鸡蛋。④蛋白质营养素的补充是最后的选择。如果所有富含蛋白质的食物都不吃，可以尝试吃一些富含蛋白质的营养素。

（2）不爱吃鱼

有可能缺乏的营养：蛋白质、脂肪和各种矿物质，尤其是碘。

调理办法：①坚果是个不错的选择。很多坚果里富含脂肪，可以带在身边饿了的时候食用。②食用鱼油。最好是深水鱼类为原料提炼而成的。③做菜的时候使用含碘盐。

（3）不爱吃蔬菜

有可能缺乏的营养：各种维生素、矿物质及纤维素。

调理办法：①多吃高粱和燕麦，里面富含铁、B族维生素、纤维素，可以把它们作为早餐。此外还可以吃些全谷物粮食、芝麻和坚果。②多喝鲜榨的橙汁能够帮助补充维生素C。早餐可以用鲜橙汁配麦片。也可以在加餐的时候吃个新鲜的水果。③叶酸是一种对孕前及孕期女性非常重要的维生素，能够帮助预防胎儿神经管发育异常，但叶酸一般都存在于蔬菜、水果当中，也可以服用叶酸片进行补充。

（4）不爱喝牛奶

有可能缺乏的营养：钙。

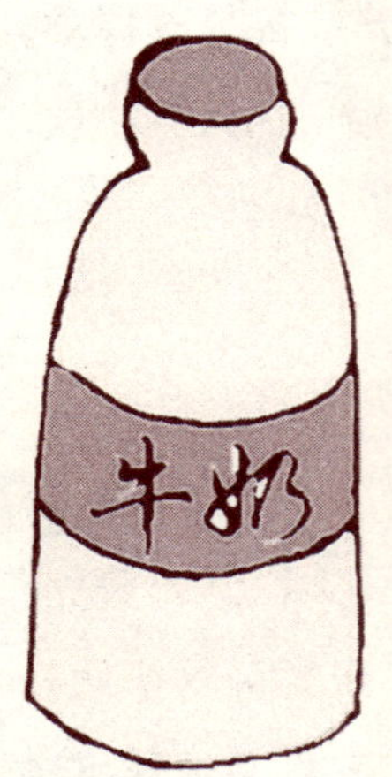

调理办法：①可以利用酸奶和奶酪来代替。酸奶、奶酪等奶制品同样富含钙，而且酸奶中的乳酸菌对于孕妇在孕期可能发生的便秘也会有一定的改善作用。②乳糖不耐受的女性可选择加了消化酶的牛奶。③豆浆可以作为其次的选择。虽然豆浆中的钙质比不上牛奶，但也是比较容易被人体吸收的。④尝试喝孕妇配方奶。专门为孕妇设计的配方奶，各种营养配比很全面。⑤钙片。如果这类女性既喝不了牛奶，又不愿意喝豆浆和配方奶，又出现了一些缺钙的症状，可以在医生的指导下吃些钙片，不过钙片中钙质的吸收率比较低，而且容易导致孕期便秘，所以要慎重选用。

贫血的营养调治

患有贫血的女性如果不进行调养，怀孕后就可能导致营养不良，甚至还会加重贫血，其结果是造成胎儿宫内发育迟缓、早产或死胎；还可能引起孕妇贫血性心脏病、心力衰竭、产后出血、产后感染等。因此，贫血的女性最好等到贫血治愈后再怀孕。

根据血液中红细胞的数量，或红细胞中血红蛋白的量可以判断是否有“贫血”的征兆。红细胞是由蛋白质、铁质所制造，两者缺一不可。血红蛋白的主要功能在于输送氧至身体内，运出代谢产生的二氧化碳。若身体内红细胞或血红蛋白不足时，氧无法输至体内，患者就会感到疲倦、头晕，站起时头晕眼花、气喘，一副无精打采的样子，表现出极不健康的状况。一般来说，贫血最常见的原因是缺铁，所以准备怀孕的女性在孕前饮食中应多摄取含铁质丰富的食物，如肝脏类、柿子、红萝卜等。食补效果不明显时，可遵照医生的指示服用铁剂、叶酸和维生素 B_{12} 等。一些补血的食疗方，也可以一试。

改善女性性冷淡的食疗方

医学上把女性性生活缺乏快感以至漠然、厌恶，称之为“阴冷”。出现这种情况的原因很多，诸如卵巢功能不足、肾上腺皮质和脑垂体分泌腺功能的失调等，但大多数还是由于情绪抑制、恐惧、性生活不协调等心理原因造成的。

通常中医认为“阴冷”是下元虚冷，寒气凝结所致。妻子性冷淡的治疗主要是解除对性生活的紧张和厌恶情绪，需要夫妇双方配合密切，互相体谅。在有经验的医生的指导下，以心理治疗和性生活的引导为主，适当配以饮食疗法。

一些改善女性性冷淡的食疗方，您不妨试试。

狗肉煮豆

【原料】狗肉 250 克，黑豆 50 克。

【做法】将狗肉和黑豆调以盐、姜、五香粉及少量糖煮熟食用；或用狗肉和黑豆，加适量八角茴香、小茴香、桂皮、陈皮、草果、生姜和盐等调料一同煮熟食用。

韭菜炒虾

【原料】虾肉 50 克，韭菜 250 克。

【做法】虾肉用水泡软，锅中放油加热后，与切好的韭菜一同炒热，加盐调味食用。

泡（煮）麻雀

【原料】麻雀3只，菟丝子、肉苁蓉各15克。

【做法】将麻雀去毛及内脏，与菟丝子、肉苁蓉用1000克米酒或白酒浸泡，15天后饮用；或麻雀3~5只，去毛及内脏，切碎，炒熟，与大米煮粥，加盐和葱调味，空腹食用。

肉苁蓉粥

【原料】肉苁蓉。

【做法】选肉苁蓉嫩者，刮去鳞，用酒洗，去墨汁，切薄片，同红薯、羊肉作羹食用；或肉苁蓉（煮熟后切片）加大米、羊肉煮粥，调味食用。

虫草炖子鸡

【原料】冬虫夏草6~7根，未啼公鸡1只。

【做法】将鸡去毛及内脏，洗净切块，加生姜、胡椒、冬虫夏草和盐适量同炖，食肉饮汤。

米酒蒸子鸡

【原料】未啼公鸡1只，糯米酒500克。

【做法】将鸡去毛及内脏，洗净切成核桃大的块，加葱2段、生姜2片、花椒5粒及糯米酒，蒸熟食用。

制附片炖猪腰

【原料】制附片6克，猪腰2只。

【做法】将猪腰洗净切开，去掉白膜，制附片切碎后同炖，用食盐调味，饮汤食腰。每天一次，连服10天。

肉苁蓉核桃猪腰

【原料】肉苁蓉15克，核桃仁15克，猪腰2只。

【做法】刮净猪腰，去掉白色肾盂，洗净装药，扎紧，煮熟食用。每日一次，连服半月。

三子酒

【原料】菟丝子、覆盆子、韭菜子各100克。

【做法】将三药炒熟、研细、混匀，用3000克黄酒浸泡20天后饮用，每次50克，一日两次。

第二节　孕前必须补充的营养元素

准备生育就要补充叶酸

叶酸是备孕女性必须补充的一种维生素。虽然身体对这种营养素的需求量并不大，但它对宝宝的发育和基因表达起着至关重要的作用。

最近医学调查发现，在受孕前服用叶酸1个月以上，胎儿出生缺陷的发生率可减少50%。神经管缺陷发生在妊娠早期，是胎儿死亡的重要原因。无脑儿和脊柱裂是最常见的出生缺陷，发生率为0.08%～0.09%。所以美国疾病控制中心建议，不仅是孕妇，所有育龄妇女都要每天服叶酸400微克。专家相信，在受孕1个月后卵胚已可能存在神经缺陷，故此在受孕后再服用叶酸，不能预防出生缺陷。

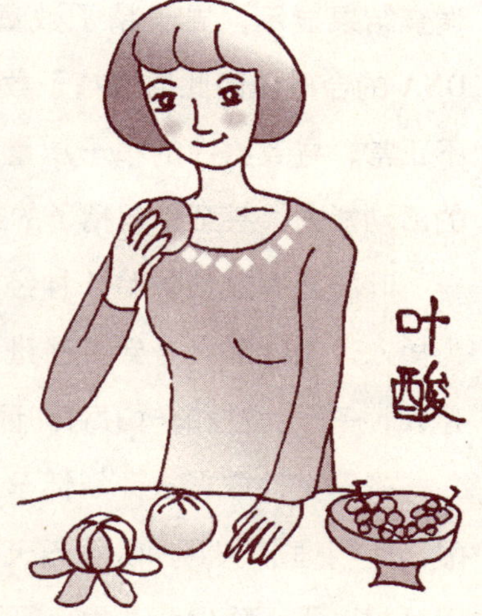

叶酸是一种水溶性B族维生素，在绿叶蔬菜、水果及动物肝脏中含量丰富。它能参与人体新陈代谢的全过程，是细胞增殖、组织代谢和机体发育的基础元素，是合成DNA的必需营养素。孕妇如果缺乏叶酸会导致胎儿神经管畸形，并可使眼、口唇、腭、胃肠道、心血管、肾、骨骼等器官的畸形率增加。叶酸缺乏还容易造成妊娠高血压、自发性流产和胎儿宫内发育迟缓、早产及新生儿低出生体重等情况。据最新研究发现，叶酸缺乏引起的流产或早产，是采用其他任何措施都难以避免的。

因此，孕妇体内叶酸是否达标对胎儿的发育是至关重要的。调查表明，分娩畸形胎儿的孕妇，叶酸缺乏者占62%。积极主动地补充叶酸是为生育健康的宝宝打好基础，但叶酸的补充不能从发现怀孕的时候才开始，至少得提前3个月，因为叶酸服用后至少经过4周时间才能改善体内的叶酸缺乏状态。得知怀孕后才开始补充叶酸，那时已是受精后一两个月了，这就使胎儿早期的脑部和脊髓因得不到足够的叶酸，而发育不健全，导致脑部和脊髓缺陷的发生，因此专家提议，计划受孕前3个月开始补充叶酸。而孕前3个月开始服用，可以使体内的叶酸维持在一定水平，避免胎儿在早期神经管形成敏感期中因缺乏叶酸而导致神经系统发育不完全，并降低胎儿眼、口唇、心血管、肾、骨骼等的畸形率。

在备孕女性开始服用叶酸的时候，男方也不能忽视叶酸的摄取。最新的调查结果显示，男子精子数量少也与体内叶酸缺乏有关，因为叶酸有助于DNA的合成，因此男性精子数量少，也要补充叶酸。叶酸不足会使核酸代谢不正常，导致男性的精子质量受到影响，比如精液的浓度会降低，减弱精子的活动能力，甚至引起精子的染色体受损。

叶酸能有效预防胎儿神经管畸形的发生，但也不能盲目地大量补充，因为摄入过量叶酸会导致某些进行性的、未知的神经损害。根据中国营养学会建议，备孕女性和孕妇每日叶酸摄取量为400微克，上限为800微克。

备孕女性应当从计划怀孕前3个月开始服用叶酸，这样到怀孕时体内叶酸已达到理想水平，以后天天服用，直至怀孕满3个月，使体内叶酸始终处于理想水平，确保胎儿发育需要。

值得提醒的是，叶酸必须天天服用。因为叶酸在体内存留时间短，一天后体内水平就会降低。如果遗漏，补服无效，因为前一天漏服造成叶酸水平降低的影响已无法弥补。

备孕女性要补充矿物质

每个准备生育的女性都渴望孕育一个健康的宝宝，除了做好一切身体准备外，自己“原生”的身体状况却是不容易改变的。这时，就需要每一位备孕女性针对自身的状况，进行孕前矿物质的补充，以实现最佳的受孕环境。

（1）缺铜要补充

铜是人体内蛋白质和酶的重要组成部分，为人体健康不可缺少的特殊的矿物质。胎儿的生长，骨骼的强化，红、白细胞的成熟，铁的运转，胆固醇和葡萄糖的代谢等，都需要铜。如果准妈妈缺铜，可能影响胚胎和胎儿正常的分化和发育，怀孕期间可出现胎膜早破、流产等异常情况，还可造成胎儿先天性畸形，如胎儿大脑萎缩、心血管异常等。

（2）缺钙要补充

女性孕前缺钙，怀孕后会出现下肢痉挛，一般在妊娠早期较轻，随着妊娠月份的增加而逐渐加重，多在晚上或睡觉期间频繁发作，因此应早期预防和治疗。

（3）贫血要补铁

女性孕前贫血极不利于优孕优生，它可能造成胎儿也贫血，而缺铁性贫血是孕妇较为普遍的病症。所以，应该在孕前就补铁，等治疗好贫血后再怀孕。

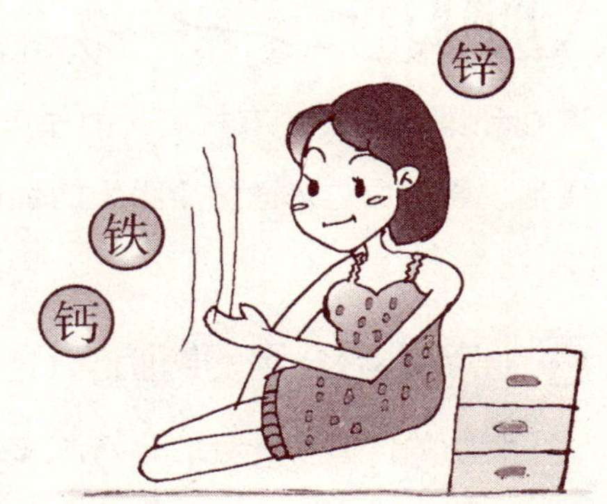

（4）缺碘要补充

孕前补碘比怀孕期补充碘对下一代脑发育的促进作用更显著。准备怀孕的女性最好能检测一下尿碘水平，以判明身体是否缺碘。缺碘者应在医生指导下服用含碘酸钾的营养药，食用碘盐及经常吃一些富含碘的食物。

（5）缺锌要补充

锌是人体多种酶的组成成分或者激活剂，主要参与脱氧核糖核酸（DNA）

和蛋白质的生物合成，对胎儿尤其是胎儿大脑的发育起着不可忽视的作用，严重缺锌可引起无脑畸形等。

保证供给充足的热量

备孕女性每天需摄取的热量应在每天供给正常成人需要的9200千焦的基础上，再加上1600千焦，以供给性生活的消耗，同时为受孕积蓄一部分热量，为受孕和优生创造必要条件。

补充维生素

英国列斯大学研究发现，在那些曾服用多种维生素丸的女性中，她们卵子四周的液体中均含有丰富的维生素C和维生素E，这些液体负责给予卵子养分，而其中的维生素则对卵子的受精概率起重要作用。

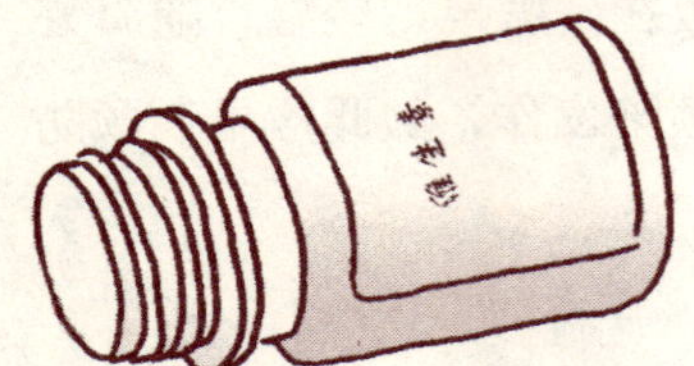

研究报告显示，每天服用维生素丸的女性，怀孕的概率较没有服用的高40%。这是由于维生素C和维生素E均有抗氧化的作用，能有效清除体内的毒素，同时它们也能催生胶原蛋白，加速健康组织的生长。

保证供给充足的脂肪

脂肪的价值在于帮助孕妇形成细胞壁，并为胎儿生长提供重要的维生素。广义来说，膳食脂肪分为来源于动物的少量的含饱和脂肪酸的脂肪以及来源于植物油和鱼类的更健康的含不饱和脂肪酸的脂肪，它们对胎儿的神经系统发育很重要。而油炸的食物、肥肉和肉制品，则富含不健康的饱和脂肪酸，这些东西吃得太多，会增加体内的脂肪堆积，更促使脂肪在血管内膜沉积，增加在以后的生活中患心脏病的危险。为了摄入健康的脂肪，要少吃肥肉，少量食用奶油，多选择低脂肪的奶制品，尽可能多吃富含不饱和脂肪的食物。

保证供给充足的蛋白质

蛋白质是构成人的内脏与肌肉并且有健脑功效的基本营养素。孕初期正是胎儿内脏生成和分化的时期，也是脑开始发育的时候。如果妇女在孕前摄取蛋白质不足，就不容易怀孕，或者怀孕后由于蛋白质供应不足，胚胎就会发育迟缓，对生长出健全的内脏和脑大为不利，而且容易造成流产，或发育不良，出现先天性疾病及畸形。此外，孕妇缺乏蛋白质，产后母体也不容易恢复。有的妇女就是因为产前蛋白质摄取不足，分娩后身体一直衰弱，还会有多种并发症发生。

含有丰富蛋白质的动物性食物有牛肉、瘦猪肉、鸡肉、肝类、鱼、蛋、牛奶、乳酪等；含蛋白质丰富的植物性食物有豆类及其制品、大米、小麦、小米、红薯、花生等。

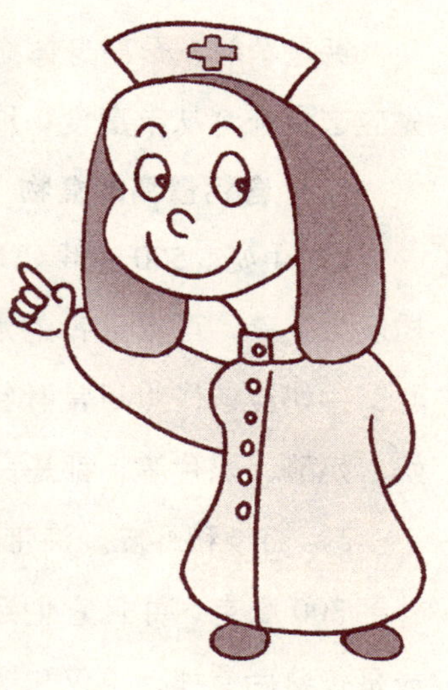

成年人每千克体重每天应提供蛋白质1～1.5克，准备生孩子的青年妇女应为1.5～2克，这样才能为怀孕做好准备。

所以，妇女孕前补充蛋白质有非常重要的意义，准备要宝宝的妇女孕前一定要做好补充蛋白质的工作。

糖类不可少

糖类包括单糖、二糖和多糖三类。总的来说，单糖、二糖糖类广泛存在于蛋糕、巧克力、饼干、甜的碳酸饮料中，它们含糖（蔗糖）量高但几乎没有营养价值；它们能很快被吸收，提供快速的热量燃烧，因而只有短暂的益处。只有水果例外，因为水果是维生素、矿物质和纤维素的良好来源，因此从怀孕前开始，女性每天需要吃两种以上的水果。

多糖糖类存在于淀粉食物中，如面条、全麦面包、紫米、马铃薯和豆类中，它们是健康饮食的主流，可以长时间提供少量而稳定的热量，因为淀粉必须分解成单糖糖类才能被吸收。非精炼的全麦面粉、大米和面是好的糖类来源，它们含有有用的维生素和矿物质，也有很多防止便秘的纤维素。因此建议，从怀孕前开始，女性每天最少要食用以下这些食物：1 片全麦面包，60～125克全麦面条、紫米或马铃薯，60 克谷物。

孕前补充钙

钙是孕前、孕期身体必需的营养元素，而且补钙的方式很重要。补钙首先应选食补，从丰富食物种类、均衡饮食结构入手，其次才是选择补钙产品。

（1）含钙量高的食物

1）牛奶。500 克牛奶，含钙 300 毫克，还含有多种氨基酸、乳酸、矿物质及维生素，可促进钙的消化和吸收。而且牛奶中的钙质易被人体吸收，因此，牛奶应该作为日常补钙的主要食品。可选择的制品有：鲜奶、奶粉、酸奶、奶酪、奶片等，都是良好的钙来源。

2）海带和虾皮。海带和虾皮是高钙的海产品，每天吃上 25 克，就可以补钙 300 毫克，并且它们还能够降低血脂，预防动脉硬化。海带与肉类同煮或是煮熟后凉拌，不仅味道好，营养更高。虾皮中含钙量更高，25 克虾皮就含有 500 毫克的钙，所以，用虾皮做汤或做菜都是日常补钙不错的选择。

3）豆制品。大豆是高蛋白食物，含钙量也很高。500 克豆浆含钙 120 毫克，150 克豆腐含钙就高达 500 毫克。可选择的豆制品有：豆腐、豆浆等。特别要注意：豆浆需要反复煮开 7 次，才能够食用。而豆腐则不可与绿色蔬菜同吃，比如菠菜，菠菜中含有草酸，它可以和钙相结合生成草酸钙结合物，从而妨碍人体对钙的吸收；如果要同吃，需要先将蔬菜焯煮一下，去掉草酸。豆制品宜与肉类同烹，味道可口，营养丰富。

4）动物骨头。动物骨头里 80% 以上都是钙，但是不溶于水，难以吸收，

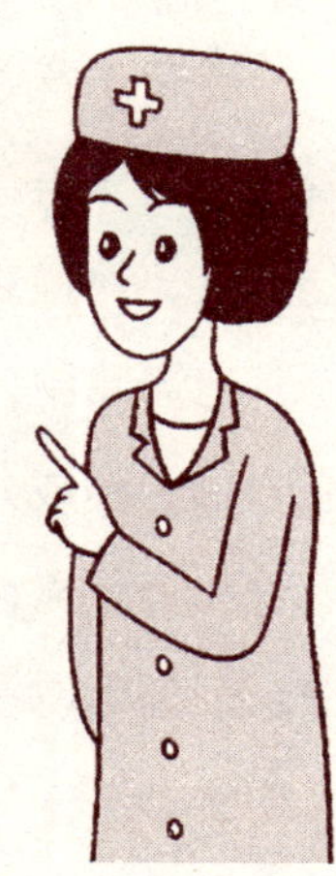

因此在制作成食物时可以事先敲碎它，加醋后用文火慢煮。吃时去掉浮油，放些青菜可做成一道美味鲜汤。鱼骨也能补钙，但要注意选择合适的做法。干炸鱼、焖酥鱼都能使鱼骨酥软，更方便钙质吸收，而且可以直接食用。

5）蔬菜。蔬菜中也有许多高钙的品种。雪里红 100 克含钙 230 毫克；小白菜、油菜、香菜、芹菜等每 100 克钙含量也在 150 毫克左右。这些绿叶蔬菜每天吃上 250 克就可补钙 400 毫克。

（2）饮食补钙需注意

1）忌草酸。摄入菠菜、油菜、蕨菜等含有大量草酸、植酸或脂肪酸的食物，会影响人体对食物中的钙的吸收。

2）忌盐。饮食中盐摄入量越多，尿中排出钙量越多，钙的留存率也就越低。少吃盐就相当于帮助补钙。

3）戒烟。抽烟会阻碍消化系统对钙质的吸收。

4）戒酒。酒精会减少维生素 D 的生成，影响钙质的吸收，并降低血液中激素的浓度，不利于钙的储存。

第三节　孕前饮食的宜与忌

准备生育的男性宜吃海产品

许多中年男性感觉体力不支、精力不济，通常会补充一些复合维生素或者微量元素。其实，自然的食物相对于人工合成的药品，其安全性和可靠性都要好。尤其是以此补充一些对男性健康有明显作用的有益元素，不仅可以增强男性体质，还可以对男性疾病的治疗起到较好的辅助作用。

准备生育的男性，要多吃一些“活力素”，使妻子更易受孕。这些“活力素”中，最好的就是海产品。在妻子准备怀孕前两三个月，丈夫不妨每天都吃一点，对提高精子质量以及增加它们的活跃性非常有好处。

海产品中，比如海参、乌贼、章鱼等，富含的精氨酸是精子形成的必要成分，这种成分是只能从食物中摄取的。海产品还含有丰富的矿物质，尤其是锌和硒对男性生殖系统的正常结构和功能的维护有着重要作用。微量元素锌、硒都可以提高精子活动力，因此在日常的食物中应该多摄入锌、硒含量高的食品。

另外，海产品还有很好的滋补作用。专家提醒一些准备怀孕的家庭，日常不妨多吃些以下的海产品：

（1）海参有壮阳益气、通肠润燥、止血消炎等功效，经常食用，对肾虚引起的遗尿、性功能减退等颇有益处。海参可以做成海参粥、海参鸡汤等。

（2）虾有补肾壮阳的功能，尤以淡水活虾的壮阳益精作用最强。

（3）带鱼有壮阳益精、补益五脏之功效，对气血不足、食少乏力、皮肤干燥、阳痿等均有调治作用。

（4）鳗鱼能补虚壮阳、除风湿、强筋骨、调节血糖，对性功能减退、糖尿病、虚劳阳痿、风湿、筋骨软等均有调治之效。

（5）海藻类食品的含碘量为食品之冠。碘缺乏不仅会造成神经系统、听觉器官、甲状腺发育的缺陷或畸形，还可导致性功能衰退、性欲降低。因此，要经常食用一些海藻类食物，如海带、裙带菜等。

（6）金枪鱼含有大量肌红蛋白和细胞色素等色素蛋白，其脂肪酸大多为不饱和脂肪酸，具有降低血压、胆固醇以及防治心血管病等功能。此外，金枪鱼还能补虚壮阳、除风湿、强筋骨、调节血糖。

备孕女性宜少吃肉

要怀孕的人就要多补充营养，这是没错的，肉类中含有丰富的营养，这也是没错的，但如果在孕前多多吃肉可就错误了，想当妈妈的女性孕前要少吃肉。

许多女性为了生下健康的宝宝，在怀孕前就开始增加蛋白质等营养物质的摄入量。肉类是含蛋白质最丰富的食物，于是很多备孕女性就开始了“食肉”生涯。殊不知自己犯了很大的错误。有研究表明，饮食中蛋白质含量过高会降低女性怀孕的成功率。如果饮食中的蛋白质含量过高，还会影响胚胎着床和胎儿发育。

有研究表明，铵的含量增加会改变 H19 基因的印记，而 H19 基因在胚胎发育中发挥着重要作用。如果你的食谱中蛋白质含量过高，生殖系统中铵的含量就会相应提高，从而影响 H19 基因的正常印记和胎儿发育，并导致流产概率增加。对于那些想要孩子的女性来说，蛋白质的摄入不应超过总热量的 20%。高蛋白质食品不仅包括肉，还有蛋、奶、豆等日常食物。

蛙肉好吃，比较嫩，比较香，很多人都喜欢吃。但青蛙体内含有大量的寄生虫，吃了会很危险。有报道称，青蛙体内寄生虫的幼虫寄生在眼睛里，严重的可以引起失明，寄生在脑部可以引起瘫痪。经卫生部门测定，蛙肉的有机磷含量是猪肉的 31 倍，农药残留成分的毒素远远超过猪肉。因此，专家特别强调不要吃蛙肉，过多食用蛙肉可能会增加胎儿发育不完全或出生时早夭现象。

生孩子是喜事，在生孩子之前，打算要孩子的女性朋友们要特别小心地保养自己，否则很可能给自己将来的宝宝带来不必要的麻烦。

宜多吃对性功能有益的食物

（1）枸杞子

味甘、性平，能养阴补血、滋养肝肾、健肾固髓、益精明目，是提高男女性功能的佳果、良药。历代《本草》述其有明显增强人体性功能的作用。《药鉴》说枸杞子“滋阴，不致阴衰，兴阳常使阳举”。《本草纲目》云：“枸杞子粥，补精血、益肾气。"

（2）哈士蟆油

属高级强壮滋养品。它是雌性哈士蟆的干输卵管，具有补肾益精、滋肺养阴的功效，对于体虚乏力、神经衰弱、精力不足、肺虚咳嗽及其他消耗性疾病，有很好的补益和治疗效果。其一般吃法是取哈士蟆油3～6克，加入清水一碗泡一夜，次日加冰糖适量炖服，或与白木耳一起蒸服。

（3）羊肾

即羊腰子。中医认为，羊肾性温、味甘，可补肾气、益精髓。《日华子本草》说羊肾"补肾血，益精髓"。《本草纲目》说羊外肾"功同内肾而更优"。羊肾适用于肾虚劳损、腰脊疼痛、足膝痿弱、耳聋、消渴、阳痿、尿频等症。

（4）桑椹

是桑树的果实，又称桑果，其性寒、味甘。干果入药，鲜果作果品食用，有补肾、益肝、滋阴、养血功效。《滇南本草》中说："桑椹补肝肾，充血液，止消渴，利关节，解酒毒，祛风湿，聪耳明目，摄魂镇魄。"《本草经疏》中说："桑椹甘寒益身而除热，其为凉血、补血、益阳之药无疑矣。"

（5）鸽肉

味咸、性平，具补肝肾、益精气、缓解疼痛作用。鸽肉中含丰富蛋白质，以及少量脂肪和矿物质等。鸽肉细嫩鲜美，尤以乳鸽为上。健康人食之可保肾。炖全鸽尤其适用于肾虚、阳痿、早泄、性功能低下等，以及妇女由于气血两虚引起的性功能减退。

（6）鹌鹑肉

性平、味甘，有补中益血、养血填精的功效。它的营养丰富，有"动物人参"之称，由此可见其补益作用之强。其肉味鲜美，老幼皆宜，可用于肾精不足引起的腰膝酸软、夜尿频多，以及阳痿、早泄、遗精等病，是保肾佳品。它不温不燥、不寒不凉，故应用范围很广泛。

（7）海参

味甘咸、性温，具有补肾益精、养血润燥、除湿利尿的功效。海参是高级滋补品，营养滋补力强。海参营养价值很高，而胆固醇含量却少于其他动物性食物，富含碘、锌等微量元素，所含的蛋白质及其他多糖有延缓衰老、滋养生精、修补组织等作用，一般多用于神经损伤、阳痿、遗精、小便频数等虚劳病症。《本草从新》中曾说其能“补肾益精、壮阳疗痿”。

（8）淡菜（又名海红）

性温、味甘咸，能补肾益精、壮阳敛阴。其味道鲜美，滋补力强。淡菜温而不热，补肾壮阳的功效显著，对于精血衰少、阴虚阳衰等病症疗效较好，久食可敛阴潜阳。《随息居饮食谱》说淡菜“补肾、益血、填精……”。

（9）海虾

具有补肾壮阳的功效，富含蛋白质、脂类、矿物质、维生素，能增强机体免疫力。

（10）栗子

性温，有补脾健胃、补肾壮腰之功，肾虚腰痛者最宜食用。

（11）韭菜

有健身、提神、暖身壮阳作用。

（12）核桃仁

性温、味甘，能补肾固精。《本草从新》说“胡桃仁治痿强阳”（胡桃即核桃）。

（13）泥鳅

营养丰富，功效壮阳益阳，又能祛湿，补中兼清。

（14）全麦食物

男人的性能力主要是由两方面的因素决定：一是性欲，二是勃起功能。性欲主要取决于体内雄性激素分泌的多少，雄激素水平越高，性欲越强。勃起功能主要取决于阴茎海绵体动脉血管的扩张能力，血管扩张越充分，阴茎内血液充盈越多，勃起越坚硬。

全麦食物就是小麦在加工过程中没有去除麸皮的食物。小麦的麦麸含有丰富的矿物质、粗纤维和B族维生素、维生素E、硒等抗氧化物，由整粒小麦磨成的全麦粉营养价值很高。虽然全麦食物对雄性激素没有明显影响，不会影响男性的性欲，但却可以使血管保持良好的状态，改善阴茎的血液充盈，从而使阴茎保持良好的勃起功能，而勃起时血液充盈越多，勃起功能越好。

宜适量吃蔬菜、水果

蔬菜、水果里含有丰富的营养物质，如维生素、膳食纤维、矿物质等。这些物质是人体所必需的，对孕育健康胎儿起着重要作用。

维生素是细胞生长的要素之一，主要存在于蔬菜、水果之中。倘若母体摄取不足或缺少某种维生素，就会影响胎儿细胞的构成和生长发育。比如叶酸，主要来源于绿叶蔬菜、豆类，孕前补充足够的叶酸可以预防胎儿神经管畸形。

膳食纤维不是一种营养素，但人体摄入后，可以吸附食物中的有害成分，刺激肠胃蠕动，帮助消化，加快排泄，缩短有害物质在体内滞留的时间，有利于孕前精子和卵子的健康生长，减少它们受到的污染和毒害，并对孕期消化系统的不良状况有很大的改善作用。矿物质是人体生理活动所必需的物质，如果缺少某种矿物质，会导致贫血、甲状腺功能异常等情况，还会引起早产、流产，或影响胎儿的生长发育。

很多男性尤其是准备生育的男性不爱吃蔬菜、水果，这是不对的。蔬果营养丰富，并且蔬果当中的营养物质也是男性生殖生理活动所必需的，作用不可小觑。男性如果长期蔬果摄入量不足会导致维生素缺乏，可能影响性腺的正常发育和精子的生成，从而使精子减少或影响精子的正常活动能力，严重的可能导致不育。

吃蔬菜、水果时要洗净，有的水果吃时要去皮。同时还要注意不要过量吃水果，以免给身体带来危害。

宜吃些排毒的食物

人体每天都会通过呼吸、饮食及皮肤接触等方式接触外界的有毒物质，天长日久，毒素在体内蓄积，就会对健康造成危害，对于孕妇来说，这种危害更为严重。年轻的夫妇在孕前6个月要净化自身的内环境，通过食物进行排毒，将体内的废物清除到体外，双方可吃以下排毒食物：

（1）动物血

猪、鸭、鸡、鹅等动物血液中的血红蛋白被胃液分解后，可与侵入人体的烟尘和重金属发生反应，提高淋巴细胞的吞噬功能，具有排毒作用。准备要孩子的夫妻应每周吃1~2次畜禽血。

（2）鲜果蔬汁

鲜果蔬汁所含的生物活性物质能阻断亚硝酸胺对机体的危害，还能调节血液的酸碱度，有利于防病排毒。

（3）海藻类

海带、紫菜等海藻类食物所含的胶质能促使体内的放射性物质随粪便排出体外，因此，多吃海带、紫菜可减少放射性疾病的发生。

（4）韭菜

韭菜富含挥发油、纤维素等成分，粗纤维可帮助吸烟饮酒者排出毒物。

（5）豆芽

豆芽含多种维生素，能清除体内致畸物质，促进性激素分泌。

（6）海鱼

海鱼富含多种不饱和脂肪酸，能阻断人体对香烟的吸收，增强身体的免疫力。

宜吃点核桃

补大人就是在补孩子，准备怀孕的女性不妨多补些，为即将到来的宝宝储备好充足的营养。想要有个聪明的宝宝，一定不要忘了吃些核桃哦！

核桃含有较高的亚麻酸，在体内能合成DHA（俗称“脑黄金”），是补脑、健脑的佳品。另外，核桃中含有的磷脂还具有增强细胞活力的作用，能增加机体抵抗力，并可促进造血和伤口愈合。除此之外，核桃仁还有镇咳平喘的作用。尤其是经历冬季的准妈妈，可以把核桃作为首选的零食。核桃还含有丰富的维生素E，能促进胎宝宝血管生长和发育。

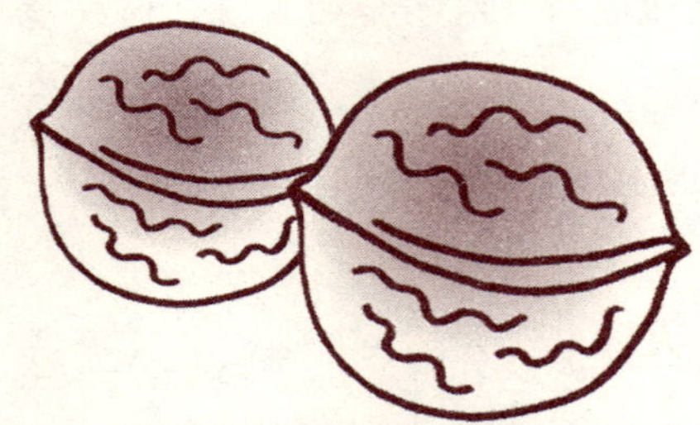

买核桃要注意挑选那些色黄个大油多、表面光洁、刻纹浅少的，避免那些大小不均匀，壳面毛粗的。如果是核桃仁，则以肥大丰满、质干、色泽黄白净为佳，色泽暗黄、褐黄的质量比较差。核桃以每天吃2～3个为适量。有的人喜欢将核桃仁表面的褐色薄皮剥掉，这样会损失一部分营养，建议不要剥掉这层皮。

核桃可以生吃，也可以加入适量盐水煮熟吃，还可以和薏仁、栗子等一起煮粥吃。有很多美味的核桃食谱呢，下面给您介绍一款，可以试试。

香炸核桃鸡片

【原料】鸡肉500克，核桃300克，西芹50克，鸡蛋60克。姜5克，白酒5克，淀粉（豌豆）10克，盐3克，花生油75克。

【做法】①姜洗净去皮剁成姜末；将鸡肉切成薄片后放在碗中，加酒、姜末、盐和匀后腌渍1小时左右；西芹带叶切成段；核桃肉切成细块。②将蛋清打散后，放入淀粉搅匀待用。③将蛋及淀粉和成的浆汁涂抹在鸡肉及核桃肉上；在锅里放入油烧至滚热后，把已涂上浆汁的鸡片、核桃肉放进锅里炸，注意不要炸焦，待呈金黄色后捞出沥干油置于盘中，盘边配以西芹点缀即可上桌。

漂亮美味的香炸核桃鸡片一定能让你食欲大增。

孕前提早吃孕妇奶粉

孕妇奶粉，就是指专供怀孕妇女喝的奶粉，它是在牛奶的基础上，添加孕期所需要的营养成分，包括叶酸、铁质、钙质、DHA（俗称“脑黄金”）等营养素配制而成。孕妇奶粉可以满足孕妇的特殊需要，它包含促进胎儿成长的营养成分，成为孕妇在孕期的重要营养来源之一。尤其是优质孕妇奶粉，除了本身的配料满足孕妇营养需要，其添加成分，如叶酸等，更是全面保证孕妈妈的营养需要，以促进胎儿更好地成长发育。

由于奶粉中各种营养素配比均衡、科学，如果孕前一年开始每天保证喝孕妇奶粉 1 ~2 杯，身体所需的各种营养素的补充都会得到保证，特别是针对孕妇的特殊生理时期所必需的重要营养素也能得到保障，就不需要额外再进行营养素药剂的补充。准备怀孕的妇女应该提前一年就开始喝孕妇奶粉。

以叶酸为例：我国有关部门要求备孕女性在孕前一个月开始服用叶酸制剂，服用半年以防止婴儿神经管畸形症的发生。如果女性在孕前一年内喝孕妇奶粉，怀孕前后就不需服用叶酸制剂，其他营养也能保证全面、均衡。

孕前一年内喝孕妇奶粉，怀孕后坚持喝，孕妇奶粉优质均衡的营养可以补偿早孕反应造成的营养缺失，保证胎儿前 3 个月发育的营养需求。

奶粉不同于一般饮料，饮用时也要结合自己的身体，进行合理饮用。以每杯牛奶 250 毫升来计算，建议一天喝 1 ~2 杯，可以补充每天所需要的营养成分。不要因为想多为身体补充营养，就没有节制地喝，或者既喝孕妇奶粉，又喝其他牛奶，这会增加肾脏的负担。许多重要的营养成分还是要从一日三餐中摄取的，例如蛋白质、脂肪、糖类、纤维素等。

如果孕前患有糖尿病，或孕前检查血糖指标高，最好在医生指导下进行饮食调整。计算好每天的糖分摄取量，将孕妇奶粉中的蔗糖摄取量也计算在日常饮食计划内。如果是家族中有糖尿病史的孕妇，医生会在孕前检查中先做尿糖测试。如果检查后有异常反应，可以请营养咨询科的医师帮助设计饮食内容。适当地控制糖类的摄取量，合理饮用孕妇奶粉。

有的人先天不耐受乳糖，喝牛奶就拉肚子，喝孕妇奶粉也会引起腹泻。但是奶类毕竟是孕期十分重要的营养来源，建议可以采取循序渐进的办法：最初冲配时，适当减低奶粉的浓度，当水喝，以后每天慢慢地增加浓度，但要以不引起腹泻为原则，让身体渐渐适应奶粉的成分，时间久了就会习惯。

选购孕妇奶粉时，除了考虑价格因素以及到正规的商场选购之外，还应看奶粉中是否添加了孕期要补充的矿物质等特殊营养成分，可以多比较几个品牌，看看哪个奶粉中添加的营养成分是比较全面而均衡的。如果怕发胖，可以选择不含糖的孕妇奶粉。

选购孕妇奶粉时要注意查看奶粉包装所标注的标签、卫生检疫标志及营养成分配比表，选择质量上有保障的知名品牌。还要通过奶粉的气味、滋味、色泽，是否有异味和是否有异物、是否有结块等感官指标，来判断奶粉是否正常，是否为伪劣产品，是否变质等情况。

宜吃能提高生育能力的食物

每个人都想拥有健康的身体，正常的生育能力，除了避免各种疾病导致不孕不育以及养成良好的生活习惯外，男性和女性还可以通过食物来提高自己的生育能力。

（1）富含锌的食物

植物性食物中含锌量比较高的有豆类、花生、小米、萝卜、大白菜等；动物性食物中，以牡蛎含锌最为丰富。此外，牛肉、鸡肝、蛋类、羊排、猪肉等含锌也较多。

（2）动物内脏类的食物

动物内脏中含有较多量的胆固醇，其中，10%左右是肾上腺皮质激素和性激素，适当食用这类食物，对增强性功能有一定作用。

（3）富含蛋白质和维生素的食物

如瘦肉、鸡蛋、新鲜蔬菜和水果等。

（4）富含精氨酸的食物

据研究证实，精氨酸是精子形成的必需成分，并且能够增强精子的活动能力，对男子生殖系统正常功能的维持有重要作用，如黄鳝、海参、乌贼、芝麻、花生仁、核桃等。

宜吃抗辐射的食物

在工作单位和家庭中，都有一些电器，电器都会产生辐射。电器所产生的辐射对健康受孕有不利的影响，所以准备要孩子的夫妻要多食用富含优质蛋白质、磷脂以及B族维生素的食物，以增强抗辐射能力，保护生殖器官的功能。

宜吃些野菜、野果、野山菌

野菜、野果一般都长生在高山峻岭、深山老林、高原、戈壁沙漠，没有污染，自然生长。例如野果沙棘，生长在黄土高原和戈壁沙漠中，它的果实中维生素C的含量是苹果的400倍，葡萄的200倍，橘子的20倍，山楂的14倍，猕猴桃的2～8倍，准备生育的夫妻吃些这类野果可以补充丰富的营养素，强健身体。

野菜和野山菌，它们所含的营养成分，特别是其中的胡萝卜素、维生素B_2含量高于常见的蔬菜。

野菜富含矿物质、维生素等人体所需的营养成分，而且所含成分大多高于栽培的蔬菜。野菜风味独特，制成的菜肴不仅鲜美可口，增进食欲，还能起到很好的保健作用。

野山菌是山野常见的各种“山珍”，有黑木耳、姬松茸等，具有极高的营养保健价值。含有丰富的蛋白质、糖类、氨基酸和维生素等营养物质，不仅健康美味，而且热量低，饱和脂肪酸、胆固醇含量也低，而其中脂肪的组成以不饱和脂肪酸为主，不但有滋补功效，而且常吃不会发胖，有益于保持体形和润泽肌肤。

准备生育的夫妻适量吃些野果、野菜、野山菌，可增加营养，有利于健康，有助于受孕，对生个健康宝宝大有裨益。

经期宜吃的食物

注意经期饮食，保持身体健康，月经正常，减少或不出现各种不适，以利于增加受孕概率。

妇女月经期间，不要吃辣椒、生大葱、大蒜等刺激性强的食物，也不要饮酒、吸烟，以减少刺激引起子宫充血。经期禁食荸荠、石花菜、凉性水果以及冰冷的汽水、冰淇淋、雪糕等冷饮，以免冷刺激引起血流不畅及腹部疼痛。妇女在月经期间要适当多吃一些蔬菜、水果，多喝些白开水，以保证大便的畅通。

（1）多吃富含铁的食物

每次月经排出50~80毫升的血，随之带来大量铁的丢失。因此，月经期必须重视对含铁丰富的食物的摄取，以利于生血，如多吃些鱼、红枣、瘦肉、蛋黄、黑木耳、海带、豆类等含铁丰富的食物，特别是动物血，不仅富含铁质，而且还含有优质动物蛋白。

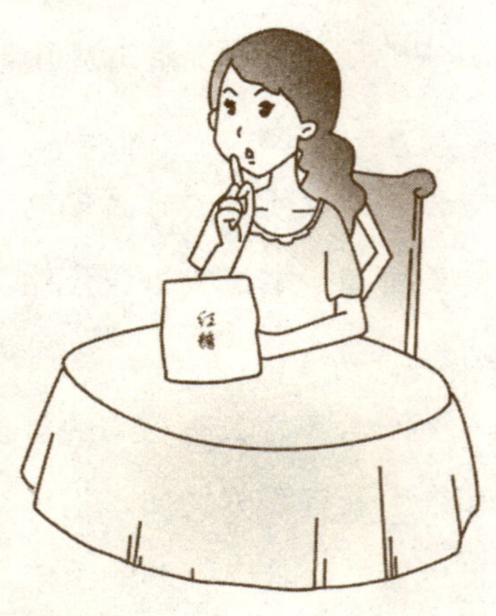

（2）多吃些温热食品

根据“血得热则行”的道理，月经期间，饮食以温热食品为宜，在冬季可适当吃一些牛肉、狗肉、鸡肉、桂圆等温补食品，但月经过多者应慎食狗肉。

（3）宜喝些红糖水

妇女月经期间，在性激素影响下，子宫内膜会发生增厚与脱落的变化，子宫内膜及盆腔、阴道血管扩张及充血，一般有轻度的腹部坠胀、腰酸不适等感觉，同时伴有饮食不振，这时可以喝点红糖水。红糖水性温，有利于月经顺畅。

(4) 宜多吃防止便秘的食物

因为便秘可引起痛经，防止便秘的食物主要是富含纤维素的食物，如白菜、芹菜、韭菜等。此外还有润燥滑肠的蜂蜜、香蕉，并应注意多喝水。

忌多吃胡萝卜

胡萝卜是橙色食品，具有丰富的营养，有些人即便不喜欢，也会勉强自己吃。但如果你想生子，那就不要像兔宝宝一样，整天胡萝卜吃个不停。

根据美国约翰霍普金斯医学院医师的研究发现，过量的胡萝卜素会影响卵巢的黄体酮合成，以致分泌减少，有的甚至会造成无月经、不排卵、月经变乱。

这种情形最早是在神经性厌食症患者身上发现的，即使她们不吃东西，没有月经，抽血时仍发现血中胡萝卜素过高。后来在一些不是神经性厌食症的女患者身上发现，如果大量吃胡萝卜，也会造成血中胡萝卜素偏高，继而出现不孕症、无月经、不排卵等异常现象。

忌过量食用辛辣食物

过量食用辛辣食物可以引起正常人消化功能紊乱，出现胃部不适、消化不良、便秘，甚至发生痔疮。由于怀孕后胎儿的长大，本身就会影响孕妇的消化功能与排便，如果孕妇有进食辛辣食物的习惯，其结果不但会加重孕妇的消化不良与便秘或痔疮的症状，还会影响孕妇对胎儿营养的供给，甚至增加分娩的困难。因此，在计划怀孕前 3 ~6 个月应停止吃辛辣食物，提前调整这个饮食习惯。

忌过量食用高糖食物

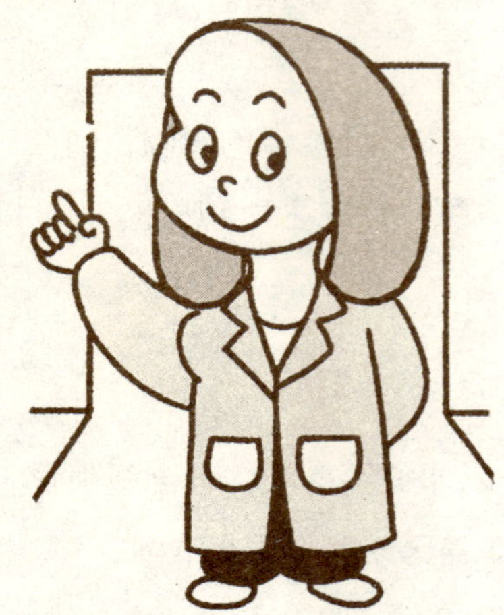

怀孕前，夫妻双方尤其是女方，若经常食用高糖食物，往往可能引起糖代谢紊乱，甚至成为潜在的糖尿病患者；怀孕后，由于孕妇体内胎儿的需要，孕妇对糖的摄入量增加或继续维持怀孕前的饮食结构，则极易出现孕期糖尿病。孕期糖尿病不仅危害孕妇本人的健康，更重要的是危及孕妇体内胎儿的健康发育和成长，并极易出现早产、流产或死胎。宝宝出生后，母亲成为典型的糖尿病患者，而宝宝可能是巨大儿或大脑发育障碍患者，影响宝宝的健康成长。

不要过度节食减肥

育龄妇女过度节食减肥会影响月经和生育。成年女性体内脂肪含量占总体重的25%～30%。要维持正常的月经周期、怀孕和哺乳，女性体内脂肪含量必须达到体重的22%以上。这是因为脂肪参与了性激素的转化、代谢和储存，与生殖功能有着密切的关系。过度消瘦、脂肪过少的女性，促性腺激素的分泌在数量和时间上都是反常的，这会影响卵巢功能，以致月经紊乱，甚至发生闭经或不孕等。另外，脂肪是除卵巢外制造雌激素的重要场所。在育龄妇女中，经脂肪细胞转化成的雌激素占雌激素总量的1/3，约相当于1个卵巢的功能。因此，过度减肥，对月经和生育都不利，还容易引起卵巢早衰、子宫萎缩，影响生育。再有，消瘦、脂肪过少的女人，体内性激素失效球蛋白的含量高，该蛋白能使雌激素失效，导致活性游离雌激素含量减少，以致影响生育能力。如因节食减肥过度，已影响到了月经，应高度重视，并注意营养及摄取含脂肪的食物，这对怀孕生育是有益的。所以，想怀孕的妇女在孕前3个月内要正常进食，以满足受孕对营养素的需求。

备孕女性忌多喝咖啡

喝咖啡（每天一杯）和酒的女性，怀孕的概率比不喝咖啡和酒的女性低了一半。如果光是喝咖啡的话，女性怀孕的概率会不会降低呢？多项大规模的严谨的研究结果倾向于主张咖啡因对女性本身的怀孕概率并没有影响，但是可能加强了其他因素（如抽烟、喝酒）的影响程度。

第四章

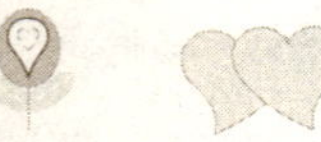
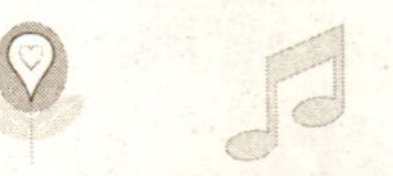

良好生活，“种子”需要的“温室”

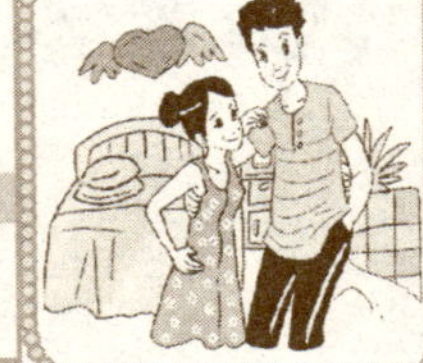

第一节 孕前的日常起居

远离有危害的植物

在居室内摆放几盆花卉，既有美化环境、增添雅兴的作用，也能调节空气，但是也有很多弊病。对已经开始计划怀孕的夫妻来说，居室内的花卉需要精心挑选，才不至于使身体受到损害。

（1）有毒性的植物

1）郁金香。郁金香很美，但是它的花朵中含有毒碱，若过多接触郁金香，就会使毛发脱落。

2）夹竹桃。夹竹桃会分泌一种乳白色的液体，一旦接触时间过长，就会中毒，其症状是精神不振、昏昏欲睡等。

3）黄杜鹃。黄杜鹃的毒性存在于花朵和植株中，若误食黄杜鹃就会引起中毒，甚至会引起休克。

4）五色梅。五色梅的叶子、花朵都有毒，误食可导致发热、腹泻。

5）虎刺梅。虎刺梅的茎中有呈白色的液体，这种液体有毒，一旦进入眼中，就会对眼睛产生刺激。

6）一品红。一品红是一种全株都含有毒素的植物，其枝叶中的白色液汁一旦沾到皮肤上，会引起皮肤红肿。误食一品红会引起中毒，甚至会有死亡的危险。

7）含羞草。含羞草的植株内含有含羞草碱，含羞草碱会加速毛发的脱落。

8）光棍树。光棍树的茎干折断后会流出白色汁液，这种汁液会刺激皮肤产生红肿，若进入眼睛可能导致失明。

9）仙人掌类植物。仙人掌类植物的刺内含有毒素，刺入人体皮肤后会导致疼痛、红肿、瘙痒等症状。

10）万年青。万年青的叶子、花朵中含有天门冬素、草酸，误食会伤害口腔、咽喉、食道、肠胃，甚至会伤害声带，使人变哑。

11）水仙。水仙的花朵和叶子含有毒素，其汁液一旦接触皮肤就会使皮肤红肿。水仙的鳞茎一旦误食，会引起肠炎、呕吐等反应。

12）石蒜。石蒜的鳞茎含有石蒜碱等毒素，石蒜碱刺激皮肤会引起皮肤红肿、发痒，石蒜碱进入呼吸道会引起鼻出血。若误食石蒜会引起腹泻、呕吐、手脚发冷、休克，甚至引起中枢神经系统麻痹而导致死亡。

（2）不宜放在室内的植物

1）丁香类植物。丁香类植物，特别是夜来香，在夜晚会散发大量微粒，长时间吸入这种微粒，会加重心脏病、高血压患者的症状，导致患者郁闷不适、头晕目眩。

2）月季。月季也会散发出气味，若长时间将月季放在室内，月季释放的气味浓度就会增加，就会使一些人出现烦闷、气喘的症状。

3）松柏植物。松柏类植物散发的气味会刺激人的肠胃，影响食欲，甚至使人感到心烦意乱、恶心呕吐、头晕目眩。

4）紫荆花。紫荆花会释放花粉，若人与紫荆花的花粉长时间接触，会引发咳嗽，甚至诱发哮喘病。

5）天竺葵。天竺葵散发出的微粒会刺激人的皮肤，导致过敏、发痒。

6）百合、兰花。百合、兰花都很美丽，但是不要放在室内，特别是不要放在卧室中，因为这两种花的香气会刺激人的神经，引起兴奋而导致失眠。

所以，要慎重选择所要种植的植物，以免对怀孕造成不健康的影响。

暂时远离宠物

近年来，养宠物已经成为时尚。但在饲养的同时也要注意宠物身上带有的各种病菌，特别是准备生育孩子的家庭，孕前最好不要接触宠物。

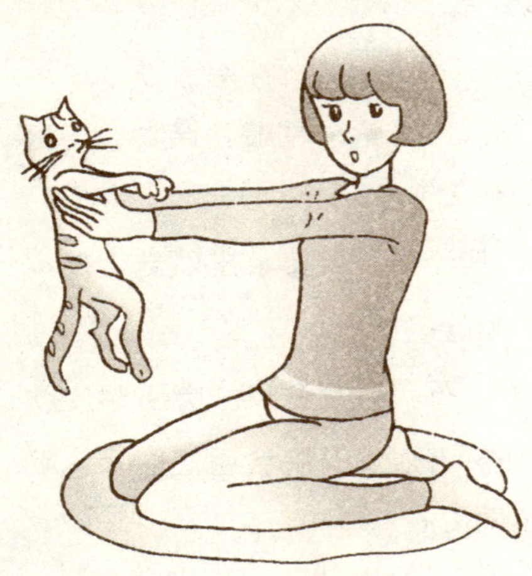

几乎所有的哺乳动物和鸟类都能传染弓形虫病，特别是猫，因为感染的猫粪是重要的传染源。猫粪污染的食物、饮水，甚至灰尘，人吃下去都可以被传染。事实上，世界各地的弓形虫感染非常普遍。正常人感染弓形虫绝大多数没有症状，或者症状很轻，不知道是什么时候感染的，只有少数人初次感染时有发热、淋巴结肿大、头痛、肌肉关节痛和腹痛，几天或数周后随着人体产生免疫力，症状消失。但是，怀孕妇女感染弓形虫可传染给胎儿，对胎儿影响很大，可引起流产、早产、死胎，以及引起新生儿智力低下、脑瘫、视听障碍或出现不同程度畸形。

所以在准备怀孕前，女性应避免接触这些动物，不食用未煮熟的肉类和鸡蛋；尽量避免与猫狗接触，尤其是猫狗的粪便；清洗蔬菜和水果要彻底，除去全部残留的泥土及其他污染物。

另外，饲养宠物的女性在怀孕前，应到医院做一项叫 TORCH 的化验，它能查出身体有没有感染弓形虫。如果 TORCH 检验显示已经感染过弓形虫，那就不用担心，表明体内已经产生了抗体。如果显示从未感染过，则表明没有免疫力，那就要在整个怀孕期间避免接触宠物。如果化验结果显示正在感染，则暂时不能怀孕。如果怀孕3个月内，TORCH检验显示感染了弓形虫，应立即终止妊娠。

弓形虫感染有多种简便有效的药物治疗，如磺胺类加乙胺嘧啶、螺旋霉素等，治疗须按医嘱进行，孕妇感染后若及时治疗则可使胎儿感染的概率降低。

科学安排生活

孕前注意衣食住行不只是女方的事。譬如，国外已经发现，经常穿紧身裤的男性，其睾丸由于压向腹股沟而增温，造成生精功能减退，这尤其需要引起喜欢穿牛仔裤的新婚男性的注意。女性在衣着方面宜宽松，使乳房及腹部能够保持自然松弛状态，以利于生理机能的协调。

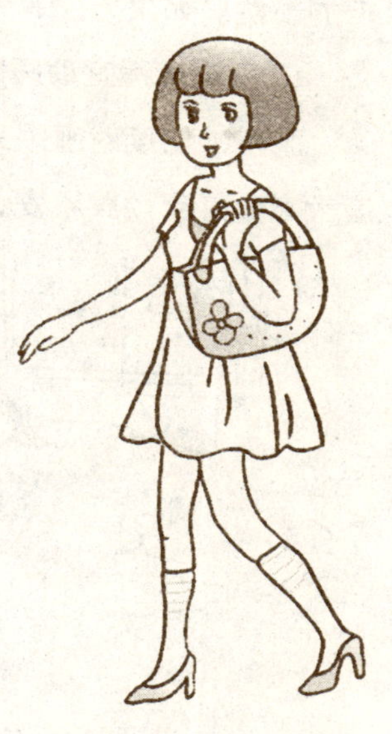

另外，孕前3个月，要注意饮食多样化，合理加强营养，养精蓄锐，为男女双方生成良好的精子和卵子创造有利的物质条件。还要尽量不熬夜，早睡早起，根据自己的喜好，因地制宜地进行体育锻炼，如晨起慢跑，打打羽毛球，晚间散步，呼吸新鲜空气，以增强体质，养成良好的生活习惯。

营造良好的睡眠环境

营造一个良好的睡眠环境是保障睡眠质量的关键因素。一般来说，影响睡眠的环境因素主要有温度、通风以及噪声等。

（1）噪声是睡眠的“杀手”

安静无噪声的环境使人平静、放松，容易入睡；相反，喧闹嘈杂、噪声干扰，令人难以入睡。实验证明，噪声超过35分贝时就难入睡，40分贝的噪声能惊醒5%睡着的人，70分贝的噪声能惊醒30%熟睡者。长期受噪声干扰的女性朋友甚至会出现“噪声烦恼症”，造成情绪不佳而失眠。

因此，室内最好选用木质家具，因木材纤维有多孔特性，能吸收噪声。家具摆放不宜过少或过多。过少，声音会在室内共鸣回旋，产生很大的回响；过多，则拥挤不便，东碰西撞，增加噪声。

原则上，睡眠环境可以允许有较规律地呈现的低分贝（50分贝左右）的背景音，如风扇声、收音机无线电台广播声等，但应尽量避免突然高分贝噪声的干扰。如果无法有效改善噪声干扰，一副舒适的耳塞也有助于睡眠。

（2）温度适宜助睡眠

卧室的温度对睡眠来说也是有影响的，一般应保持在18～20℃为宜。温度太高会感到烦躁不安，有时还会出汗；温度太低则蜷缩一团，不利于入睡。

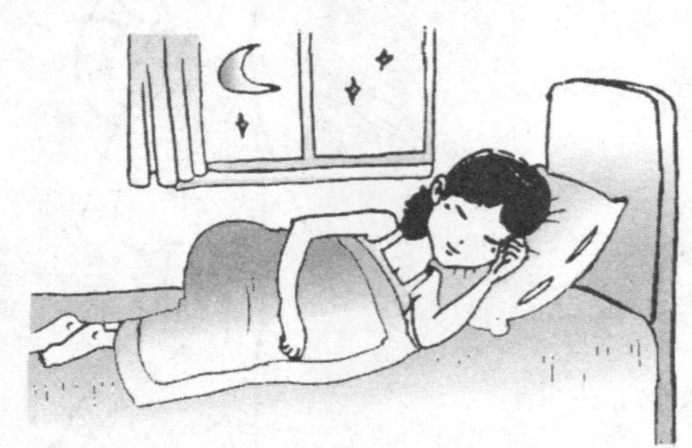

我国北方地区新盖的居民房多半有供暖设备，可以保证冬季有合适的温度，南方地区到冬季就要购买取暖器。夏季是难熬的季节，尤其在南方，整夜汗流浃背，很难保证有良好的睡眠，睡凉席和冲凉水澡是十分必要的。空调虽能降温，但是也有很大的缺点，女性朋友若长期生活在空调环境中，抵抗力就会变差，甚至引发肩臂酸痛、头晕、昏昏沉沉等“空调综合征”。

一般来说，在刚入睡时身体会主动调低体温，所以应散热以降低体温。因此，入睡时调低室温有助于体温的下降，从而帮助入睡，入睡后体温虽较清醒时低，但基本维持恒定。但如果室温调得过低，在睡眠时体温会急速下降，而过低的体温会促使睡者醒来，这也是许多女性朋友在后半夜或清晨觉得冷易早醒的原因。所以，空调温度的设定最好是能自动变换：在入睡时低一点，一般来说26℃为宜，等入睡1～2小时后再回升至28℃。

（3）卧室通风利睡眠

通风对卧室来说之所以重要，自然与睡眠脱不开关系。完全密闭的卧室由于空气不流通，即使睡一夜，次晨起床也会感到头脑不清醒。其实想保持卧室空气的清新并不难做到，在入睡前半小时，只要把窗户打开就能充分换气，然后把窗户开一条小缝，使整夜有少量的空气循环又不造成穿堂风。因为开窗可以使室外的新鲜空气与室内的污浊空气进行充分地交换，创造良好的空气环境。

夜深人静，人们的生活活动大都停止，炉灶的烟尘、工厂生产过程中产生的有毒有害气体大量减少，室外空气受大气层中气流的稀释变得格外洁净。新鲜空气是自然的滋补剂，它可以提供充足的氧气，从而刺激机体消化功能，促进人体对营养物质的吸收，改善新陈代谢，加强神经系统的作用，增强对疾病的抵抗力。睡眠中的大脑也需要大量氧气去进行生理活动，这时提供更多的新鲜空气，能充分迎合它的需要，发挥睡眠的最大效能。在冬天，女性朋友应注意勤开窗户，并盖好被褥，不要让冷风直接吹到身上。

旧房子，尤其是平房的窗户一般较小，不利于通风，通风不良而致室内空气污浊，不利于夜间睡眠。目前新建楼房窗户都较大，室内通风已不成问题，但居民区通常建在公路两旁，来往车辆的嘈杂声、周围工地机器的轰鸣声、路灯整夜明亮耀眼均会影响睡眠。所以，女性朋友应尽量选择不临街的房间作为卧室，如能选向阳的当然更好，因向阳卧室通常温暖干燥。

选择好枕头

在睡眠过程中，保持脑部的血流供应和颈椎、肌肉的舒适，是保证睡眠质量的重要前提，所以，枕头选用得科学与否，与睡眠质量的好坏关系非常密切。有关枕头的挑选，主要有高度、大小、软硬度和枕芯内容物等几方面内容。

(1) 枕头高度

枕头的高度是指头颈压下后的枕头高度。枕头过高或过低，都对身体不利。骨科专家研究指出，从生理角度看，枕高以 8 ~ 15 厘米为宜，即枕头压低后，与自己的拳头高度相等为宜。在枕头的表面，支撑脖子后面颈曲的部分应呈圆柱状，枕头应两端高，中间低，睡下后，形成自然的马蹄形，并有一定的硬度，这样便可承托和支撑颈曲。而支撑后脑勺的部分则应比上述部分低 3 ~ 5 厘米，使之既能支撑头部，又可与颈部的高度相适应。这样的高度和形状的枕头，才适合颈部生理弧度要求，有利于避免落枕或患颈椎病。

(2) 枕头大小

正常情况下，一般人会整晚自然地不断转换姿势，睡眠时应有足够的空间让身体自由行动，身体不至于停留过久于某个位置。枕头的长和宽应能满足转身时头颈所需的承托力及舒适度。养生学家认为，单人枕头的长度以超过自己的肩宽 15 厘米为宜。

(3) 枕头软硬度

女性朋友应选择软硬适中的枕头为宜，这是由于枕头过硬会使头部与枕头的接触面相对减少，局部压迫增加，常会使受压部位头皮的血液循环受阻，引起头皮麻痛不适。过硬的枕头不好，过软的枕头也不好，因为过软的枕头虽然与头的接触面大，但难以保持头与身体的平衡，易引起落枕、疲劳和不适的感觉。

(4) 枕心材料

一般枕心的材料以木棉、羽绒、芦花、荞麦皮为主。在使用时，不妨放入药物，以起到防病、治病的作用。在夏天，到中药店买七八元钱的青蒿和藿香，数量各一半，用纸或布包好放在枕头里面，就是一个防病枕。青蒿气味芳香，能清暑辟秽，藿香是香料之一，香气宜人，能醒脾开胃。枕于头下，芳香不断挥发出来，通过呼吸道进入人体，就可起到防暑生凉、提神醒脑的作用。

午睡要睡好

养生学家认为，人白天的睡眠节律往往被繁忙的工作和紧张的情绪所掩盖，或被酒茶之类具有神经兴奋作用的饮料所消除。所以，有些人白天不显困乏感。然而，一旦此类外界刺激减少，人体白天的睡眠节律就会显露出来，一到时间便会有困乏感，到了中午很自然地想睡觉。不少女性朋友，尤其是从事脑力劳动的女性朋友都体会到，午睡后工作效率会大大提高。国外有资料表明，在一些有午睡习惯的国家和地区，其冠心病的发病率要比无午睡习惯的国家低得多。这与午睡能使心血管系统舒缓，并使人体紧张度降低有关。所以，午睡是在白天给长时间忙碌的机体充电，对工作和健康都极为有益。

不过，有些女性朋友习惯（或迫于条件所限）在午饭后趴在桌子上午休，殊不知这样不但休息不好，而且还有碍于身体健康。这是因为，当人们睡眠时，心脏收缩力减弱、心跳减慢、血压下降，导致流经脑部的血液相对减少。若趴在桌子上午休，由于体位的关系会使脑部血液进一步减少，有时在醒来时会感到头晕、头痛、耳鸣、视物模糊和面色苍白。这种症状需要一定时间才能逐渐恢复，特别是中午饱食之后，此症状尤为显著。

另外，趴在桌子上午睡，上半身的重量压在胸部，会导致呼吸不顺畅，增加心肺的工作量。手臂垫衬在头面部下，会造成手臂和头面部血管受压，时间一久手臂就会麻木，对面部的压迫还会影响美容。身体的肌肉不能得到很好的放松，不利于消除疲劳。因此，午睡时应当平卧休息，条件不允许时也要采取仰躺在椅子里的姿势休息，而不应趴着午睡。

重视性生活质量

要实现受孕，夫妻之间性生活的质量是非常重要的。研究表明，女性在达到性高潮时，阴道的分泌物增多，分泌物中的营养物质如氨基酸和糖增加，使阴道中精子的运动能力增强。同时，阴道充血，阴道口变紧，阴道深部皱褶伸展变宽，便于储存精液。平时坚硬闭锁的子宫颈口也松弛张开，宫颈口黏液栓变得稀薄，使精子容易进入，而性快感与性高潮又促进子宫收缩及输卵管蠕动，有助于精子上行。数千万个精子经过激烈竞争，强壮而优秀的精子与卵子结合，从而孕育出高素质的后代。所以，恩爱夫妻生下来的孩子健康、漂亮、聪明的说法是相当合道理的。

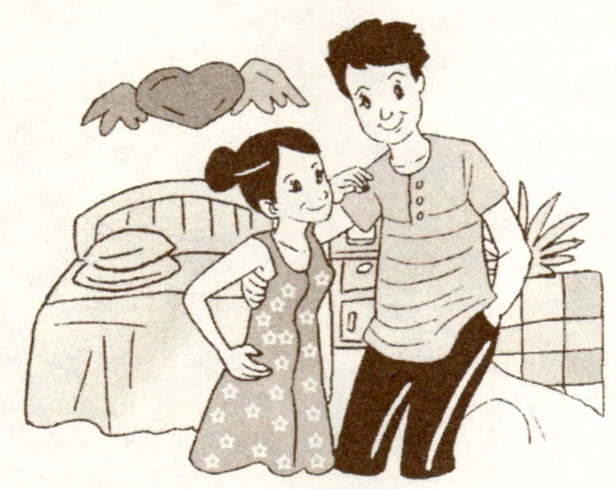

以受孕为目的的性生活特别需要性高潮，可以借助微弱的粉红色灯光，把恩爱的神情、温柔的触摸、亲昵的拥抱、甜蜜的接吻等在直视下传给对方，使爱之情感得到升华。

生育行为与性爱的五个元素密不可分。学会巧妙运用性高潮、性交姿势、性交频率、性交时机、性欲高低等五个元素，不仅可以避孕，还有助于孕育优质宝宝。

国外学者发现，性反应越好的女性在性生活后，子宫颈里的精子数目越多，怀孕概率也就越大。对于生育能力正常的夫妇来说，没有性高潮并不代表不能怀孕。和男性以射精为高潮标志相比，女性绝大多数难以在每次性生活中达到性高潮。有不少妇女在结婚较长一段时间后，或是生过小孩后，才逐渐出现性高潮感觉。

性高潮的重大意义更体现在优生上，女性在性高潮时孕育的孩子更聪明。美国性科学家通过试验得出结论：孩子的智商与母亲受孕时有无高潮有关。

其次就是掌握好性交的频率与时机。一般认为新婚时期每周 3 ~ 5 次是比较合适的，青壮年一般每周 2 ~ 3 次，40 岁以上的人每周 1 ~ 2 次左右均应视为正常。在安排怀孕期间，还要观察排卵的具体时间，在大致的排卵期进行性交，以提高受孕率。

另外，专家还告诉大家，性欲的顺畅高低与否，甚至关系到优生的成败，受孕必须以情欲高涨为前提。如果女子进入性兴奋，却因其他因素干扰了情欲，或女方情欲旺盛，而男子却无法“进入状态”，或者只是为了“造人”而性交，以致精神紧张等，这些都会影响优生。

做好特殊清洁

除了常规的洗漱卫生，女性的生理特点决定了女性还需要对身体做特别的护理，这不仅是女性健康的一个保证，也是关系夫妻、家庭是否更美满和谐的重要一环。养成日常卫生护理的好习惯，做到规律、持久，才能保证女性最基本的健康与美丽。

（1）外阴清洗

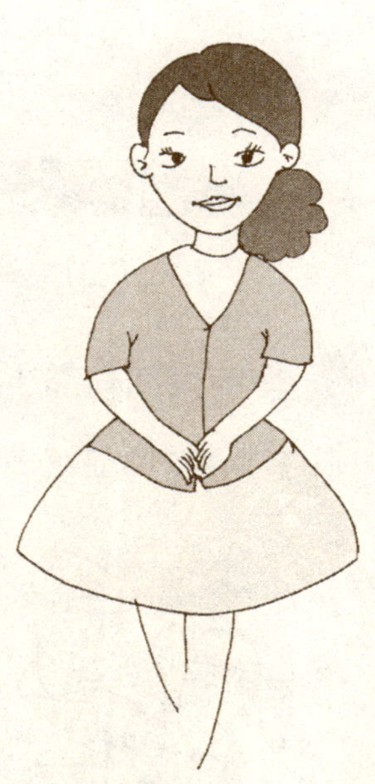

女性阴道本身就有自净功能，每天用洗液清洗反而会破坏阴道的酸碱环境，造成感染。所以专家建议，正常情况下，女性应尽量只用清水冲洗外阴，但要避免清水灌入阴道内；用专用洗液清洗时，最好用淋浴方式，如果没有条件，可用盆洗，但必须专盆专用。如有炎症应在医生指导下使用特定的洗液。

在清洗外阴前，一定要洗干净手，用手轻柔地清洗外阴，不要用湿布擦洗。此外清洗外阴时的顺序应该从前向后清洗外阴，再洗大、小阴唇，最后洗肛门周围及肛门。这样可以防止肛门口的细菌污染阴道及尿道口。

清洗完外阴后再排尿，可以使细菌被尿液冲出体外。

（2）正确使用卫生巾

首先，卫生巾最好即买即用。如果卫生巾贮藏过久或受潮，即使是不拆封也很容易导致霉菌滋生。所以切记，卫生巾不能放在厕所。

其次，卫生巾一定要勤快地更换，一般2～3小时换一次，夏季则不应超过2小时。因为经血中有丰富的营养物质，易成为细菌大肆滋生的“培养基”。

然后，用前要洗手。如果不洗手而直接将卫生巾拆封、打开、抚平、粘贴，会把大量的病菌带到卫生巾上，容易造成细菌感染。

还有，慎用药物或含香味卫生巾，过敏体质的女性尤其要慎重使用。

最后，平时不宜用护垫。正常女性阴道内有多种微生物，如果经常使用护垫，由于护垫一侧是一层塑料膜，密不透气，有些“条件致病菌”就在潮湿温暖的环境中大量滋生，导致外阴炎或阴道炎。所以最好还是平时穿纯棉内裤，每天更换清洗，不要图省事而每天使用护垫。

第二节　孕前运动助你好孕

孕前运动有益于受孕

越来越多的证据表明，夫妻双方在计划怀孕前的一段时间内，若能进行适宜、有规律的体育锻炼，不仅可以促进女性体内激素的合理调配，确保受孕时女性体内激素的平衡与受精卵的顺利着床，降低怀孕早期流产率，而且可以促进胎儿的发育和出生后宝宝身体的灵活程度，更可以减轻孕妇分娩时的难度和痛苦。运动还可消耗体内多余的脂肪，减少孕期并发症。只有健康的身体才可以承受怀孕的负担和保证胎儿的健康发育。

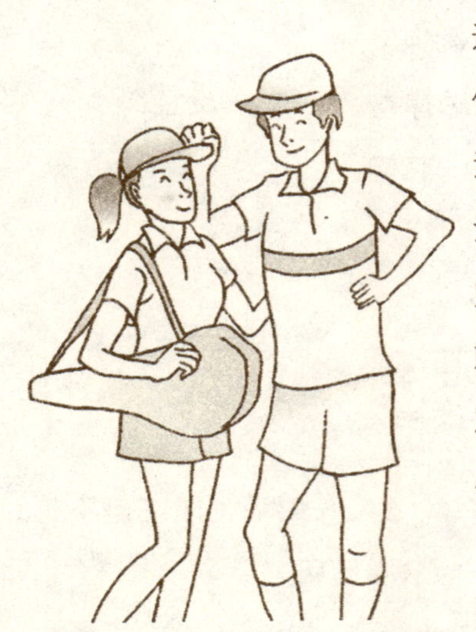

同时，男方进行适当的体育锻炼也可以提高身体素质，确保精子的质量。因此，对于任何一对计划怀孕的夫妻而言，应该进行一段时间的有规律的运动再怀孕。

进行运动一定要循序渐进，坚持不懈，因为机体的变化是缓慢的，只有不断地坚持锻炼，才能使身体的素质得到提高，达到怀孕对身体的要求。

多散步好处多

散步是健身最好的方式之一，是有氧运动。

散步时四肢自然而协调的动作，可使全身关节筋骨得到适度活动，加之轻松自如的情绪，可以使人气血流通，经络畅达，利关节而养筋骨，畅神志而益五脏。散步，不但可以健身，而且能够防治疾病，是一种简单易行、行之有效的运动养生方法。特别是不受年龄、性别、体质及场地的条件限制，随时随地皆可行之，所以历来为人们所喜爱。

散步时宜从容和缓，不宜匆忙，更不宜使琐事充满头脑，以达到解除大脑疲劳、益智养神的目的。悠闲的情绪，愉快的心情，不仅可以提高散步的兴致，也是散步养生的一个重要条件。

早晨、饭后、睡前均宜散步。早晨太阳升起后是散步的好时间，在庭院之中，或是在林荫道上均可。不要在车辆、行人拥挤的交通要道上散步，也不要在充满杂乱的噪声及机动车排放尾气的马路旁散步，这对心情和呼吸道都不利。最好是在林木较多的地方，空气清新，可调气而爽神。散步时要根据天气变化适当增减衣服。

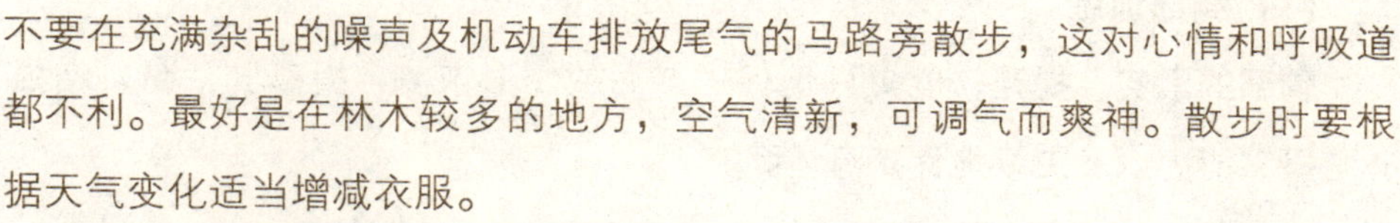

如果怀孕前夫妻双方坚持散步，以悠闲的情绪愉快地健身，就能为健康受孕提供良好的条件。

多做跳绳运动

跳绳是一种非常有弹性的运动方式，它适合于任何人、任何季节、任何地点，是受大家喜欢的运动。准备生育的夫妻参加跳绳锻炼，对提高身体素质、强健身体有益。

跳绳对生育没有直接影响，但是它可以帮助增强体质，练就健康的体态。跳绳跟任何运动一样，要循序渐进。开始时，1 分钟在原地跳，跳完 1 分钟，可以去做些放松运动，休息 1 分钟，再跳 2 分钟。3 天后即可跳 5 分钟（先跳 2 分钟，做些放松运动，休息 1 分钟，再跳 3 分钟），1 个月后可持续跳上 10 分钟。跳绳要注意速度，开始时速度可稍慢，每分钟 100 次左右，如果还需要减肥，则速度可稍快，每分钟达 120 次左右。

跳绳时应穿质地软、重量轻的高帮鞋，选择软硬适中的场地，切莫在硬水泥地上跳绳，落地时避免脚跟着地，防止脚踝、膝关节受伤。

如果孕前夫妻二人同时参加跳绳，并变换不同的跳绳方法，会使心情更加愉快，锻炼更有趣味，有利于感情的和谐。

孕前体操训练

孕前女性可以针对怀孕后及产后可能出现的一些身体问题，有针对性地加强胸、腹、背、腿等身体部位的锻炼，为轻松地度过孕期，顺利分娩做好准备。

（1）胸部训练

胸部的紧实、提升，能更好地促进产后的体形恢复，提高肺活量，增强心脏摄氧能力以及更好地保持身体姿态。

方法：胸部伸展、俯卧撑。

（2）腹部训练

腹部肌肉能保护腰椎。加强其弹性，以备应对怀孕后日渐加重的腹部。腹肌锻炼能使骨盆保持在正确的位置，确保胎儿的安全。盆腔内小肌肉力量及控制能力的提高，有助于顺利生产，以及生产后的性能力恢复。

方法：提肛训练、静立蹲、上固定式卷腹、下固定式卷腹、侧卷腹。

（3）背部训练

孕期女性腰部需要承受的力量不断加大，都会感到不同程度的不适。坚强的背部肌肉，能更好地保护躯干，保持脊柱的中立状态，使内脏不受压迫，保证其功能的正常运转，使循环系统的工作能力发挥到最大限度，提升整体状态。

方法：划船、坐姿肩胛后收、肩胛内旋外旋。

（4）腿部训练

保持和加强腿部肌肉力量及弹性，能更好地支撑身体，保证孕期体重增加后的正常生活。腿部训练能提高肌肉柔韧性，提升血液回流能力，减轻下肢水肿症状，从而提高身体整体状态。大腿后侧肌肉弹性差，韧带过于紧张会使臀部下垂。

方法：宽距分腿下蹲、健身球下蹲、箭步蹲。

多按摩腹股沟

生育一个健康的宝宝，优秀的精子是一个很重要的前提。适当按摩一下腹股沟区，对于提高精子的活力有不错的效果。

腹股沟区是一个比较薄弱的部位，是指下腹部两侧的三角区域。这个区域有腹壁形成的一个“裂隙”，中间有腹股沟管穿过，男性的精索（对于女性来讲，是子宫圆韧带）就通过腹股沟管。精索中有运输精子的管道——输精管、供应营养的血管、支配行动的神经。所以说，腹股沟区是向精囊输送精子的“交通要道”。因此，正确地按摩这个部位，能有效地促进血液循环，改善局部的血供，进一步完善神经调控，促进精子的蠕动等，对提高精子的活力及质量有一定的好处。

具体的按摩手法是：平卧后，顺着腹股沟的方向，自下而上按摩30～50次，力度中等，以感觉腹股沟区稍稍发热为止，每周坚持3～5次比较适宜。

为何要用力中等呢？因为腹股沟这个部位是一个“裂隙”，所以才能让精索通过，这个部位很薄弱，是腹股沟疝的好发部位。所以，对这个部位的按摩切忌过度用力。

精子生成是一个系统工程，腹股沟按摩对提高精子活力有帮助，而对精子生成的源头把关则更为重要。

将体重调整到最佳状态

计划怀孕的妇女过胖或过瘦，内分泌功能都会受到影响，不仅不利于怀孕，还会增加孩子出生后第 1 年患呼吸道疾病或腹泻的概率。

妇女过胖即体重高于平均标准 20%，皮下脂肪中能转变为雌激素的物质增多，因而雌激素水平增高，使雌激素的低潮消失，出现雌激素高潮低潮变化的紊乱。因此，月经变为无规律，甚至闭经，因此，过胖会使受孕的概率大大降低。

肥胖女子不易受孕，且怀孕后的产科合并症也较多，过度肥胖女性妊娠高血压综合征、巨大胎儿、胎盘早剥、难产及胎死宫内的发病率都远远高于正常体重的女子。

肥胖还会导致阴部多汗、外阴炎、湿疹及大腿根部摩擦性皮炎，因上述疾病有瘙痒等症状，不仅给患者带来许多难言之苦，而且还会引起性欲减退、性淡漠等，以致影响性生活，减少受孕机会。

妇女太瘦，即体重比标准体重低 10% 以上，或者在短期内体重急剧下降时，体内激素调节紊乱，也同样会使月经规律失常，出现月经变稀、血量减少，其实这是一种营养缺乏或失调的表现，也不利于怀孕。

有的育龄妇女，为追求苗条的身材而盲目限制饮食，这不但会使身体过瘦，而且会导致月经失调，影响身体健康和怀孕。

体重超重的妇女，需要在怀孕之前 3 个月开始有计划地合理饮食，注意控制热量的摄入，少进食油腻及甜味食品等，进行适量的体育锻炼，以达到或接近标准体重。

体重低于标准体重的妇女在怀孕之前 3 个月要注意营养补充，多摄取优质蛋白质和富含脂肪的食物，如瘦肉、蛋类、鱼类及大豆制品，不要节食，应增加食量以达到孕育的标准体重。

总之，无论过瘦或过胖，在准备怀孕前，妇女都应积极进行体重调整，争取让体重处于正常水平。

准备生育的男性体重要正常

备孕女性体重要合格，男方的体重也要正常。

肥胖和营养不良的备育男性都是不合格的。肥胖影响男性生育力。美国研究提示，肥胖会使男性的激素水平发生变化，导致生育能力下降。与较瘦的男性相比，肥胖男性血液中的睾丸激素水平较低，促黄体激素和促卵泡激素也比较低，后两种激素对于生育能力非常重要。研究解释说，过度肥胖也许会促使睾丸激素转化成雌激素，激素的这种变化又会向大脑发出信号，抑制促黄体激素和促卵泡激素的生成。有研究表明，肥胖会导致性欲减退并增加发生勃起功能障碍的可能性。后来发现的激素变化共同证明，肥胖削弱男性的生育能力。营养不良则会直接影响男性的生殖功能和生育能力。想要孩子的男性如体重低于标准体重，应增加进食量，多摄取优质蛋白质和富含脂肪的食物，如瘦肉、蛋类、鱼类及大豆制品等；如果体重超重，应制订一个科学合理的食谱，并加强体育锻炼。

第三节　孕前的工作调整与注意事项

孕前的工作岗位调整

随着社会的不断发展，越来越多的女性成为职业女性。有的女性工作环境中含有较高浓度的化学物质，影响生殖功能，进而影响胎儿的健康发育，因此为提高人口素质，实现优生优育，有些职业岗位的女性应考虑先调换工作岗位再准备怀孕。有些有毒物质在体内的残留期可长达一年以上，即使离开此类岗位，也不宜马上受孕，否则易致胎儿畸形，所以要采取适当的保护措施。如果在发现怀孕后再采取保护措施，此时受精卵、着床胚泡及早期胚胎可能已遭受侵袭，就为时已晚了。以下职业岗位的妇女准备怀孕时应调离工作岗位：

（1）某些特殊工种

经常接触铅、镉、汞等金属，会增加妊娠妇女流产和死胎的可能性，其中甲基汞可致胎儿畸形，铅可引起婴儿智力低下；二硫化碳、二甲苯、苯、汽油等物质，可使流产率增高；氯乙烯可使妇女所生的婴儿先天痴呆率增高。因此这些岗位的职业女工，应在孕前调换工种。

（2）高温作业、振动作业和工作环境噪声过大的工种

研究表明，工作环境温度过高，或振动甚剧，或噪声过大，均可对胎儿的生长发育造成不良影响，因此这些岗位的职业妇女应暂时调离岗位，以保障母婴健康。

（3）接触电离辐射的工种

研究结果表明，电离辐射对胎儿来说是看不见的凶手，可严重伤害胎儿，甚至会造成畸胎、唐氏儿和死胎。所以，工业生产接触放射性物质，从事电离辐射研究、电视机生产以及医疗部门的放射线工作的人员，均应暂时调离工作岗位。

（4）医务工作者，尤其是某些科室的临床医生、护士

这类人员在传染病流行期间，经常与被各种病毒感染的患者密切接触，而这些病毒（特别是风疹病毒、流感病毒、巨细胞病毒等）会对胎儿造成严重危害。因此，临床医务人员在计划受孕或早孕阶段若正值病毒性传染病流行期间，最好加强自我保健，严防病毒危害。

（5）密切接触化学农药的工种

农业生产离不开农药，而许多农药已被证实可危害妇女及胎儿健康，引起流产、早产、胎儿畸形、弱智。因此，农村妇女应从准备受孕起就远离农药。尤其应加强乡镇企业劳动妇女的防护。

孕前使用电脑的注意事项

当今社会的各种工作都离不开电脑，很多社会场所也避免不了接触电脑，对准备生育的夫妇也是一样，工作、生活都离不了它，但也不能轻视它对人体的伤害。

长期使用电脑会使人视力下降；长时间保持固定姿势能引发人的颈椎、背部、肩部、腕部、手部肌肉僵硬、酸痛。

电脑对人体最大的伤害是电脑工作时所产生的电磁辐射对人体细胞分裂有破坏作用，能够降低生殖能力，在怀孕早期会损伤胚胎的微细结构，从而导致胚胎异常。建议孕初期 3 个月尽量少接触电脑，或采取一些自我保护措施。

(1) 在电脑旁放上几盆仙人掌、绿色植物，它们可以有效地吸收辐射。

(2) 对于生活紧张而忙碌的现代人，抵御电脑辐射最简单的办法就是多吃胡萝卜、豆芽、番茄、瘦肉、动物肝等富含维生素 A、维生素 C 和蛋白质的食物。其中维生素 A 不但能合成视紫红质，还能使眼睛在暗光下看东西更清楚，因此维生素 A 不但能消除电脑辐射的危害，还能保护和提高视力。

(3) 使用电脑后，脸上会吸附不少电磁辐射的颗粒，要及时用清水洗脸，这样将使所受辐射减轻 70% 以上。

(4) 操作电脑时最好在显示屏上安一块电脑专用滤色板以减轻辐射的危害，室内不要放置闲杂金属物品，以免形成电磁波的再次发射。使用电脑时，要调整好屏幕的亮度，一般来说，屏幕亮度越大，电磁辐射越强，反之越小。不过，也不能调得太暗，以免因亮度太小而影响效果，且易造成眼睛疲劳。

(5) 应尽可能购买新款的电脑，尽量不要使用旧电脑，旧电脑的辐射一般较厉害，在同距离、同类机型的条件下，一般是新电脑的 1 ~ 2 倍。

孕前可将电脑显示屏换为液晶屏幕，或改为使用笔记本式电脑，减少辐射。

（6）电脑摆放位置很重要。尽量别让屏幕的背面朝着有人的地方，因为电脑辐射最强的是背面，其次为左右两侧，屏幕的正面反而辐射最弱。距离屏幕以能看清楚字为宜，至少也要50～75厘米的距离，这样可以减少电磁辐射的伤害。

（7）注意室内通风。科学研究证实，电脑的屏幕能产生一种叫“溴化二苯并呋喃”的致癌物质。所以，放置电脑的房间最好能安装换气扇，倘若没有，使用时尤其要注意通风。

（8）经常在电脑前工作的人常会觉得眼睛干涩疼痛，所以平时可多吃香蕉，香蕉中的钾可帮助人体排出多余的盐分，让身体达到钾钠平衡，缓解眼睛的不适症状。此外，香蕉中含有大量的β－胡萝卜素，当人体缺乏这种物质时，眼睛就会变得疼痛、干涩、眼珠无光、失水少神，多吃香蕉不仅可减轻这些症状，还可在一定程度上缓解眼睛疲劳，避免眼睛过早衰老。

宜穿防辐射服

既然准备怀孕的女性避免不了手机、电脑、各种家用电器的使用，最好的保护方法就是先准备好一件质量好的防辐射服。

从电磁辐射防护的角度来看，防护面料的防护性能指标一般是在20～40分贝左右，个别做得比较好的可以达到50分贝，服装面料对电磁辐射防护起着关键的作用，目前市场上防辐射服的面料通常有两种，一种是不锈钢纤维，一种是碳素纤维，一般来说，不锈钢纤维材料的更好。

（1）鉴别防辐射服

首先看防辐射服的防伪标签。通过防伪标签，可以打电话到生产厂家，来确定供货商，这个方法只能初步判定正品。再看吊牌和鉴定书是否都完整无损。

再就是看衣服防护效果。可以采用实验的方法进行鉴定。用手机拨通别人的电话，一定要在通话中，这时手机才是一个强辐射源；然后打开收音机或者把免提电话打开，用手机靠近它们，可以听到明显的啸叫声，如果听不到，可以换一个免提电话或者找一个音箱也可以，总之一定要听到啸叫声才可以进行下一步；最后用衣服包住手机，这时啸叫声就消失了。第二种方法：取一小块随防辐射产品配送的布料，用火点燃后，检查未烧化的部分，可看见成网状的防辐射金属丝纤维。通过以上鉴定，基本可以判定买到的东西是正品。

（2）防辐射服的选购

根据自己的工作环境，选择是否需要超强防护。一般超强防护服是在办公室有多台电脑、复印机、打印机的环境中或者在机房工作时穿。

在样式上可以先穿肚兜或吊带式，但是一旦怀孕，就必须穿前后防护的马夹，可以保护脊椎神经系统。

在颜色上，一般防辐射最多的颜色是藏青色，由于耐脏，所以藏青色是选择最多的颜色。粉红色可以增添孕妇的时尚，紫红和麻灰色则是兼具耐脏和漂亮的颜色。其他还有诸如天蓝色、军绿色等。

在尺寸上，对于孕期的防辐射服，建议宁大勿小，这样对自己和宝宝都好。

（3）防辐射服的清洗

根椐防辐射服的面料不同，它们有不同的清洗方式。

涂层防辐射服采用镀膜工艺，使金属颗粒附着在纺织原料的经纬交叉点之间，其金属颗粒易剥落，因此不能清洗。还有一种双层可拆卸式，表面一层可以折下来清洗，里层防辐射层不能清洗。

采用金属混纺工艺的防辐射服，是可以清洗的，但不宜机洗，不可甩干或拧干，只可中温熨烫或吊挂晾干。不可用力搓洗，不可漂白，以免破坏金属织物结构。正确地清洗，有助于延长产品使用效能和寿命。

如果经常近距离地在电脑、复印机前工作，穿着防辐射服也无法达到100%的防辐射效果，除非裹得严严实实密不透风，因此要想减低辐射对人体的伤害，最简单的方法还是尽量拉大与辐射源的距离。

不要超负荷工作

随着经济的发展，竞争愈来愈激烈，现代职业女性的工作节奏日趋紧张，精神上容易产生巨大压力，精神上和身体上的超负荷状态对健康是非常不利的。如果不注意休息和调节，中枢神经系统持续处于紧张状态会引起心理应激反应，久而久之可导致交感神经兴奋增强，内分泌功能紊乱，产生各种身心疾病。

因此，职业女性要注意缓解心理上的紧张状态，做到劳逸结合，张弛有度，合理安排工作、学习和生活，坚持体育锻炼。

警惕办公室杀手

现在有许多女性在写字楼中工作，不仅工作环境幽雅、舒适，而且远离风吹日晒，但需提醒的是，设备先进的现代化写字楼往往存在着各种污染源，这些污染源是准妈妈和计划怀孕的女性们必须警惕的办公室杀手。

（1）电脑

电脑开启时，显示器散发出的电磁辐射，对细胞分裂有破坏作用，在怀孕早期会损伤胚胎的微细结构。根据最新的研究报告，怀孕早期的女性，每周上机20小时以上，流产率增加80%，生出畸形胎儿的概率也大大增加。因此，在怀孕3个月以前，最好冷落电脑，即使是别人操作的电脑，也要与它保持距离。虽然这很难做到，不过尽量少接触电脑还是可以的，如果必须上机的话，与屏幕应保持一臂的距离。

（2）电话

电话是一项最容易在写字楼里传播疾病的办公用品。电话听筒上2/3的细菌可以传给下一个拿电话的人，是办公室里传播感冒和腹泻的主要途径。如果办公室里有人患感冒，或是入厕后未把手洗干净，疾病则会在办公室里蔓延开来。所以最好拥有一部独立的电话机。如果不得不和其他同事共同使用，至少应该减少打电话的次数，或者干脆勤快一点，经常用酒精擦拭电话的听筒和键盘。

（3）空调

写字楼里的中央空调制造了一种凉爽宜人的环境。刚从户外步入写字楼，也许会感觉很舒适，但在里面待久了，可能会像许多人一样出现头昏、疲倦、心情烦躁的感觉。温度的突然变化会导致很多人生病。国外一项研究显示，长期在空调环境里工作的人，50%以上有头痛和血液循环方面的问题，而且特别容易感冒。为保证室内空气新鲜，要经常开窗透气，尤其当冬季有暖气时，室内空气更要经常更新，以减少室内一氧化碳的含量。另外，房间内的温度也要不时地调节，应该经常保持在正常的范围之内，既不要太热，也不能感觉太冷。

（4）复印机

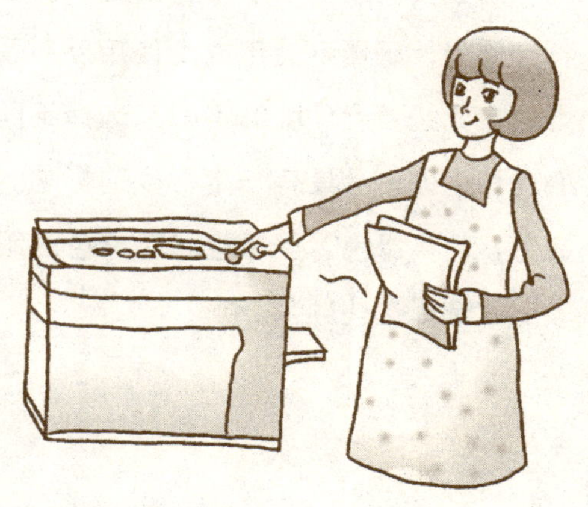

由于复印机的静电作用，空气中会产生臭氧，会使人头痛和晕眩。复印机启动时，还会释放一些有毒的气体，有些过敏体质的人会因此发生咳嗽、哮喘。如果办公室里有一台复印机的话，可以跟同事商量，把它放在一个空气流通比较好的地方，并要避免日光直接照射。还要尽量少与复印机打交道，平时还应适当食用含维生素E的食品。

学会避免光污染

光污染是现代都市的一种新型污染，它会干扰人们正常的工作、生活和学习，对人的身心健康也会产生一定的影响与危害。办公环境中的光污染主要来自哪里呢?

（1）来自室外环境的光污染。当阳光强烈照射时，室外建筑物的玻璃幕墙、釉面砖墙、磨光大理石等进行反射，且这些装饰材料的反射系数很高，就像海面、冰川、雪地、沙漠的反光强度一样。专家研究发现，如果人长时间在这种办公环境中工作，视网膜和虹膜会受到不同程度的损伤，出现视力下降的情况。这种光污染还会使人出现食欲下降、情绪低落、乏力、头晕、心慌、失眠等症状，甚至导致神经衰弱。

（2）许多办公环境都采用镜面、瓷砖或白涂料等作为室内的装修材料，使人置身于强光弱色的人造视环境中。据测定，特别光滑的白粉墙和常用的洁白纸张的光反射系数高达90%，超出了人体所能承受的生理适应范围，会对眼睛造成不同程度的损伤。

那么我们应当采取哪些措施来尽量避免光污染呢？首先，在对办公室进行装修时，尽量不使用或少使用反射系数较大的装饰材料；其次，应根据各办公室光线强度环境的不同来选择不同的室内光强度。此外，颜色对于人的心理和生理也会具有一定程度的影响。对眼睛而言，蓝色和紫色最容易引起疲劳，而黄绿色、蓝绿色和淡青色对眼睛的影响最小，因此办公室的墙壁比较适宜选择这些颜色。

第四节　远离生活污染及危害

远离烟、酒、毒

（1）孕前忌吸烟

吸烟的危害越来越受到人们的重视。烟雾中含有一些致畸物质，如尼古丁、焦油、辐射物和多环烃类。尼古丁及其代谢产物，可以改变泌乳素和黄体酮的分泌，破坏受精卵的着床过程；尼古丁还能提高妊娠子宫的紧张度，增加子宫的收缩力，从而造成自发性流产的增多。据统计吸烟准妈妈的自发性流产率为41%，不吸烟准妈妈仅为28%。尼古丁对胎宝宝交感神经系统有毒害作用，可以引起胎宝宝心动过速、心动过缓或心律不齐，从而引起心脏先天性功能和形态的损伤。

吸烟准妈妈生下的新生儿容易由于呼吸困难和发育不正常而死亡。据统计，准妈妈每日吸烟20支以下，死产发生率为20%；每日吸烟20支以上，死产发生率为35%。在存活的新生儿中先天性心脏病（如动脉导管未闭和法洛四联症）的发病率，吸烟准妈妈所生的孩子是不吸烟准妈妈所生的孩子的2倍。吸烟准妈妈生下的新生儿体重可比正常情况降低90～350克，以致个子矮小、智力发育水平低。

父亲吸烟对优生影响也不可低估。吸烟会影响精子的发育，烟气中许多化学物质能诱发精子异常、精子数量减少、精子运动能力改变。日本一项研究指出：每日吸烟30支的男子，畸形精子可超过20%，父亲吸烟可导致新生儿畸形，吸烟愈多，其比例愈高。瑞士医学研究表明：烟草中的尼古丁可以使男性精子形成所需要的适宜内环境遭到破坏（主要为酸碱度不正常），使他的精子发育不良，结果会导致未来的婴儿出现形态和功能等方面的缺陷。

为了孕育健康的下一代，一定要孕前就忌烟。

（2）孕前忌饮酒

资料表明，经常酗酒的夫妇怀孕后的自然流产、早产、胎宝宝发育不良、死胎、死产的发生率较常人明显偏高，侥幸出生的孩子以后可能更不幸！因为32%的婴儿先天性智力低下。中国自古也有“酒后不入室”的说法。意思是说酒后不要同房。

据研究，男性酗酒其睾丸萎缩、不育和性欲降低、性功能障碍的占70%～80%。酒精中毒，使精子数量减少，活力降低，畸形精子、死精子的比例升高，从而影响受孕和胚胎发育。男性酗酒者还表现出高雌激素状态（如出现女性盾形的阴毛分布），还易并发维生素A和锌缺乏，生育力下降。

女性酗酒的危害就更大了，除了危害全身各器官以外，还可以有卵巢、子宫和输卵管萎缩、卵子发育障碍。女性一般每月每次仅排一个卵，所以就更麻烦了。即使卵子是正常的，但十月怀胎，胎宝宝从妈妈身上获取营养的同时也会喝下不少酒。

酒精引起的损害是难以治疗的，目前尚不能明确安全饮酒量是多少，每个人的具体情况又是千差万别。所以劝准备生育的夫妻不要铤而走险，还是远离酒精为好。

(3) 孕前忌药物和毒品

准备怀孕的妇女在怀孕前应尽量防止生病。如因生病而必须用药时，应在医生的指导下，选择对胎儿无影响或影响最小的药物，便可避免不良后果。另外，夫妻双方或一方接触毒品，均可影响精子、卵子和胚胎的发育，造成胎儿宫内发育障碍或死胎；孕妇吸毒，还会诱使胎儿在宫内染上毒瘾，出生后难以存活。因此，希望拥有健康宝宝的夫妻，无论在任何时候都必须远离毒品。

谨防身边的电磁污染

现代生活离不开各种各样的电器，它给我们带来了便利和快乐，但你是否想到，它也是一种污染源。

家用电器的污染主要有电离辐射和电磁辐射以及静电、噪声等。电离辐射主要指各种射线，它可引起基因突变和染色体畸变，对优生优育的危害较大，幸亏大多数家用电器的电离辐射量很小。电磁辐射又叫电磁波，其危害相对较小，但却无处不在，可以说，只要用到电，就有电磁辐射；另外，金属、半导体在高频电磁场内加热处理也会发出电磁波，无线电微波就是最常见的一些电磁辐射。静电本身没什么危害，但它会促使灰尘和一些有害物质吸附、聚集而有损健康。

(1) 手机

手机的危害性众说不一，但可以肯定，它就是一个无线电的发射、接收台，电磁辐射量很大。有些人为了减少它对大脑的辐射而使用耳机，这固然不错，但是把它挂在腹部、下身附近，从优生的角度而言危害更大。同样，家用的无绳电话也是如此，长话短说较保险，能少用一些就少用一些吧！

（2）微波炉、电磁炉

微波炉就是要靠微波来工作的，其微波量相当大。将微波照射在阴囊、睾丸上，可以使精子数目减少，精子活力降低，甚至还可以作为男性避孕的方法，因此，微波对生殖的危害就不言而喻了。幸亏微波炉外层有严格的保护设施，微波泄漏得不多。但为了安全起见，最好能减少使用微波炉，尽量不要靠近。“叮”的一声后不要急着打开炉门，最好等半分钟后再打开，同样，微波炉工作时千万不要强拉炉门，尽管此时微波炉会马上停止工作，但里面残留的电磁波还是会骚扰你一下。电磁炉、电火锅等加热电器的电磁辐射也很高，和微波炉不同的是，它们是开放工作的，更要注意安全。使用电磁炉时，要先关掉电源才能移开锅子，否则炉面空荡荡时，辐射更大。

（3）电热毯

可以说，电热毯与我们最亲近了，寒冷的冬天整个晚上差不多都在拥抱着我们，但它同时也在产生电磁污染，还是少交往为好！

（4）电脑

从辐射量的角度而言，电脑确实不高。麻烦的是，现代人太离不开电脑了，每天要近距离地接触它几个小时甚至十几个小时。据研究，电脑主机的背面是电磁辐射最强之处，在工作场所或家中放置电脑时，应注意避免正对它的后面，无法避免时，最好以屏蔽罩罩住电脑背后。据说，瑞典机场就用特制的屏蔽罩罩住与旅客接触的电脑背部，以保护站在电脑主机背后等待的旅客。还有，长时间使用电脑容易出现“颈肩综合征”，常常表现为指关节和腕、肩、颈、背部疼痛，还不利于全身的血液循环。另外，由于精神高度紧张还可出现神经衰弱。这些也会间接影响到生殖健康。

（5）电视

由于不少报刊刊登了“准妈妈看电视可危害胎宝宝”的文章，使得许多准妈妈看电视时提心吊胆，怕对腹中的胎宝宝不利，甚至还有一些准妈妈一次电视也不敢看。其实对于准备怀孕的女性来说，长时间看电视对身体也不好。

总而言之，只要能合理使用家电，它们对身体及生殖健康的影响还是很微小的。

排出体内废物

排出代谢废物的过程称为排泄。生物代谢产生的废物必须排出体外，否则将破坏内环境的稳定，导致中毒。因此，排泄这一生理过程是人体保持内部清洁、使生命充满生机活力的前提。医学研究也发现，很多女性保健需要的不是“补”，而是“通”，保证了“通”才能让身体达到更好的状态。

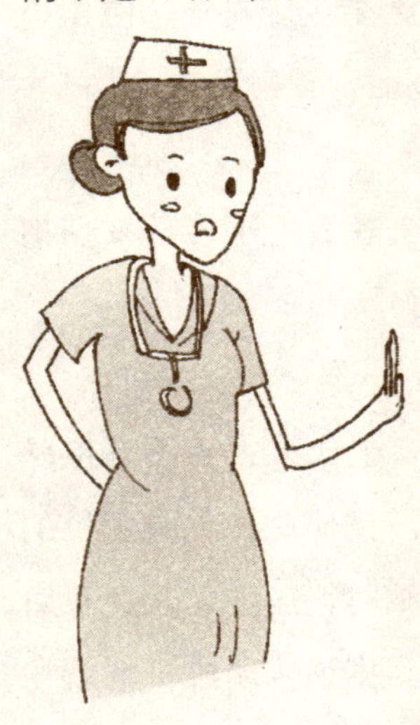

（1）通便

通便，也就是我们所说的“三通”之一。大便经常燥结难解，皮肤也易干燥、粗糙及早衰，所以要经常保持大便的通畅。多食蔬菜水果，养成定时排便的习惯。长期便秘则要及时找医生诊治。

（2）出汗

出汗是人体的一种保护性反应，是健康和生命存在的必要条件。人体有250万~500万个汗腺。汗液中99%为水，其余为氯化钠、尿素及代谢废物。现代社会，很多女性都是以坐姿度过一天中的很长一段时间，而且到处都有空调，所以几乎没有出汗的机会。殊不知，人体内的垃圾即代谢产物不光是要通过大小便排出，出汗也是一个很重要的途径。对于女性来说，出汗是一件大好事。

出汗不仅可以给人体降温，而且汗液排出许多代谢废物后所产生的弱酸性物质，还会保护皮肤，防止细菌入侵，人体内的许多垃圾（如乳酸、尿酸等）甚至毒素，还有许多脂肪等有机物质，是不能完全通过大小便排出体外的，必须通过汗液排出。出汗还是排出体内盐分的一个重要途径。常年不出汗的人，盐在体内蓄积，运动时脏器、血管就可能会受伤。所以爱吃咸食的人往往容易得心脑血管疾病。

（3）五谷之气

屁为“五谷杂粮之气”，正常人每天要放5～10次，约排出500毫升的“气”。屁的来源有三：一为吞下的空气；二为胃肠道内腐败食物产生的气体，包括肠道细菌利用未消化的食物残渣分解后产生的气体；三是由血液渗透而入的气体。屁的成分较为复杂，除氮气、氧气和二氧化碳外，还有甲烷、氨、硫化氢和吲哚等。后几种是形成难闻气味的原因，且对身体有害。常放屁的人，说明肠胃等消化器官功能正常，上下畅通。所以，放屁虽然说起来不雅，但这确实是人缺不了也离不开的。

不要使用化妆品

化妆品都含有化学成分，尤其是口红、眼影、腮红、指甲油、彩妆品及美白化妆品等，这些化学成分对孕育是不利的，备孕女性最好忌用。

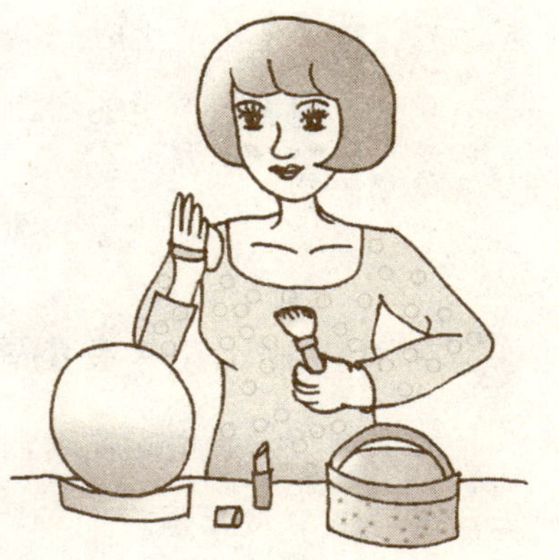

口红成分中通常含有羊毛脂，会吸附空气中的污染物和致病菌，并最终进入胎儿体内。

美白霜等美白化妆品中都含有铅，美白的效果越好，含铅量就越多，如果女性体内含铅量多，必然会导致未来的宝宝易患各种疾病，如多动症、智力低下、贫血等。

另外，有的化妆品除含铅外，还含有汞、砷等对人体有害的元素，其质量令人担忧，为了更好地孕育宝宝，备孕女性应谨慎使用化妆品。

保护皮肤可使用知名品牌的护肤品，只护肤不美容。

慎用洗涤剂

洗涤剂中含有低毒或微毒的有害化学物质，可通过皮肤到达输卵管。当孕妇体内此成分达到一定浓度时，可使刚刚受精的卵细胞变性，导致受精卵死亡。女方应在月经周期的后半期尽量少用或不用洗涤剂，以免卵细胞遭到破坏而引起不孕。

勿让桑拿浴成为优生的“拦路虎”

洗桑拿浴时，室内温度可达80℃左右。只要呆上5分钟，就会汗如雨下，然后到另一个房间，躺在床上，一切疼痛惆怅都将化为乌有。所以，桑拿浴对促进血液循环、细胞的新陈代谢以及对心血管疾病如早期高血压、动脉硬化或轻度冠心病等均有一定的疗效。

但是，桑拿浴并非人人都可以洗，孕前男性就应慎洗。男子的精子产生于睾丸，而睾丸对温度的要求又比较严格，必须在34～35℃的条件下才能正常地生长发育。如有隐睾的患者，只是因为异位的睾丸温度比正常人高2～3℃，精子便不能生成。

另外，对患有严重的器质性心脏病、出血性疾患以及传染病的人，应属禁洗桑拿浴者。

不要接触对精子有毒害作用的物质

平时要少接触电磁辐射，近年来发现，无线电波、微波、红外线、紫外线、超声波、激光等均能影响男性的生精功能，因为这些射线有致热效应。同时也要避免接触环境中的有害物质，已知的对精子有毒害作用的物质包括：

（1）某些化学制剂，如苯、甲苯、甲醛、油漆稀料、二硫化碳、一氧化碳、二溴氯丙烷、杀虫剂、除草剂等等。

（2）某些金属，如铅。

（3）某些麻醉药品、化疗药品。

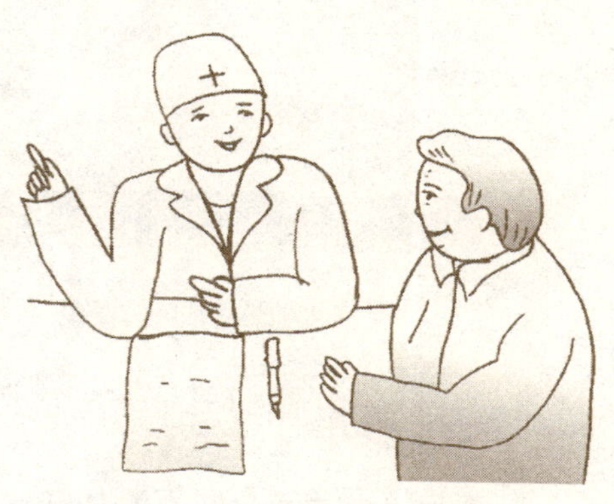

（4）放射性物质。

（5）成瘾性毒品，包括大麻、高浓度烟草、烈酒等等。

这些有毒物质可作用于雄性生殖系统，直接侵犯生殖细胞。它们或杀死尚未成熟的精子，或使得精子残缺不全，破坏其遗传基因。男人的生殖细胞从生精细胞到发育成熟为精子的各个阶段都极为脆弱。当受到损害的精子勉强同卵子结合之后，胎宝宝发育便会出现障碍，母亲流产和胎宝宝死亡便难以避免。即使精子受伤害程度较轻，婴儿尚能顺利存活，但孩子的健康问题多少会给父母带来不安和不快。在大量接触有毒物质的男人中，我们不难发现其子女容易发生神经系统畸形、先天性心脏病、消化系统畸形、白血病、脑瘤等疾病，其发病率明显高于普通人群。因此为了优生优育，丈夫尽量少接触这些物质。

忌逛大型商场

据卫生、环保部门对大型商场环境进行的监测显示，大型商场的空气不仅含菌量大，而且悬浮颗粒物浓度超过规定限度，多者超过10倍以上；二氧化碳浓度高于室外3倍。此外，人流带来的噪声大多也超过国家规定（不包括出售音响设备的柜台）的应控制在60分贝以下的要求，有的已达80分贝以上。

以上这些污染中的任何一项都对人体健康危害很大。含量过高的二氧化碳可使人血压升高，头昏脑涨；悬浮颗粒物则可引起呼吸道疾病，如鼻炎、口咽炎以及肺部疾病；噪声的刺激会使人心情烦躁、反应迟缓等。所以，准备生育的男女要尽量少逛大型商场。

第五节　好孕要有好心情

轻装上阵走好“孕”

随着现代生活节奏的不断加快，精神紧张、压力大、环境改变等心理因素带给人的影响越来越大，势必影响人本身的内分泌。对于女性来说，更有可能引起排卵异常，从而影响受孕的概率。

所以说准备怀孕的女性，要学会缓解心理压力，轻装上阵。感觉有压力是很正常的，尤其是在动荡时期。但分析一下引起压力的原因，采取可行措施，压力问题就能够得到解决。

要多听音乐。轻快、舒畅的音乐不仅能给人美的熏陶和享受，而且还能使人的精神得到有效放松。因此在应对压力时，不妨多听听音乐，让优美的乐曲来化解精神的疲惫。锻炼、沉思、按摩疗法、深呼吸锻炼，甚至看书等都可以让自己放松。

还有就是利用一些有益于身心健康的方法缓解压力，例如瑜伽和按摩。这些方法在短期能刺激身体的“放松反应”，包括降低血压、降低心率和呼吸率。如果能定期进行有益身心的活动，身体内还会释放出内啡呔和复合胺，提高身体应付压力的能力。

心理准备要全面

夫妻双方想拥有属于自己的宝宝是件温馨的事，可是从浪漫的二人世界，一下子变成幸福的三口之家，你是否能适应这突如其来的转变呢？因此夫妻双方必须从决定要孩子那一刻起就要以一种平和、自然的心境迎接怀孕和分娩的到来，以愉快、积极的态度对待孕期所发生的变化，坚信自己能够孕育

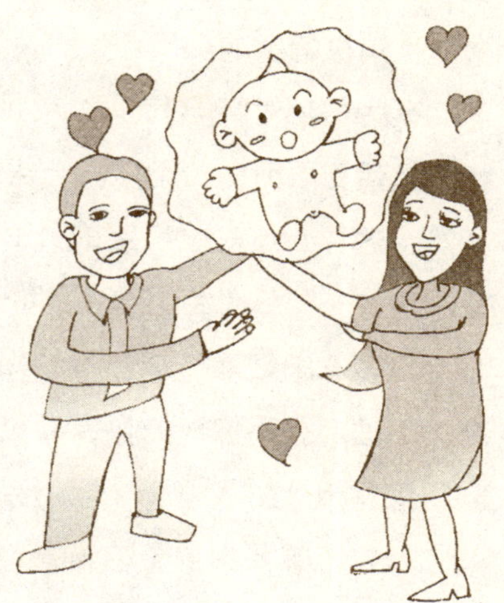

一个代表未来的小生命，完成将他平安带到这个世界上的使命，就是我们需要做的心理准备。这种心理准备具体包括：

（1）接受孕期的变化

妻子形体、饮食、情绪、生活习惯以及对丈夫的依赖性都会有所变化。

（2）接受家庭责任与应尽义务的增加

怀孕的妻子需要丈夫的理解与体贴，尤其是平时妻子可以做的体力劳动，在孕期大部分都会转移到丈夫身上。孩子出生后，夫妻双方对孩子的义务与对家庭的责任都在随着时间的推移而增加。

（3）接受未来生活空间的变化

小生命的诞生往往使夫妻双方感觉生活空间变小了。

（4）接受未来情感的变化

无论夫妻哪一方，在孩子出生后都会自觉或不自觉地将情感转移到孩子身上，从而使另一方感到情感的缺乏或不被重视。

保持积极的心态

绝大多数青年男女组成家庭后，都会越来越感到需要孕育一个孩子来寄托他们的希望。于是，在热切的期待中，等来了怀孕的消息，盼望中的宝宝终于来了，这是一种健全的受孕心理。持有这种心理的夫妇，当然对受孕有了积极的心理准备，成功地将情感与理智合二为一，选择最佳受孕时机，创造最好的孕育条件，施行最积极的胎教手段，为即将降临人间的孩子奠定良好的生理基础。

由于工作、学习、生活等诸多因素的影响，有些青年夫妇暂时没打算要孩子，但又是怀着侥幸心理，而未能有效地采取避孕措施，一旦怀孕，他们往往犹豫不决，难以取舍。这种矛盾的心理状态如不及时纠正，势必对胎宝宝产生消极的影响。

有些夫妻对怀孕持反对或排斥心理，甚至觉得怀孕改变了他们的生活，或因生活受限而痛苦不堪。一些妇女甚至得知怀孕后变得压抑，想去做流产。显然，这种心理对胎宝宝的身心健康是十分不利的。此外，还有一些夫妻盼子心切，一心只想生男孩，从心理上不能接受女孩；或者是婚姻生活不幸福，想生个孩子来维系日渐分裂的婚姻，弥补精神上的空虚等。诸如此类的种种受孕心理都是不健康的，当然也就不能对孩子在心理和生理上的健康成长起到积极作用。

所以，想要生孩子的夫妻，双方要有一致的积极态度，敢于担当起做父母的责任，以欢乐祥和的态度来孕育胎宝宝，并努力创造出温馨融和的家庭气氛，以利于胎宝宝的良好发育。

创造和谐的孕前心理环境

对于新婚夫妇来说，心理环境的内容十分丰富，包括夫妻彼此在气质上的互补和性格上的协调等等；心理环境的变化也常比较大，这大多与爱情的深化所导致的彼此了解的加深有关。因此，一般说来，这为创造和谐的孕前心理环境提供了有利条件。

和谐的孕前心理环境有这样几个鲜明的特征：

（1）夫妻善于主动调节相互之间的心理平衡，当一方由于气质上的或性格上的原因失去正常的心理状态时，另一方善于引导对方摆脱困境。

（2）善于安排适宜的生活节律，以消除某种容易肇事的心理失调。

（3）彼此都善于在特定情况下，加大自身在处理与对方关系时的“容忍度”，平素尚可能要进行适当争论的非原则性问题，这时可能先容忍下来，留待以后在适当的时机解决，也可借其他方法使之自然消化。

第五章

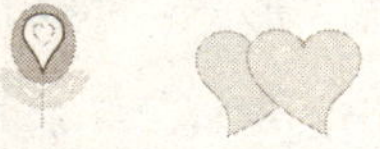

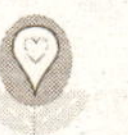

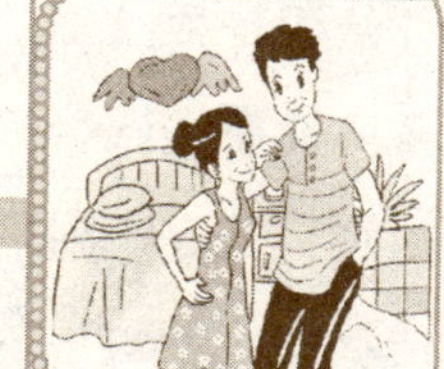

疾病预防，创造安全的孕育环境

第一节　孕前检查

孕前检查的重要性

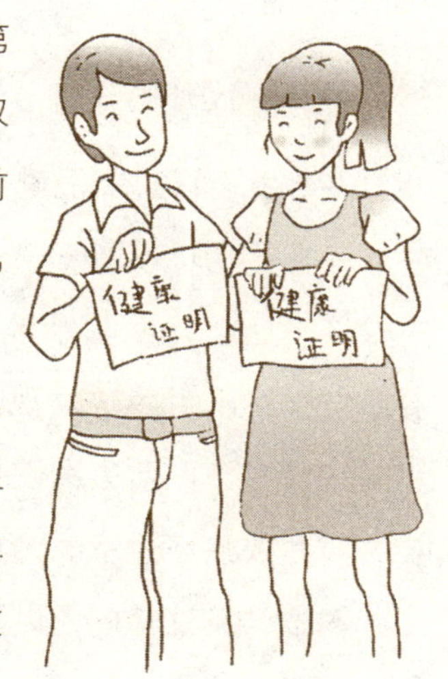

婚前检查是保障夫妻生活幸福、孩子健康的第一道关口，是幸福婚姻不应缺少的重要一环。在取消婚前检查的今天，许多人可能因此而忽视了婚前检查。如果由于种种原因，你们错过了婚前检查，那么请一定注意，不要再错过孕前检查了。

因为往往有许多疾病是自己不能认识和察觉的，必须通过孕前检查才能发现，因此，孕前检查就显得更为重要了。很多人都有这样的想法：自己在单位每年都进行体检，身体也很正常，还用得着再重复地做孕前检查吗？

专家认为，一般的体检并不能代替孕前检查。一般体检主要包括肝功能、肾功能、血常规、尿常规、心电图等，以最基本的身体检查为主，但孕前检查的主要检测对象是生殖器官以及与之相关的免疫系统、遗传病史等。特别是在取消婚检（不是必须检）的今天，孕前检查能帮助你孕育一个健康的宝宝。孕前检查对于每个备孕女性来说，都是不能少的。

还有人认为，孕前检查的目的，就是看看父母有没有疾病。其实，这种认识是很狭隘的。因为孕前检查，从表现形式上来看是检查父母双方的身体健康情况，来判断“可以要”或“不能要”。实际上，孕前检查更重要的意义是在于对年轻父母在孕育方面给予指导，让他们懂得如何调整到最佳状态，把最好的基因带给下一代，孕育出优秀的宝宝。现在的年轻夫妻很多没有进行婚前检查，孕前检查就显得尤为重要。在这个充满压力、充满竞争、自然环境污染越来越严重的社会，可以说，孕前检查是优生的基石。

为了能生一个健康聪明的宝宝，年轻的夫妻们在准备怀孕前，应进行全面的身体检查，这不仅是对自己负责，对家庭负责，对社会负责，也是对未来的宝宝负责。

孕前检查的项目

许多夫妻看起来很健康，但妻子怀孕后，却出现了各种各样的问题：有些妻子身体状况不能一下子适应这种变化，而不得不去终止妊娠；也有些妻子在怀孕后会莫名其妙地发生流产，甚至形成习惯性流产；更为严重的是，有些宝宝在出生后被发现有严重的遗传性疾病，造成夫妻终身遗憾。但如果夫妻双方在怀孕前去医院做一次比较正规、全面的检查，有些问题就可能避免，有些疾病经过及时治疗或预防照样可以生出健康的宝宝。

需要特别注意的是，去医院检查，并不仅仅是妻子一个人的事情，丈夫也要同时检查。因为丈夫的遗传基因和健康状况，对宝宝的影响也十分重要。那么孕前体检项目包括哪些呢？

针对普通人的常规孕前体检项目表

检查项目	检查内容	检查目的
血常规	白细胞、红细胞、血沉、血红蛋白、血小板	及时发现与营养、消耗、遗传以及贫血有关的疾病
尿常规	尿糖、红细胞、白细胞等	排除糖尿病、尿道炎、尿道感染、肾炎等疾病
肝功能	主要检测乙肝表面抗原，阴性属正常，如为阳性，则需进一步检测谷丙转氨酶等	排除患各型肝炎的可能性
身高、体重	测出具体数值	如果体重超标，最好先减肥再受孕
血压	正常数值： 高压：12～17千帕（90～130毫米汞柱） 低压：8～12千帕（60～90毫米汞柱）	以比预计是否能承受怀孕带来的高血压，因为怀孕易使高血压病患者血压更高，甚至威胁到母亲的生命
内科	心电图、胸透	确定内脏器官是否正常
口腔科	检查口腔内是否有龋齿、未发育完全的智齿及其他口腔疾病	预防怀孕期间原有的口腔隐患恶化，以免影响到腹中宝宝的健康
妇科	做盆腔和阴道检查	检测是否有生殖器发育畸形或妇科疾病，以免影响怀孕
体内矿物质	钙、锌、铁等	防止矿物质缺乏直接影响到胎宝宝的发育和健康
艾滋病	抽血测试	以防通过母体传染给胎宝宝

普通孕前体检项目对于处在特殊工作环境中的人群来说可能还不够，还需要增加一些特殊的体检项目。

特殊体检项目表

特殊人群	检查项目	具体内容	检查目的
家中有宠物或从事动物养殖、进行过器官移植、生食过鱼类或肉类	特殊病原体检测	弓形虫、风疹病毒、单纯疱疹病毒等	防止引起胎宝宝宫内感染
高温工作环境（针对父亲一方）	精液检测	精子数、精子活动量等	判断男性生精功能是否正常，因为高温作业很可能引起男性不育
有遗传病家族史的育龄夫妇	静脉抽血	染色体是否异常	检查遗传性疾病

TORCH 血清筛查

我们知道，当人体感染某种细菌、病毒时，身体的自我免疫系统会产生抵抗某种病毒的特异性的免疫球蛋白，就是我们常说的抗体，这是人体自身的抗病能力。抗体是用来杀灭病毒，保护机体不受伤害的。

免疫球蛋白的缩写是 Ig。人体中的免疫球蛋白有几种，有的负责抵抗病毒、细菌，有的负责抗过敏，有的是临时短期的抗体，有的是终生的抗体。

IgM 和 IgG 是一对相互配合抗病的抗体。在感染的初期很快产生的免疫球蛋白是 IgM，当检查发现有 IgM 抗体时，说明感染的时间不长，可能正在感染之中，病毒可能还在起着伤害作用。经过几周或几个月后产生的具有长期防御作用的免疫球蛋白是 IgG，有的 IgG 可以保护我们的一生。当检查发现有 IgG 抗体时，说明感染已经过去很久了，病毒的危害已经不存在了。临床上我们就是通过间接检查特异性的病毒抗体，来判定是否感染过病毒，身体是否已经具备了抵抗力。

风疹病毒、巨细胞病毒、单纯疱疹病毒、弓形虫及其他病毒，如果孕期感染这些病毒，引起胎儿畸形的风险会很大，故将这几种病毒的抗体集中检查，我们给它们起名为 TORCH。经过 TORCH 血清筛查，了解这几种微生物相应的抗体水平，判定孕前感染状况，指导夫妇选择正确时机生育。

另外，孕前可以检查到的微生物感染还有衣原体和支原体。这两种微生物会引起潜在的生殖道感染，或者让女性生殖道呈带菌状态，它们也是引起自然流产和胚胎畸形的元凶。

做好血铅含量检查

爱红是一个汽车售票员，28 岁了，想和爱人要个孩子。可听人说这样的职业属于容易铅中毒的职业，怀孕之前应该检查一下血铅含量。爱红因此感到有些紧张。

铅对人体的危害是不可估量的。不仅孕妇体内含铅会影响胎儿，父亲体内含铅也会影响胎儿。因为铅对精子和卵子有致畸作用。因此，特别建议年轻夫妇，在准备要孩子前，一定要到医院做血铅测定。特别是从事石油行业、冶金行业、蓄电池行业、装潢行业、美容美发行业的人员及汽车售票员等这些铅中毒的高危人群，更应该做一下血铅测定。

国内外大量研究表明，婴幼儿血铅水平与智商（IQ）明显相关。世界卫生组织报告，儿童血铅水平为 140 微克/升时，IQ 值降低 3 ~ 7 分，儿童血铅水平每增加 100 微克/升，IQ 值平均降低 1 ~ 3 分。

作为一种严重危害人类健康的重金属元素，铅可影响人体神经、造血、消化、泌尿、生殖和发育等各类器官，造成儿童贫血、缺钙、缺锌、免疫力低下、记忆力减退、注意力不集中、多动，急性铅中毒还可引起腹痛、手脚麻木、精神烦躁等。

孕妇和儿童最容易发生铅中毒。若摄取同样数量的铅，普通成年人对铅的吸收率一般为 10% ~ 15%，而孕妇和儿童对铅的吸收率则高达 50%。研究表明：孕妇只要体内含铅，就会影响胎儿。因为胎盘对血液中的铅毫无屏障作用，孕妇所吸收的铅有90%会通过胎盘传输给胎儿，从而导致胎儿的先天性铅中毒。胎儿先天性铅中毒会对其脑细胞、神经系统的发育产生极大的危害，特别是对新生儿听觉、视觉的功能损害更大。先天性铅中毒的胎儿在出生后其身高、体重、智能发育与正常儿童相比，都非常落后。

需要指出的是，我们生活中接触铅的机会很多，以下这些日常的生活细节一定要注意：

（1）爆米花是不少人特别喜欢吃的零食。可你也许不知道，爆米花机的铁罐内壁涂有一层铅锡合金，铁罐加热时，大量的铅即以铅蒸气的形式直接进入米花。

（2）作图绘画用的颜料，含铅量高达10%以上。画图时不慎接触后，常不易洗净，吃食时带入体内，会引起铅中毒。

（3）装饰居室已成为一种时尚，但装饰材料少不了涂料和油漆。这些东西含有大量的铅化合物，长期生活在这样的房间内，当然也会引起铅中毒。

（4）有些“釉上彩”的餐具，彩色颜料中含有大量的铅化合物。若用其盛放酸性食物，那么碱性的铅化合物便极易溶入其中。

（5）用煤制品为燃料的家庭要注意，生煤炉的时候，室内空气中铅平均含量比室外空气的铅含量也要高很多。

（6）使用含铅汽油的汽车排放出来的尾气含有大量铅，因此在车流密集的马路、街道上，空气中的铅含量往往偏高，一定要特别注意。

做好宫颈癌检查

专家提醒大家，女性在怀孕前一定要做好各种检查，尤其是做宫颈癌检查。否则，一旦被漏掉，将引起非常严重的后果。

怀孕之前如果患有宫颈癌，没有检查出来，那么随着怀孕，子宫的大量充血，母体输送的营养不仅养了宝宝，也会使癌变部位以极快的速度增长。再加上母亲身体因怀孕分泌的一些激素对癌症也有促进作用，怀孕时身体免疫力下降，以及宫颈癌的一些征兆，如出血等又会被认为是先兆流产的现象而被忽略，所以等到生完宝宝再发现时可能就晚了。

更有甚者，有的妈妈在分娩之后仍然没有检查出自己已经患宫颈癌，相反把出血当成了正常的产后出血，还给孩子喂奶，癌变可能更加难以抑制。

特殊项目的检查

除了常规的检查项目外，有时还要做一些特殊检查，弄清什么情况下需要做这些特殊项目的检查将有助于平安好“孕”。

（1）肝功能检查

检查内容：肝功能检查目前有大小功能两种，大肝功能除了乙肝全套外，还包括血糖、胆汁酸等项目，比较划算。

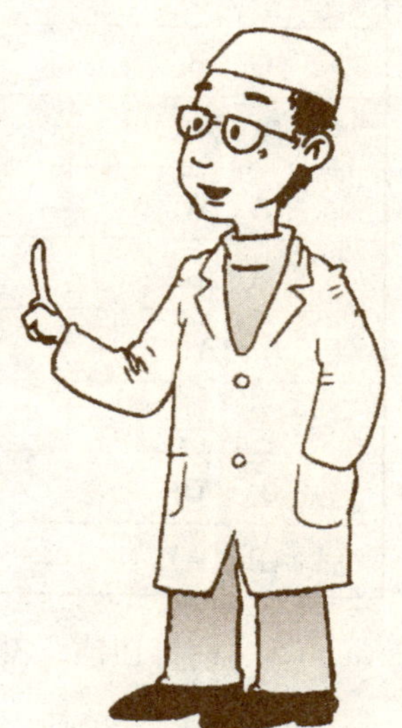

检查目的：如果母亲是肝炎患者，怀孕后会造成早产等后果，肝炎病毒还可直接传播给孩子。

如果既不是携带者也没有抗体，可以先接受乙型肝炎疫苗注射，预防胜于治疗。

（2）ABO 溶血检查

检查内容：包括血型和 ABO 溶血滴度。

检查目的：避免婴儿发生溶血症。

检查对象：女性血型为 0 型，丈夫为 A 型、B 型；或者有不明原因的流产史。应检测此项，以避免宝宝发生溶血症。

（3）麻疹抗体检查

检查内容：麻疹抗体。

检查目的：怀孕时得麻疹会造成胎儿异常，所以没有抗体的备孕女性，最好先去接受麻疹疫苗注射，但须注意的是疫苗接种后 3 个月内不能怀孕，因此要做好避孕措施。

(4) **脱畸检查**

检查内容：包括风疹、弓形虫、巨细胞病毒三项。

检查目的：60% ~70% 的女性都会感染上风疹病毒，一旦感染，特别是妊娠头3个月，会引起流产和胎儿畸形。

附：

父母血型与子女血型的遗传关系

父母的血型	子女可能有的血型	子女不可能有的血型
O、O	O	A、B、AB
O、A	O、A	B、AB
O、B	O、B	A、AB
O、AB	A、B	O、AB
A、A	O、A	B、AB
A、B	A、B、AB、O	–
A、AB	A、B、AB	O
B、B	O、B	A、AB
B、AB	A、B、AB	O
AB、AB	A、B、AB	O

(5) **梅毒血清、艾滋病病毒检查**

检查内容：抽血测试。

检查目的：这是两种性传染病的检查。梅毒会影响胎儿，但幸好梅毒可以治疗，只要完全治愈便可安心怀孕；艾滋病则麻烦了，但起码我们不要让这种成人的黑死病影响到下一代，不要让无辜的艾滋病宝宝来到这个世界。

(6) **糖尿病检测**

检查内容：包括空腹血糖检测及葡萄糖耐量实验。

检查目的：怀孕会加重胰岛的负担，常常使糖尿病症状更加明显，或发生妊娠期糖尿病，甚至出现严重的并发症。因此，原患有糖尿病的女性，必须先请医生检查评估后，再决定怀孕与否。如果医生确定可以怀孕的话，那么必须在医生指导下，严密地监测及治疗。

丈夫的检查项目有体格检查，血、尿、便常规及肝肾功能、性病检测。若接触放射线、化学物质、农药等，可能影响生殖细胞，所以还应该做精液检查。

第二节　孕前疫苗的注射

注射风疹疫苗

风疹病毒是一种通过鼻咽分泌物传播的病毒，如果备孕女性感染上风疹病毒，一旦怀孕，对胎儿的危害会很大，可导致流产、死胎或胎儿畸形。如果在妊娠初期感染上风疹病毒，医生会建议你做人工流产。

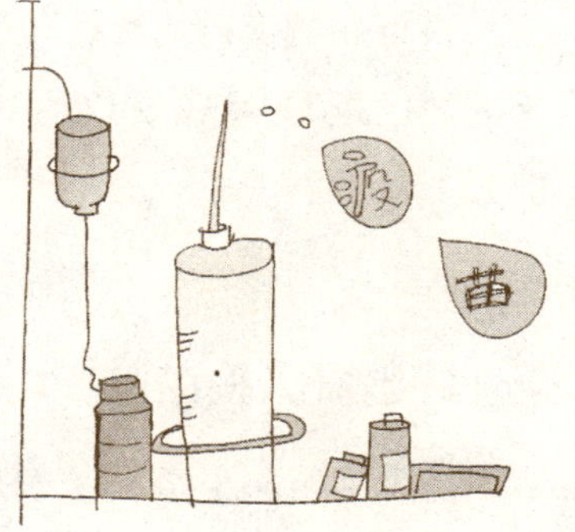

目前对于风疹病毒尚无有效的治疗药物，主要是以改善症状、减轻痛苦为主。接种风疹病毒疫苗可以起到很好的预防作用，对备孕女性意义重大。建议至少在孕前6个月接种风疹病毒疫苗，以便身体有足够的时间来消除疫苗病毒的危害性和产生相应抗体。

注意风疹疫苗切不可在怀孕之后进行接种，必须在孕前注射。风疹疫苗抗病毒的有效率可达到约98%，而且一次接种可以终身免疫。

注射乙肝疫苗

我国是乙肝高发地区，母婴垂直传播是乙型肝炎的重要传播途径之一。

如果准妈妈感染了乙肝病毒，就可能导致胎儿畸形，而且乙肝病毒可通过胎盘屏障直接感染胎儿，使胎儿一出生就成为乙肝病毒携带者。为防止乙肝病毒感染，备孕女性应注射乙肝疫苗。乙肝疫苗是按照0、1、6的程序注射的，即从注射第一针之月起计算，满1个月时注射第二针，满6个月注射第三针，最好在孕前9~16个月开始进行注射。乙肝疫苗免疫率可达95%，免疫有效期在7年以上，如果有必要，可在注射疫苗五六年后加强注射1次。

注射流感疫苗

流感疫苗属短效疫苗，抗病时间只能维持1年左右，且只能预防个别几种流感病毒，适于儿童、老人或抵抗力相对较弱的人群。对于孕期的防病、抗病意义不大。因此专家建议可根据自己的身体状况自行选择。

根据病毒流行情况选择接种时间，北方地区是每年的10月底或11月初，南方地区是11月底或12月初。应该在注射流感疫苗3个月以后再怀孕，免疫时效1年左右。

注射狂犬疫苗

狂犬疫苗属于事后注射疫苗，也就是在被动物咬后再注射。在怀孕早期尽量避免注射狂犬疫苗。只有在被动物咬伤极为严重的情况下，征求妇产科医生的意见后，才能考虑注射，一般医生会建议选择进口的狂犬疫苗。

孕前应避免与动物接触，一旦被动物咬伤后立即注射第一针，而后第3天、第7天、第14天、第30天各注射一针。

第三节　孕前需防治的疾病

消除牙齿问题

当你为未来的宝宝进行全面准备时，一定不要忘了你的口腔保健。很多孕妇在怀孕期间出现牙龈出血、龋齿、牙周病等问题时，即便牙疼得影响到进食、刷牙，甚至坐卧不宁，也只采取放药棉、药物漱口等简单措施，不肯到医院就医。她们怕打麻药、钻牙、吃消炎药等会对胎儿有影响。

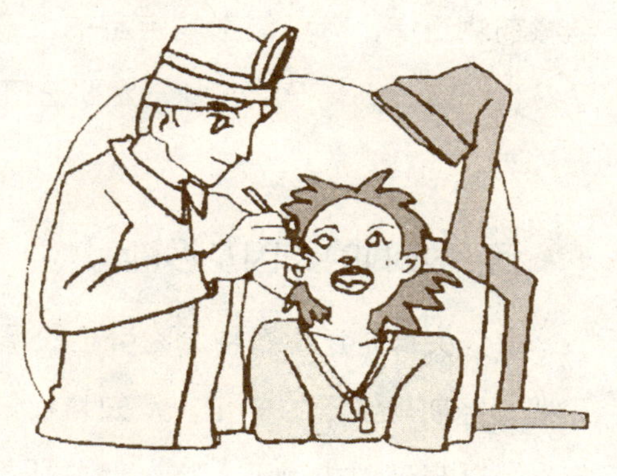

其实除了这些，类似牙周疾病等影响牙龈和牙周骨组织的细菌感染，还有可能导致早产和低体重儿出生。据调查，患有牙周疾病的孕妇，其早产的概率可能会提高7倍。研究显示，牙龈疾病还会增加孕妇患先兆子痫（一种表现出高血压、水分滞留和蛋白尿的妊娠期并发症）的风险。

更糟糕的是，孕期激素的变化更易诱发“妊娠期牙龈炎”。增高的黄体酮和雌激素水平可能导致牙龈对牙菌膜内的细菌刺激产生与平时不同的反应，出现肿胀、出血和疼痛等状况。而在孕前注重牙齿健康的女性，则能够有效地减少孕期患牙病的风险。

所以，应在孕前6个月内到口腔科做一次彻底的口腔检查，并接受口腔医生的健康指导，保证孕期牙齿健康，以免后患。

防治孕前贫血

女性怀孕前如患有贫血，怀孕后可能会因早孕反应而影响营养的吸收；加上宝宝生长额外的需要而使贫血加重。

重度贫血可致宝宝宫内发育迟缓、出现早产或死胎，可使孕妇发生贫血性心脏病、心力衰竭、产后出血、产后感染等。贫血直接影响孕妇的健康，更不利于宝宝的成长。因此，计划怀孕的女性，应在贫血得到治疗并已彻底纠正后再怀孕。怀孕后还要定期检查，继续注意防治。

治疗孕前肺结核

怀孕前患有开放性传染的结核病，怀孕后可致流产、早产，而孕期的抗结核药物治疗，有可能影响宝宝的发育，因此，应在结核病治愈后再考虑怀孕。这一点计划怀孕的夫妇一定要谨慎对待。

月经失调的原因及诊断

月经失调是泛指各种原因引起的月经改变，包括初潮年龄的提前、延后，周期、经期与经量的变化，是妇科病最常见的症状之一。月经失调的病因较复杂，其表现形式也不一样。但总括起来，月经失调表现有：月经过多、月经过少、月经频发、稀发月经、月经困难、早发月经、迟发月经、月经不顺等。

（1）月经失调的原因

引起月经失调的原因有两大类：

1）神经内分泌功能失调。主要是下丘脑-垂体-卵巢轴的功能不稳定或有缺陷。

2）器质性病变或药物影响等。包括生殖器官局部的炎症、肿瘤及发育异常、营养不良、颅内疾患和其他内分泌功能失调，如甲状腺、肾上腺皮质功能异常，糖尿病、席汉病等以及肝脏疾患、血液疾患等。使用治疗精神病的药物，内分泌制剂或采取宫内节育器避孕者均可能发生月经失调。某些职业，如长跑运动员容易出现闭经。

（2）月经失调的诊断

月经失调可以由多种原因引起，因此同样的表现可能需要截然不同的治疗。若不问原因一律给以同样的办法治疗或自行服药往往不能奏效，还可能延误治疗，造成严重后果。正确的做法应该是：

1）全面体格检查，了解有无严重的全身性疾病。

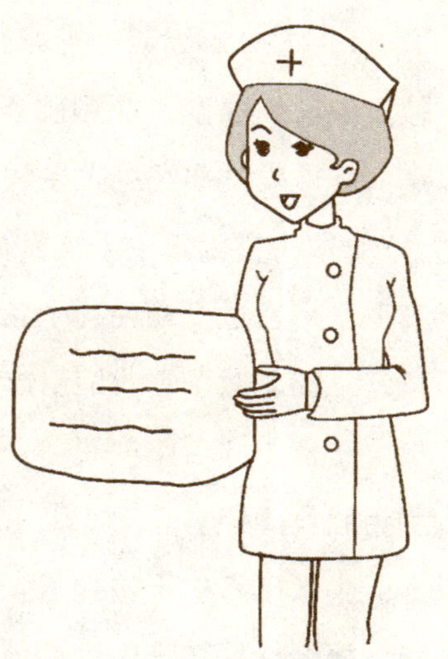

2）盆腔检查，初步了解生殖器官有无妊娠、畸形、肿瘤或炎症。

3）辅助检查：B超检查，反映子宫、卵巢及盆腔情况；细胞学检查，检查卵巢功能及排除恶性病变；活体组织检查（简称活检），确定病变的性质，多用于肿瘤的诊断；内分泌测定，目前可以测定垂体促性腺激素，泌乳素，卵巢、甲状腺及肾上腺皮质分泌的激素。临床常用以了解卵巢功能的简易方法有阴道涂片、宫颈黏液检查、测基础体温及子宫内膜活检等；X线检查，子宫碘油造影可了解子宫腔情况，有无黏膜下肌瘤或息肉。蝶鞍正侧位断层可了解有无垂体肿瘤；宫腔镜或腹腔镜检查，观察子宫腔及盆腔器官的病变；酌情做肝、肾功能及血液系统的检查，必要时做染色体检查；尿妊娠试验协助排除病理妊娠。

痛经的原因及防治

女性月经期间或月经前后可以有轻微腹痛、下坠等不适，这是正常现象。但若这些不适明显变重，以致影响工作及生活而需要治疗，则称为痛经。

（1）痛经的症状

痛经可分为原发性和继发性两种。原发性痛经于初潮后即开始，多为功能性，以未婚未育年轻女性多见。继发性则在行经一段时间后才出现，多为器质性，常见原因有子宫内膜异位、盆腔炎、宫内放置避孕环等。疼痛多在行经数小时后，或在经前1～2天开始，经期加重。可为腹绞痛、胀痛、坠痛，疼痛剧烈时可有恶心、呕吐、面色苍白、四肢发冷，甚至虚脱等。

（2）引发痛经的原因

原发性痛经的原因目前还不太清楚，可能与以下几种因素有关：

1）内分泌因素。排卵后在孕激素作用下，分泌期子宫内膜能合成和释放较多的前列腺素，前列腺素可促进平滑肌收缩、痉挛，以致子宫缺血，引发痛经。原发性痛经绝大多数均在有排卵的月经期发生。

2）子宫因素。子宫发育不良可由子宫收缩力差或不协调引起痛经，子宫畸形、子宫过度倾曲、子宫颈口狭窄梗阻，可使经血排出不畅，造成经血潴留，从而刺激子宫收缩引起痛经。

子宫内膜若整块脱落，排出不畅亦可刺激子宫收缩产生痛经，此种痛经称为膜样痛经。

少数患者由于精神紧张，对月经生理认识不足，以致产生恐惧而疼痛。

痛经程度往往因人而异，这除了与痛经产生的原因有关外，在一定程度上也与个人对疼痛的敏感程度有关。

(3) 怎样预防痛经

痛经会给患者带来不适，严重痛经更可影响工作和生活，因此，预防痛经是应该受到重视的。

患者平时应注意加强营养，加强身体锻炼以增强体质，注意劳逸结合。

正确认识有关月经的生理卫生知识，消除对月经的恐惧或紧张情绪。

注意经期卫生，避免剧烈运动及进食生冷食物，注意保暖，避免寒冷潮湿。

小心子宫肌瘤

子宫肌瘤是女性生殖器官中最常见的一种良性肿瘤。患子宫肌瘤一定要注意以下几点：

(1) 子宫肌瘤造成大量出血，或长期的经量过多、经期过长以致贫血，而药物无法根治。此时，开刀切除是有效的解决办法。

(2) 子宫肌瘤长到拳头大小，造成骨盆中的其他器官受到压迫，手术切除可解除症状，而且大的肌瘤发生恶化的概率比小肌瘤要大。

（3）肌瘤生长速度太快，或者在更年期之后，肌瘤不但不萎缩，反而变大。建议进行检查，必要时手术切除。

（4）妇女不孕而其他一切检查正常，此时不孕的原因可能就是子宫肌瘤。子宫肌瘤可能会造成习惯性流产。应尽快进行检查确诊。

目前，子宫肌瘤的高发人群有呈年轻化的趋势，因此年轻女性必须提高对子宫健康的关注，尤其是准备怀孕的女性。

子宫肌瘤由子宫肌层长出，开始时它生长在子宫肌壁内，然后肿瘤不断增大，向不同方向生长。如果肌瘤向子宫表面发展，突出于子宫外表面，则称为浆膜下子宫肌瘤，常可由一个蒂与子宫表面连着，这类肌瘤对受孕影响较小，手术切除也容易，但长到一定大小时，就会影响分娩的顺利进行。如果肌瘤向子宫里黏膜面发展，向子宫内部突出，则称为黏膜下子宫肌瘤，这种肌瘤会影响怀孕。子宫肌瘤患者约有25%～40%的人不孕。

子宫肌瘤引起不孕的原因，常是由于肌瘤正好堵住了精子通道，或肌瘤占据了受精卵着床的部位致使不能坐胎。即使受孕，也常因受胚胎发育影响而流产。到了妊娠晚期，可由于子宫收缩力的异常而引起早产、阻碍分娩或造成产后大出血。

因此子宫肌瘤对怀孕的影响是方方面面的，应及早到专业的医院治疗后再考虑怀孕。现在宫（腹）腔镜治疗子宫肌瘤技术很先进，不开刀、恢复快，也不会影响生育。医生会根据肌瘤的大小，生长的不同部位，采取不同的手术方案，或开腹切除子宫上的瘤子，或在宫腔镜下切除黏膜下的肌瘤。这样可保留患者的生育功能，提高受孕机会。

子宫肌瘤是可以预防的，比如女性在经期及产后要注意调养，保持外阴和阴道清洁。还有就是保持心情舒畅，情绪稳定，尽量减轻来自工作、学习、生活中的各种竞争压力，切忌忧思烦怒，学会自我调整。饮食上忌食辛辣生冷刺激性食物，避免受寒、淋雨、饮用生水等。

即便没有子宫肌瘤，也要提前预防，为成功孕育扫除一切障碍。

预防白色念珠菌性阴道炎

为了避免白色念珠菌性阴道炎的发生，要特别注意以下几个方面：第一，要避免与念珠菌患者密切接触。夫妇一方患病，应及时治疗，此期间应停止性生活；第二，应注意个人卫生，保持外阴清洁，每天清洗拭干；勤换洗内裤，不要洗盆浴或池浴，改洗淋浴；认真对待游泳前的体格检查；不要滥用激素、抗生素等，如长期用上述药物应定期做真菌检查；糖尿病患者应积极治疗；妊娠期应常规检查真菌，对久病、身体虚弱者要密切注意有无真菌感染。

治疗滴虫性阴道炎

滴虫性阴道炎是临床上常见的阴道炎，病原微生物为阴道毛滴虫，属厌氧性寄生原虫，能在25～40℃的环境中生长繁殖，在半干燥环境中能存活6小时，适宜的pH为5.5～6。有些患者阴道内有滴虫而平时无炎症反应，称为健康带虫者。一般少量滴虫单独存在时不会引起阴道炎症，但是因为滴虫能消耗阴道内的糖原，改变阴道内酸碱度，破坏机体防御机制，促进继发性的细菌感染，从而产生炎症，所以带虫者常在月经期、妊娠期或产后阴道环境改变时易产生阴道炎。

滴虫的传染途径有两种。

(1) 直接传染

如男、女性滴虫患者皆可通过性生活将病原传染给对方。

(2) 间接传染

滴虫生命力较强，脱离机体仍可在阴暗潮湿的环境存活，通过浴池、马桶、内衣裤、各种卫生用具及婴幼儿玩具间接传染。婴幼儿及儿童经常由这一途径患病。

滴虫性阴道炎的临床表现为白带增多，呈灰黄色、泡沫状，或呈黄绿色脓性有腥臭味，严重时可呈脓血性，并伴有性交痛；当分泌物流出阴道时，可引起外阴瘙痒、灼热、疼痛等。妇科检查：外阴潮红，阴道黏膜充血，并有出血点，呈草莓样。若感染尿道可出现尿频、尿痛、尿急等膀胱刺激征，严重时见尿道外口红肿或有脓性分泌物溢出。一般临床诊断可根据病史、阴道检查、白带悬滴液镜检见活动性滴虫确诊。若伴有一般细菌感染时，镜下可见大量白细胞和脓球。

孕妇患滴虫性阴道炎以后，往往易继发其他细菌感染，阴道感染上行蔓延至宫腔感染，孕早期感染容易引起流产、胎儿畸形，孕中期感染可引起绒毛膜炎，造成胎膜早破，还可以通过胎盘感染给胎儿。伴有泌尿系统严重感染的孕妇如不及时治疗可引起急性肾盂肾炎、败血症等严重并发症。因此，为了优生一定要在孕前就将此病治愈。

治疗非淋菌性尿道炎

非淋菌性尿道炎是指由性接触传染的一种尿道炎，临床上有尿道炎的表现，但尿道分泌物中查不到淋球菌。

非淋菌性尿道炎的潜伏期一般为1～4周，起病不如淋病急，症状拖延，时轻时重，但比淋病轻。其典型症状是尿道痛、痒，尿急、尿痛、排尿困难，尿道分泌物少、稀薄、黏液性或黏稠脓性，有时仅表现为晨起封住尿道口或污染内裤。

（1）一般的治疗方法

对于非淋菌性尿道炎的治疗要求早期诊断、早期治疗、足量足疗程并有针对性的联合用药治疗，以防止产生并发症。治疗非淋菌性尿道炎一般采用新一代合成抗生素喹诺酮类，如环丙沙星等，其他还可用四环素等。

（2）重视复查，确认痊愈

在完成治疗后进行复查，确认是否真正痊愈。

防治尖锐湿疣

尖锐湿疣是由一种乳头瘤病毒感染所致的性传播疾病，又叫性疣、肛门生殖器疣。本症通常是由于性接触而感染，也可通过污染物品间接感染。

尖锐湿疣男性多发于冠状沟、龟头、包皮系带、尿道口，女性常见于阴蒂、阴唇、阴道、肛周。起初是红色小疙瘩，逐渐增至米粒大小，数目由单个增多，融合，表面凹凸不平，同菜花样，呈灰白色或红色。临床上多无自觉症状，少数人有轻微的痛痒不适感。

许多尖锐湿疣患者常常同时患有其他的性传播疾病，且易于复发。如治疗不及时，尖锐湿疣可转化为鳞状细胞癌，应引起人们的重视。

对于女性来说，尖锐湿疣可以发生在孕前也可发生在孕后各期。如果女性在妊娠期发生尖锐湿疣，尖锐湿疣增长速度快，损害较广泛；如果准妈妈的尖锐湿疣继续发展，则可发生溃疡出血，严重者可造成软产道的机械性阻塞，个别情况还会出现胎儿感染人类乳头瘤病毒后引起呼吸道乳头状瘤致命并发症。因此应尽量在孕前就将此病治愈。

尖锐湿疣的治疗以局部腐蚀法治疗为主，也可用冷冻、激光、电灼治疗，治愈率较高，复发率低。

软性下疳的治疗

软性下疳是由杜克雷氏嗜血杆菌感染引起的。一般在性接触后3～5天内发病，男性好发于阴茎冠状沟及包皮部位，女性好发于大阴唇、会阴、肛门、子宫颈及阴蒂。软性下疳起初是一个红色小丘疹，迅速变成脓包，破溃形成溃疡，由豆粒大小发展到花生米粒大，边缘柔软不硬，边界不整齐，周边有充血性红晕。软性下疳病灶内的病原菌一般是在下疳发生后2～3周，经淋巴管播散到腹股沟淋巴结，引起发炎，肿大、疼痛，甚至破溃溢脓，一般多为单侧。

软性下疳出现后3~4周为溃疡最严重时期，约半数以上患者腹股沟淋巴结肿大，有明显疼痛及压痛，与周围组织粘连，即发生淋巴结周围炎，肿大的淋巴结可形成脓肿，皮肤表面发红，触摸有波动感，破后形成溃疡，渗出黏稠汁。如未治疗，溃疡持续2~9周，愈合后留有瘢痕。

（1）局部的治疗方法

清洗疮口。可用高锰酸钾溶液或3%浓度的过氧化氢溶液清洗，并涂以金霉素或磺胺类软膏。

（2）全身的治疗方法

首选药物为磺胺制剂，如磺胺嘧啶、复方新诺明等。对磺胺过敏者可肌注链霉素，其他抗生素还可用如四环素、卡那霉素等。

治疗痔疮

随着生活水平的提高，加上许多女性由于爱美的天性，节食减肥等，很多都患有不同程度的便秘或痔疮。据国家卫生部门资料显示，18~35岁的女性大约70%患有便秘，60%患有不同程度的痔疮。由于平时症状不太明显，一般只有轻微的肛门瘙痒和便血，所以不会引起足够的重视。殊不知等到怀孕的时候，要是有痔疮、便秘会很麻烦。

有的人在怀孕前患有痔疮，会出现大便干结、便血等症状，若不在意，等到怀孕四五个月的时候便血、便秘会更加严重，排便时甚至会有小肉球从肛门里脱出来。病情严重时，到怀孕七个月阶段，大便干硬，排出困难，痔疮处会又红又肿，疼痛不堪。病情发展到这种地步，若是生育时用力过度，痔疮很容易破裂，从而造成生命危险。

另外，女性由于妊娠，机体分泌的激素易使血管壁的平滑肌松弛，增大的子宫压迫腹腔的血管，这些因素都会使怀孕妇女原有的痔疮症状严重或出

现新的痔疮。因此，如果备孕女性原来有痔疮，在怀孕前应及时积极治疗。

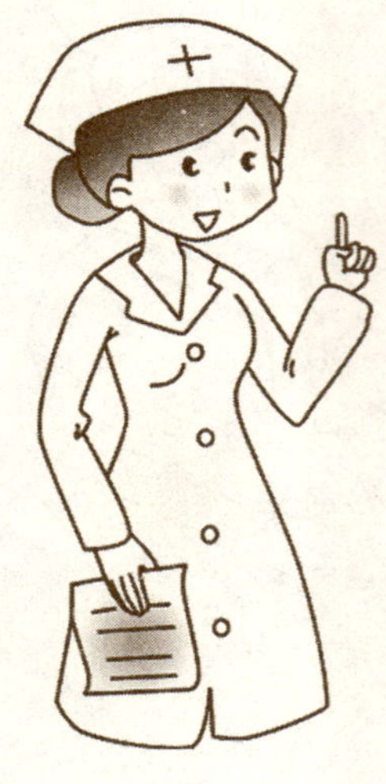

一般来说，根据痔疮发生的部位不同，痔疮可分为内痔、外痔、混合痔。内痔常有便血和脱垂的现象，外痔则主要是在肛周有圆形或椭圆形的皮下血块，也有的是在肛周出现单个或多个皮垂，而混合痔则兼有内痔和外痔的特性。

目前对于痔疮的治疗方法有很多，依据不同的种类，可选用不同的治疗方法。如内痔，可根据病情选择注射疗法、枯痔钉疗法、胶圈套扎疗法以及物理疗法或者手术疗法；而对于外痔，无需特殊治疗，只要保持肛门清洁，避免局部刺激即可。

如果女性在孕前已经出现了痔疮，一定不要让症状再进一步扩大。要注意合理饮食，不要暴饮暴食，避免造成直肠的压力过重。可以少食多餐，不要吃辛辣及酸性等刺激性食物，过精过细的食物也不要常吃，粗细要合理搭配。还有就是注意局部清洁，坚持进行温水坐浴，并按摩肛周组织 3 ~4 分钟，以加快血液循环。

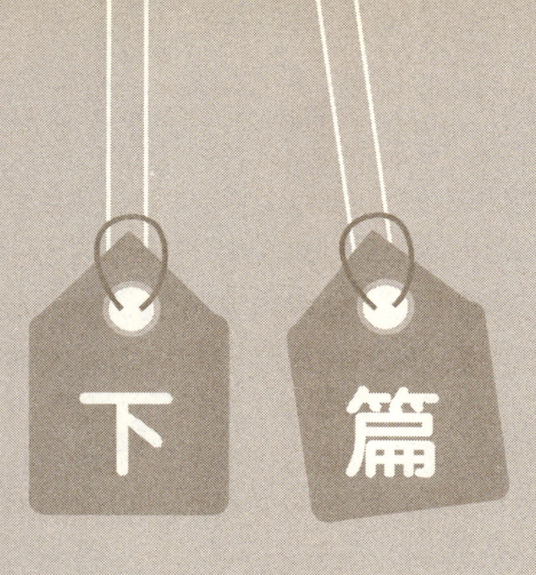

孕期生活，艰辛与甜蜜并行

第一章 妈妈宝宝，一起变变变

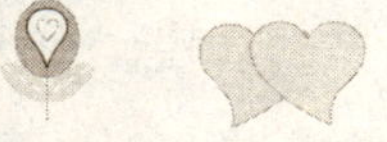

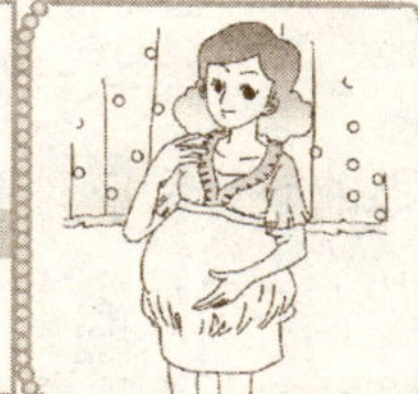

第一节　孕期十个月，准妈妈的心理变化

孕一月准妈妈心理变化

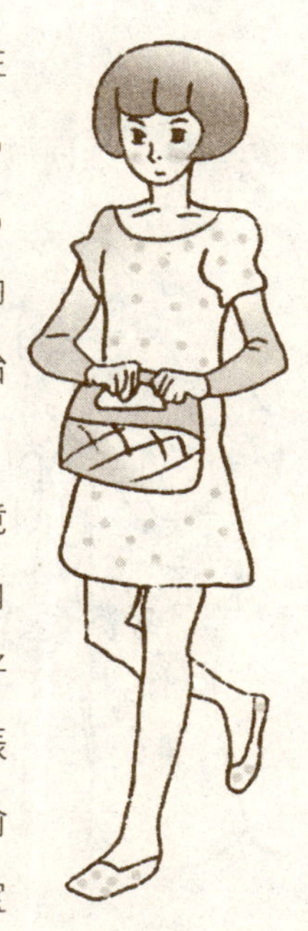

对于从未有过怀孕经验又对新生命充满期待的年轻女性来说，当终于从医生那里得到明确诊断自己已怀孕的消息时，她会既高兴又紧张。但同时，很多女性此时会茫然不知所措，不知道如何着手对腹中的宝宝做好胎教，因此而增加了无助的心理负担。这种担心是很正常的，但若不及时调整则对胎教不利。

当女性得知自己怀孕的时候，这段时间准妈妈的内环境对胎宝宝来说特别重要，尤其是准妈妈的心态直接影响了内环境的质量。因此，准备怀孕之始，准妈妈就应该拥有良好的心态，这是十分重要的。这就要求女性首先要认识到妊娠反应是一种正常的生理现象，要正确对待，努力保持心情愉悦。其次，要听取产科医生对妊娠知识的介绍，了解胎宝宝的孕育过程，做好思想准备。另外，经常与已为人母的女性交流体会，吸取他人的宝贵经验。

孕二月准妈妈心理变化

这段时间女性大多数会产生将要做母亲的喜悦、幸福和自豪感，这种正面的心理反应对胎教是十分有利的。但是准妈妈也会由于自身内分泌的变化，加上早孕反应十分严重，从而产生紧张的心理。同时，呕吐、眩晕、恶心、食欲缺乏等因素，还会让准妈妈产生种种担忧，担心妊娠失败甚至厌恶妊娠，担心流产或胎宝宝畸形，担心分娩的恐怖等，进而产生烦躁心理。

对于这种不稳定的情绪表现，准妈妈应正确认识和调整。积极主动地去多看一些轻松、幽默的书籍，多想一些愉快的事情，多听一些动听的音乐，进一步了解妊娠的呕吐多是由神经紊乱、精神过度紧张造成的，尽量让自己从紧张中放松下来，保持心情舒畅，保持心理平衡，和喜欢的人谈谈天，从而减轻妊娠的不良反应和烦躁心理。

孕三月准妈妈心理变化

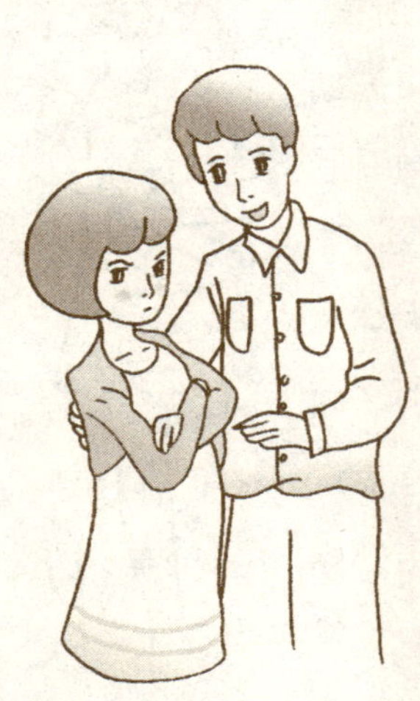

准妈妈经历了最初的喜悦、兴奋之后，面对呕吐、眩晕等不适的妊娠反应时，难免会产生烦躁、忧郁等不良情绪，多数准妈妈都能采取积极态度使自己渐渐变得开朗起来，当然也不排除有少部分准妈妈会由烦躁而发展至暴躁、发怒。

怒是由强烈的刺激引起的一种紧张情绪，这时，丈夫就要了解妻子的心理变化原因，尽量避免让妻子受到这种强烈刺激，多创造缓解准妈妈紧张情绪的外环境，引导妻子学会自我放松和自我平衡。同时，丈夫要多开动脑筋，丰富妻子的业余生活，提高妻子的处世能力。

对丈夫来说，如果您的妻子孕后无法消除烦躁、紧张情绪，爱发脾气，好找茬儿和自己吵架，丈夫则不能与妻子对吵，而要学会忍耐。为了孩子，丈夫理当先克制自己，然后劝妻子克制。丈夫要晓之以理，动之以情，用爱和关心缓解妻子心中的郁闷。对于发怒的害处，尤其是对胎宝宝的害处，丈夫更要多加提醒。妻子面对丈夫的忍耐，不要更加放肆，要努力克制，不要辜负了丈夫的一份爱。

孕四月准妈妈心理变化

妊娠4个月时，大多数准妈妈的妊娠早期反应已烟消云散，这时母亲会将心思逐渐放到腹中的胎宝宝身上，慢慢会产生各种各样的猜测和担心，孩子是否有缺陷？长得像爸爸还是像妈妈？是聪明健康还是愚笨体弱？是男还是女……这些担心都会造成准妈妈心理上的压力。心态良好的准妈妈会在猜测中享受做母亲的甜蜜；容易紧张的准妈妈，则会在担心当中增加心理负担，从而产生悲观消极的情绪，给胎宝宝造成不良的影响。

这时的准妈妈，应以积极美好的遐想来体验做母亲的愉悦和对未来生活的憧憬，消除对胎宝宝不利的想法，也消除自己的心理负担。而这时的丈夫则要引导妻子多接触一些美好的事物，多参加一些有益的活动，建立良好的心态，让妻子在丈夫积极的引导下产生美好的愿望，让胎宝宝在美好的愿望下逐渐成长。

孕五月准妈妈心理变化

这个月，准妈妈的食欲逐渐好转，体重逐渐增加，因而常常感到很疲倦。特别是职业女性，工作后回到家里，还要进行胎教；对胎教的期望值又过激过高，所以第2天常感到疲惫不堪，特别容易产生热切不安的心理，从而影响情绪。在这种情况下，准妈妈要调整自己的状态，保证充分的睡眠和休息，不要勉强做自己力所不及的事，对胎教的期望值不能超越现实，千万不能因家务过重和进行胎教导致体力不支、精神涣散，从而发生食欲缺乏，影响胎宝宝的发育。

准爸爸不仅要在精神上支持帮助妻子，降低妻子对胎教过于热切的要求，还要在生活中体贴妻子，并实际地帮妻子分担一些家务，尽量让妻子好好地休息，保证体力充沛。当然，准妈妈本人也要端正认识，能动就要尽量活动活动，比如散散步，买买东西，购置一些婴儿用品等，以促进胎宝宝的发育。

在妻子进行胎教的同时，准爸爸不能袖手旁观，不仅要积极参与，还要帮助妻子安排好胎教节奏。在妻子过分热衷时，准爸爸要适时制止，把握好时间长短和强度，并随时提醒妻子注意胎宝宝的反应；在妻子漫不经心时，丈夫要鼓励妻子耐心地与胎宝宝沟通，通过对妻子的爱心来影响胎宝宝，让胎宝宝感受到父爱，与胎宝宝建立起亲密的关系。

孕六月准妈妈心理变化

怀孕至第6个月时，多数准妈妈小腹已微隆起并能看出来，这时有些准妈妈常会产生害羞的心理，有时甚至会因外观上的变化造成心理上的紧张和失衡。还有的准妈妈这时仍不能从前期低落、忧郁的心理中走出来，总感到烦闷、沮丧、打不起精神。

根据英国妇产科学界的报告，母体的高血压将对胎儿产生负面影响，这时的孕妇若仍然情绪紧张，会造成血压升高，进而将加剧这种影响力达6倍之多。而且，忧郁的情绪持续一段时间后，会造成准妈妈失眠、厌食、性功能减退和自主神经紊乱，导致体内血液中调节情绪和大脑各种功能的物质含量偏低，直接影响到胎宝宝的正常发育。对于妻子而言，千万不能钻进不良情绪的牛角尖，要主动找一些自己喜爱的事情做，如唱歌、看电影、和朋友聊天等，多和乐观开朗的人接触，心中有烦闷就要倾诉出来，随时分散自己对烦恼事情的注意力。由此可见，妻子情绪将直接影响胎宝宝的发育。

孕七月准妈妈心理变化

到了妊娠中期，准妈妈的身体、情绪一般都会很好，希望自己的孩子出生后就有良好的物质条件是每一个母亲对孩子表现出的最大关心，所以，有些准妈妈把为即将出生的宝宝准备东西当成自己最大的乐趣。这种想法是好的，但是我们要提醒准妈妈注意，如果准妈妈不能很好地调整自己过急的心理状态，整日忙个不停，不仅准妈妈自己得不到良好的休息，更对胎宝宝不利。所以，这时期的准妈妈要努力调整心态，不要太劳累。不要经常去人多的商场，因为那里的空气不好，病原多，容易被感染或碰撞。准妈妈还不能长时间坐着编织毛衣，以免压迫胎宝宝，使血液流动不畅，进而影响胎宝宝的供氧。为新生儿准备必要的用品可由家人代劳。

这时的丈夫，要努力把妻子从过多的准备中拉出来，最好为妻子安排一个舒适环境，满足妻子迎接孩子的心愿。此时，丈夫还要抽时间与妻子一同继续胎教，让胎儿在母体内感受到浓浓的父爱，更要帮助妻子做好胎儿发育和变化的监测工作，如有异常情况，及时帮助妻子处理。

孕八月准妈妈心理变化

怀孕到了第 8 个月，准妈妈身体不便，行动受到限制，这时还要坚持胎教，而且有时还不一定能接收到胎宝宝的反馈信息，准妈妈心中自然会产生怀疑，有的甚至不再坚持胎教了。这时，如果丈夫发现妻子对胎教虎头蛇尾，就要鼓励妻子坚持下去，激发妻子的热情。同时，丈夫还要身体力行，积极参与到胎教中，每天与妻子一道进行胎教，用自信和持之以恒的精神把胎教进行下去。

孕九月准妈妈心理变化

准妈妈怀孕至第9个月时，身体变得越来越笨重，不仅行动不便，也容易疲倦，因此一些准妈妈便产生焦急心理，希望早一点把孩子生下来。可“十月怀胎，一朝分娩”是急不得的事，若妻子无法排遣这种着急心理，势必会影响胎宝宝的心智发育。这时，丈夫要努力帮助妻子调整好情绪状态，做好妻子的思想工作，陪妻子愉快地度过分娩前的最后一段日子，共同走完孕期最后的时光。

另外，妻子分娩前行动多有不便，丈夫还要对妻子精心照顾，体贴入微，每日陪妻子定时散步，以利于妻子的宫缩，但要注意不能让妻子太疲劳。

孕十月准妈妈心理变化

随着胎宝宝一天天临近生产，准妈妈的身心负担越来越重。准妈妈在期待孩子出生的同时，会担心分娩是否疼痛、选择顺产还是剖宫产、孩子生下来是否健康、奶水是否充足、如何养育孩子等问题。这种紧张的心理，如不加以及时疏导，就会产生“忧郁”这种不良情绪。忧郁主要表现为情绪不好，烦躁焦虑，睡眠不好，常为一点小事不称心而感到委屈甚至落泪。

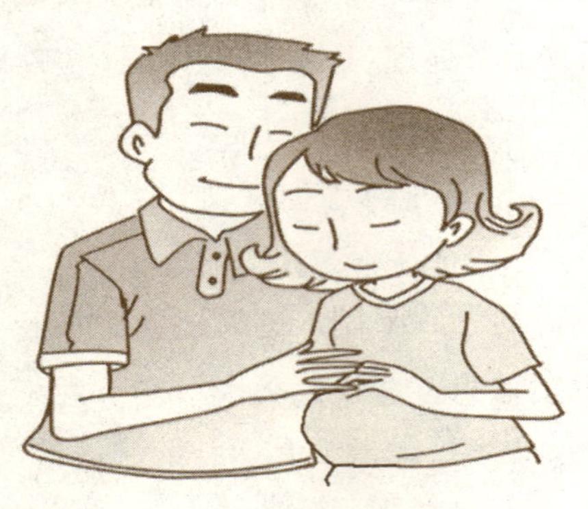

这时，预防忧郁心理就显得尤为重要。我们建议，当准妈妈在孕末期出现忧郁心理时，丈夫、家人及准妈妈本人要有足够的认识，尽量早做心理准备，主动排遣忧郁情绪。尽量打消准妈妈不必要的担心，把准妈妈所担忧的问题尽早解决，让准妈妈消除对生产的恐惧和紧张。在妻子情绪不平衡时，丈夫要全力照料好妻子的生活，尽量耐住性子顺应妻子的情绪，包容妻子。

第二节　孕期十个月，准妈妈的身体变化

孕一月准妈妈身体变化

这期间大部分怀孕女性没有任何早孕症状，个别人可能出现全身乏力，发热、发冷等类似感冒的症状。子宫质地变软，大小同原来无异样。正因为怀孕初期，孕妇一般没有妊娠症状，所以很容易被忽视。她们或是为治疗某种病症照常服用一些药物，如激素类、镇静类药物；或是仍然参加大运动量的劳动和锻炼，结果怀孕的现实会给她们带来恶果。因此，一般想要小孩的妇女，最好在服药，大运动量锻炼或接触X射线一类有害物质时，首先想到自己是否已经怀孕。当然，一个月后月经还未来，也不一定就是妊娠，尤其是那些月经不太规律的妇女更是如此。若月经照常出现，但出现得很不规律，且同时伴有下腹痛，这时也常以为是一般性反常的月经现象而掉以轻心，殊不知这种现象也可能正是危害很大的宫外孕症状。

孕二月准妈妈身体变化

这个时候，大多数孕妇开始出现早孕反应，如恶心、呕吐、基础体温持续升高、无力、尿频、厌食等；并且会感觉腰、腹部不舒服；乳房发胀、乳头敏感；外阴比平时湿润，白带增多。这个时期是危险时期，因为一般流产都常常发生在这段时间里。所以，孕妇在确诊自己怀孕以后，就应尽量避免剧烈的运动、旅行，骑车时要格外小心（特别是对于那些曾经流产过的孕妇来说，更应当注意）。另外，此时风疹等流行性传染病也是造成胎儿畸形的原因，所以要特别谨慎。

（1）注意事项

1）避免过劳，注意休息，保证充分的睡眠。

2）避免性生活或节制性生活。

3）不要登高做事，防止滑倒。

4）避免滥用药物。

这期间孕妇由于免疫力降低，抵抗外来病原体入侵的能力下降，很容易患感冒。孕妇一旦患感冒对胎儿会有两方面的影响：一是流行性病毒的直接影响；另一方面是由感冒造成高热及代谢紊乱所产生的病毒等间接的影响。病毒和高热可造成胎儿流产、早产、先天性心脏病、唇裂、脑积水和小头畸形等。

如果感冒症状较轻，一般多喝水，注意休息，口服维生素和感冒冲剂就可以了。如果感冒症状重，伴有高热，则应找医生进行治疗。

（2）常见的症状及处理

1）牙龈出血。妊娠后，体内雌、孕激素增多，使牙龈毛细血管扩张，弯曲。弹性减弱，以及血液淤滞等原因而造成牙龈出血。除此之外，与口腔卫生差，有牙垢沉积，牙齿排列不整齐和好张口呼吸等因素也有关系。医学上称这种毛病叫妊娠期牙龈炎。

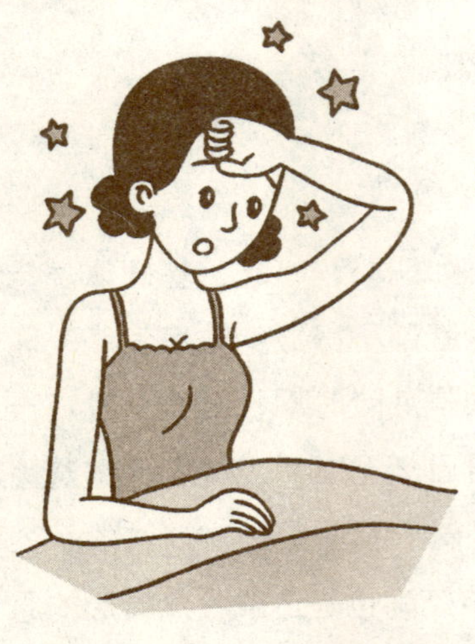

注意均衡营养，补充维生素及钙质，进食后用牙签及牙刷彻底清洁牙齿。必要时，看牙科医生。

2）晕厥感。由于早孕反应或妊娠期的血压较低，所以很可能感到晕厥。表现为头晕、眼花以及站不稳。注意不要站立太久。

如果你感到晕厥，就坐下并把头放在你的两膝之间，一直等到感觉稍好。

热水浴后，由坐位或卧位起身时要慢，如是仰卧，先将身体转向一侧再起来。

3）阴道分泌物增多，是由于妊娠期激素的改变而造成。表现为清澈或黄色分泌物增多。

避免使用阴道除臭剂以及有香料的肥皂。

用淡色的卫生垫。

如果感到痒、疼痛或分泌物有颜色或有气味时就去看医生。

孕三月准妈妈身体变化

（1）腹部形态基本与平时一样。用手触摸子宫顶部位于耻骨上。

（2）过去如有恶心、厌食乏力等感觉，现在都应开始消失。

（3）已经不像妊娠刚开始几周时那样尿频了。

（4）由于激素的改变，会容易激动，一点小事都会使你心烦意乱。

（5）乳房开始膨胀，有沉重感，乳晕、乳头开始有色素沉着，颜色变深。

（6）出现便秘，因为妊娠期间大便进入直肠较慢。

（7）体内循环的血量增加，所以肺、肾以及心脏的负担加重。

（8）阴道内流出的乳白色分泌物增多。

孕四月准妈妈身体变化

（1）从外表上看，已肯定是怀孕的样子。

（2）准妈妈自己应感到比过去好了很多。

（3）会出现皮肤色素沉着，尤其乳头周围的皮肤，腹部中央向下出现一条黑线。这些在分娩后不久即会消退。

（4）随着胎儿的生长，准妈妈的食欲也会增加。

（5）原来的衣服可能太紧，需要更换更宽松的孕妇服。

孕五月准妈妈身体变化

（1）皮肤色素沉着更为明显

不但在乳头周围，而且在下腹及外阴，面部也有色素沉着。乳房分泌初乳，这是一种稀薄而浑浊的物质。它能提供婴儿生后最初几周所需要的全部营养。用纸巾揩去溢出的初乳，但不要再去挤更多的出来。

准妈妈可能会出现妊娠期常见的病症，例如牙龈出血，阴道分泌物增多等。由于关节及韧带的松弛，更可能会有背痛和其他疼痛症状。

（2）注意事项

1）保证自己的健康，避免背部劳损，穿平跟鞋。

2）开始考虑婴儿必要的衣服及用具。例如可携带的婴儿睡篮等。

3）练习呼吸及切合实际的运动以减少各种不舒服。

孕六月准妈妈身体变化

（1）这个月和下个月准妈妈的体重会突然增加，这是正常的。

（2）失去了良好的身材，从现在起，穿不加束缚的衣服会更加舒服。

（3）这段时期准妈妈常常感到热，所以容易出汗。要多饮水，但避免饮用人造饮料。

孕七月准妈妈身体变化

（1）子宫底的高度在脐上，一些妊娠期常见的疾病会来打扰。如痔疮、腰背痛、消化不良等。

（2）在腹部可能出现了红色的妊娠纹。

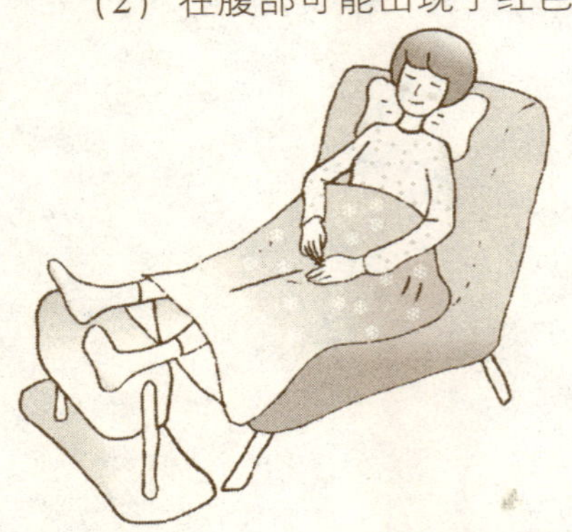

（3）在妊娠28周前后，会感到有轻微的子宫收缩，这些收缩偶有疼痛，可以不要担心。

（4）在这段时间内，要保证白天有足够的休息，晚上尽可能早睡。如果到这时准妈妈还在上班，午间休息或回到家里时把两脚抬高。

（5）从28周以后到36周以前每两周去产前门诊检查一次。从现在起，用一个普通的胎儿听诊器即可听到胎儿的心搏。

孕八月准妈妈身体变化

（1）随着胎儿的不断长大，在腹腔内出现压迫症状，这会使准妈妈出现气喘、尿频，也可能会出现，每当咳嗽、打喷嚏或大笑时会有少量尿液溢出。

（2）不能像平时睡得那么好了。

（3）原来向里凹的肚脐看上去变平了，甚至会凸起来。不过分娩后即恢复正常。为了分娩的需要，骨盆的连接处会扩张，所以准妈妈会感到这个部位不舒服。

注意事项：

1）临睡前把脚抬高1～2小时，以利于下肢血循环，减轻下肢水肿。

2）如有失眠，在临睡前练习松弛技巧并且试一下侧卧，把一条腿弯曲起来并用枕头垫高。如仍不能入睡也不要烦恼，在妊娠期间，这是很平常的。

3）坚持骨盆底的肌肉运动，如果有溢尿现象则尤其重要。

4）产前门诊检查时应查尿中有无蛋白。B超进一步判定胎位及胎儿发育情况。

5）准备婴儿的必需用品。可携带的婴儿睡篮、婴儿床或婴儿睡觉用的摇篮；合适的床上用品；柔软的床围；婴儿浴盆及沐浴用品（婴儿浴皂及软毛巾）；如果有车的话，需要一个婴儿座位，它折起来像个椅子；更换尿布的用具及尿布；人工喂养的器皿；棉质柔软的婴儿内衣、外衣。

孕九月准妈妈身体变化

（1）一旦胎儿的头部降入骨盆，原有的胃灼痛、消化不良以及气喘等都会减轻。由于膀胱受压迫，所以尿频更加明显了。

（2）因睡眠差及胎儿的额外重量使准妈妈感到疲劳。做家务时注意不要做得过度，因为可能容易引起疲劳。

这期间该做些什么？

1）把两脚抬高，预防踝关节肿胀及静脉曲张。

2）从妊娠36周起直到分娩应每周做一次产前检查。

3）购买喂奶时用的胸罩。

4）为了在医院时以及返回家中时食用方便，可在冰箱中贮存一些食物。

5）如去医院分娩，就要整理好小提包，带好牙具、食具、换洗的内衣、消毒后的手纸、婴儿的保暖用物等。

孕十月准妈妈身体变化

到本月，耻骨至子宫底的长度约24～32厘米，本月准妈妈的主要变化有：

（1）准妈妈本月月初常感到腹部收缩疼痛，有时甚至会认为阵痛已经开始，如果是不规则的阵痛，那么这时的疼痛并不是阵痛，而是身体准备适应生产时的阵痛而出现的正常现象。随着分娩临近，准妈妈羊膜囊可能会破裂，腹部针扎似的痛，这种阵痛以30分钟或1小时为间隔持续发生，阵痛开始了，一旦阵痛间隔时间小于30分钟时，不要慌张，要沉着做好住院准备。

（2）随着胎宝宝下降，准妈妈感到腹部隆起有些靠下了，下降子宫开始压迫膀胱，出现尿急等现象。子宫变得潮湿柔软，且富有弹性，分泌物也随之增多，这是在为胎宝宝出生做准备。

第三节　孕期十个月，胎宝宝的生长变化

孕一月胎宝宝成长状况

在怀孕的1～2周中，精子将和卵子结合成为一个受精卵，人的生命就是从一个受精卵开始的。受精卵一边分裂增殖，一边缓慢地移向子宫，一般在

受精4天后到达子宫腔内。受精卵上分泌出来的蛋白酶用3～5天时间在子宫内膜溶化出一个小缺口，然后进入到子宫内膜，这被称为着床。胚胎就在这里与母体血肉相连，发育成长。

3～4周后，胚胞由一组细胞群通过吸收母体营养而不断生长。这两周内，心脏以及各种循环系统开始发育。身体开始增长，并折成圆筒状，头尾弯向腹侧，有长尾巴，原始的神经孔已闭合，脑泡形成（以后发育成大脑），原肠（以后发育成各种脏器）出现，与母体相连的脐带开始发育。随即，眼杯、鼻窝及肢芽逐一出现，血液循环建立，胎盘雏形形成，胎宝宝已能做蚯蚓爬行状的蠕动。

孕二月胎宝宝成长状况

这个时期的胚胎已长到3～4厘米，重量约4克，脸、嘴、眼、耳相当明确，手臂和腿、手和脚乃至手指和脚趾也已出现，肌肉和软骨也开始发育，内脏器官如肠、肝、胰形成了一定的形状，到8周末，胚胎期结束，人胚外貌五官俱全，头大而圆，占身体全长的1/2，四脚弯曲成型，手指脚趾分明，上下牙床也已出现8颗乳牙的胚基，骨骼刚开始钙化，外生殖器尚难分辨，腹腔内脏器官生长太快而突出其外，纵隔横膈及分腔（即心胸腹腔）已基本形成，胃肠道、唾液腺、肺牙左右大叶、甲状腺及肝胆胰等均已形成。4个腔的心脏早在第二周末已能搏动，推动着血液循环，孕四周出现了前肾消退，第五周开始就被迅速发展的永久性后肾所代替，此时的肾排尿功能还不行，但膀胱中已储存尿液。

胚胎期中枢神经系统各主要部分包括脊髓及各阶段神经均已具备，脑室、脉络膜、大脑、间脑、小脑、垂体、乳头隆起、松果体、视丘和下视丘均已形成，但是大脑表面平滑，仅有主要沟回及其他较大的沟回存在，胚胎期内分泌系统的原基也已形成并发育，部分腺体出现内分泌，此阶段某些因素如放射线、药物、感染及代谢毒性产物都会对胚胎发育产生不利影响，甚至有危害性的损伤，严重时可引起整个胚胎死亡，出现流产。胚胎组织细胞的分化取决于“胚胎决定”的各自特殊发展方向，“胚胎决定”对胚胎的整个发展过程及胚胎的形成是决定性的。胎宝宝的畸形发生，常先在异常化学性诱导作用下引起代谢变化，随后是形态变化，在胚胎发育期最敏感，因此将此期称为关键性阶段。

孕三月胎宝宝成长状况

从妊娠第 8 周开始，“胎芽”逐渐长成“胎儿”。此时胎儿的身长一天增长 1 毫米左右，妊娠第 11 周末时，身长约 9 厘米。准妈妈的手掌长度约为 16 ~ 18 厘米，所以胎儿的长度大概为其一半左右。本月，胎儿身体分为三部分。头、躯干及手脚能区别开，已逐步长成人类婴儿的形状。虽然手脚的手指和脚趾像蹼一样互相连在一起，但越来越像手指和脚趾的形状。可见眼睛上的眼皮、耳朵的耳垂、嘴唇，鼻子变高、出现鼻孔。下腭及脸也形成了，越来越有人形了。区分男孩与女孩的外部性器官在妊娠第 11 周开始形成。内脏的各器官基本上已形成，并开始工作。血液开始在婴儿体内循环，心脏的鼓动越来越清晰。妊娠 5 ~ 6 周时，超声波检查的监视器画面上，只能看到微动的心跳，但妊娠第 8 周以后，进行多普勒检查时，能清楚地听到心脏跳动的声音。从本月开始，肾脏开始工作。尿液在肾脏形成，并排泄到羊水里。通过超声波检查，发现羊水量非常少时，可以推测出肾脏有问题。虽然胎儿的大小只有准妈妈手掌的一半大，但通过超声波画面，可以看到胎儿在羊水里频繁地活动身体。胎儿啪嗒啪嗒活动手脚，改变身体的方向及位置。到第 11 周时，也有两脚交替向前走的动作了。这称为原始行走，表明胎儿的神经发达，能做一些简单的反射了。

孕四月胎宝宝成长状况

到 15 周末，胎宝宝的身长约有 16 厘米，体重约 120 克。胎宝宝皮肤颜色加红，厚度也加厚了，这样更好地保护了胎宝宝的头部，胎宝宝本月出现了胎毛。此外，由于骨头和肌肉发达的缘故，胎宝宝的胳膊和腿能稍微活动了。

不过，母亲仍不能感觉到胎宝宝活动。

心脏的跳动更加活跃，内脏器官也基本形成。另外胎盘也已经形成，与母体的联系更加紧密，胎宝宝的成长速度也因此加快了步伐，胎骨长结实了，羊水的数量也急速增加。

孕五月胎宝宝成长状况

5个月时，胎宝宝发育迅速。全身长出细毛（毳毛），头发、眉毛、指甲等已齐备，脑袋的大小像个鸡蛋。头重脚轻的身体分成3部分，并且匀称了许多。皮肤渐渐呈现出美丽的红色，皮下脂肪开始沉积，逐渐变成不透明的了。由于皮下脂肪少，所以不至于长得很胖。随着骨骼和肌肉的健壮，胳膊、腿的活动活跃起来，这时会感到明显的胎动。心脏的搏动也强劲起来，可明显听到胎心的活动。

手指可以单独地动作，会吸吮手指，动起来仿佛在跳舞似的。慢慢地会用脚踢子宫壁，向母亲传达“我很健康”的信息。

胎宝宝不断频繁地运动，以便帮助自己的神经、肌肉与骨骼发育。胎宝宝虽然是经由胎盘获取营养，但是自己也会以运动的方式来帮助成长。

胃中已产生可制造黏液的细胞，并会喝下少许羊水。大脑虽然尚未产生皱褶，但基本的构造已经形成。神经系统逐渐发达，延髓部分的呼吸中枢开始发挥作用，而且，前头叶也非常明显。

内耳区负责传递声音的“蜗牛壳”也完成了，可以感觉声音，因此在这个时期可以记忆母亲的声音。

孕六月胎宝宝成长状况

本月胎宝宝身长30厘米，体重约600～750克。骨骼更结实，头发更长，眉毛及睫毛开始长出。脸形也更清晰，已是十足的人的模样，但仍然很瘦，全身都是皱纹。皮脂腺开始具有分泌功能，并长出白色脂肪般的胎脂，覆盖在皮肤表面。而胃肠会吸收羊水，肾脏排泄尿液，已经完成出生的准备。此时已可利用听诊器听出胎宝宝的声音。医生可在准妈妈腹壁摸到胎头及胎臀，判断出胎宝宝在子宫腔的哪一位置。

孕七月胎宝宝成长状况

本月胎宝宝身长约为 36～40 厘米，体重约 1000～1200 克。上下眼睑已形成，鼻孔开通、容貌可辨，但皮下脂肪尚未充足，皮肤呈暗红色且皱纹多。脸部会形同老人一般。胎宝宝脑部开始发达，并可自行控制身体的动作。男胎的睾丸还未降至阴囊内；女胎的大阴唇也尚未发育成熟。胎宝宝对体外生活的适应能力，还没有完全具备，若在此时出生，会因早产儿发育不良而死亡。

孕八月胎宝宝成长状况

本月胎宝宝身高 38～41 厘米；体重 1100～1700 克。此时期胎宝宝的呼吸运动还不规则；肺囊亦未充分扩展开来。使肺囊展开的物质要从第 8 个月末以后，才大量制造出来。此时慎防早产。从 30 周以后，可看出其手脚的肌肉紧张程度提高，并且可使肌肉保持在结实的收缩状态。当体重达 2000 克以上时，肌肉并非变成松弛的状态，而是可以紧紧地将自己的身体予以固定。听觉在这时期已形成了。超过 30 周以后，睡眠和觉醒慢慢地分得很清楚，而且也有假寐的情形出现。假寐显示出眼球动作或呼吸运动等的特有状态。在假寐中，只有嘴巴好像吸奶般嚅嚅而动。胎宝宝到了这个月已经会打呵欠了，而且也会出现想睡的眼神和表情。眼皮似睁似闭，颜面往左右摆动，有时会吸吸腕、手指。尤其是当母亲饿了时，他们吸得很起劲，嘴巴张得开开的，好像需求些什么似的。但此时，他们还不会运用自己的手或手指。胎宝宝听到声音时，胎动会有抑制的倾向，而心跳的变化也是当然的事。通常根据母亲的感情变化，胎宝宝的反应分为：心跳没有变化（抑制型）跟心跳有变化（反应型）两种，并没有一定的事情。到第8个月结束，迈入第9个月时，胎宝宝的眼睛开始会对光线有所反应，而且会从瞳孔中反射出来。

本月胎宝宝的胎位已经定下来了。到25～26周时，约有50%的胎宝宝骨盘胎位不正（胎宝宝的头在上面、脚在下面），但是不用紧张，有些胎宝宝会用自己的脚去踢子宫壁，在羊水中慢慢地掉头（变成头在下，屁股在上）。过了30周之后，大约有90%的胎宝宝位置是正确的（头下屁股上），而其后大约会有5%～6%的胎宝宝（此时一半以上是逆产）会自然回转，从逆产变为正常，但最后还是会有4%～5%的胎宝宝胎位不正地分娩下来。如果此时期的羊水太多，或胎宝宝膝盖伸直的话，那么自己是无法变换胎位的。

孕九月胎宝宝成长状况

经过9个月的子宫内生活，胎宝宝已发育成一个体重可达2500克左右、身长可达48厘米左右的人了。全身开始长皮下脂肪，身体变成圆形，皱纹也少了，皮肤也有光泽了。长满全身的细毛开始逐渐脱落，脸上和肚子上的细毛已经消失。指甲长得很快，直达指尖，但是不会超过指尖。生殖器几乎已完备。

此时，肺和胃肠也都很发达。已具备呼吸能力，胎儿喝进羊水，能分泌少量的消化液。尿也排泄在羊水中。如果胎宝宝在此时期娩出，放在暖箱中存活率很高。

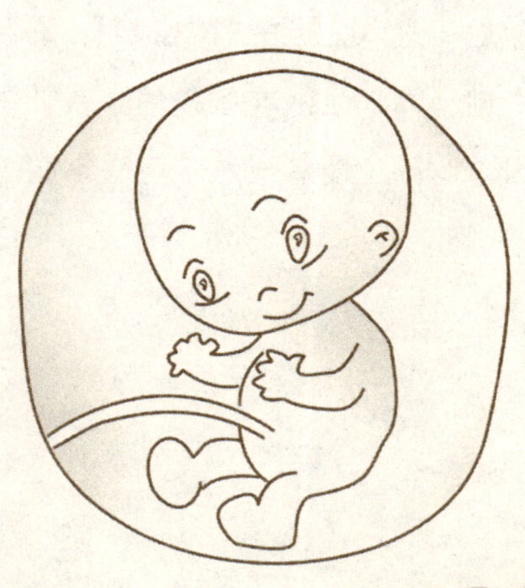

第9个月的胎宝宝已较为成熟，皮下脂肪开始变厚，皮肤的褶皱也越来越少。脸部轮廓清楚，可以表现出笑、哭等表情。

此时胎宝宝头发生长到1～2厘米，内

脏及掌控各器官的神经也相当发达。吸奶的力量、排泄、调节体温的能力都具备了。视觉、听觉、味觉、触觉和痛觉等感觉神经与脑干紧紧相连，与大脑皮质之间的关系也已经建立。

对外来的刺激有所反应，大脑的功能也相当发达，已经具备离开母体自行生活的基本能力。

孕十月胎宝宝成长状况

胎宝宝长到十个月，已是“瓜熟蒂落”的时节，母亲终于盼到了亲生骨肉来到人间的这一天。足月胎宝宝，男胎身长约52厘米，女胎大约会少1～2厘米，男胎体重约在3000～3200克或更多。女胎则相应少100～200克。胎宝宝的头发长约2～3厘米，肩、背仍有胎毛，生下后能大声啼哭，具有强烈的吸吮反射能力，四肢运动活泼有力。皮下脂肪增多，皱纹已消失，手足肌肉发达，外形上的发育已经完成，已变成了个淡黄色的胖乎乎的婴儿样了。头盖骨变硬，指甲也长到超出手指头。细毛几乎看不见了，胎脂在后背、屁股、关节等处已达稍许可以看到的程度。胎宝宝的乳房稍稍隆起，用手指一按，有时还会流出“魔乳”。以心脏、肝脏为首的循环、呼吸、消化、泌尿等器官已全部形成，已经可以在体外独立生活了。胎宝宝的头部这时已进入母体的骨盆之中，身体的位置稍有下降，胎动比以前更加频繁。胎宝宝在子宫内已处于进入人世的前夕时期。它除了仍在继续成长和成熟外，最突出点在于如何为体外生活准备条件。首要的发展是中枢神经系统的成熟，这使胎宝宝的首脑部位能从成熟中获得掌握生命和应付环境的最基本能力。

第二章

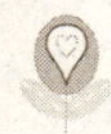

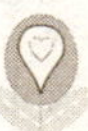
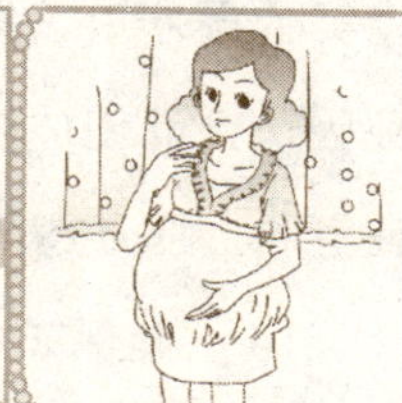

饮食营养，身体健康的保障

第一节　孕期的饮食原则及须知

孕早期的营养原则

孕早期的膳食营养强调营养全面、合理搭配，避免营养不足或过剩。

（1）合理全面的营养

提供胚胎各器官发育需要的各种营养素，同时还应考虑“早孕反应”的特点，适合孕妇的口味。

（2）保证优质蛋白质的供应

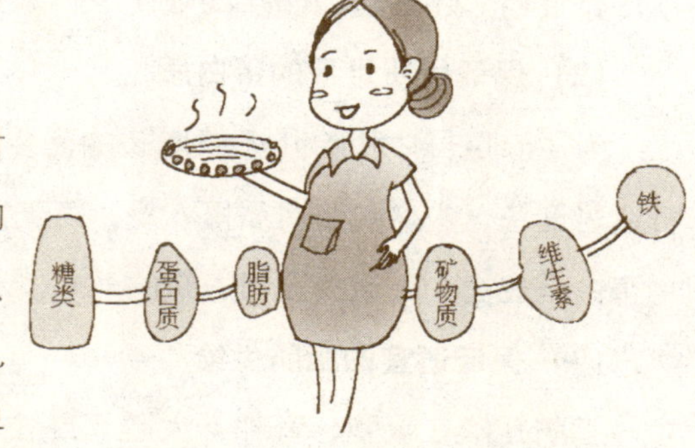

孕早期是胚胎发育的关键时期，胚胎的生长发育，母体组织的增大均需要蛋白质，此时蛋白质、氨基酸缺乏或供给不足能引起胎儿生长缓慢，甚至造成畸形。同时早期胚胎不能自身合成氨基酸，必须由母体供给，因此应通过膳食提供充足的优质蛋白质，每天不少于40克，才能满足母体需要。如果不愿吃动物性食物可以补充奶类、蛋类、豆类、硬果类食物。

（3）适当增加热量的摄入

胎盘需要将一部分热量以糖原形式贮存，随后以葡萄糖的形式释放到血液循环，供胎儿使用。胎儿能够利用的热量也主要以葡萄糖为主，母亲增加糖类的摄入量，保证胎儿的热量需要。每天至少摄入150克以上的糖类，以免因饥饿而使体内血液中的酮体蓄积，被胎儿吸收后，对大脑的发育产生不良影响。脂肪摄入量也不能过低，以防止脂溶性维生素不能被吸收。

（4）确保矿物质、维生素的供给

为了补充足够的钙质，应多进食牛奶及奶制品，不喜欢喝牛奶的人可以喝酸奶、吃奶酪或喝不含乳糖的奶粉等。呕吐严重者应多食蔬菜、水果等碱性食物，以防止发生酸中毒。

孕中期的营养原则

孕中期的膳食要求：

（1）增加热量

由于孕中期基础代谢加强，对糖的利用增加，应在孕前基础上增加200千卡能量，每天主食摄入量应达到或高于400克（8两），并且精细粮与粗杂粮搭配食用。热量增加的程度可视孕妇体重的增长情况、劳动强度进行制定。

（2）保证优质足量的蛋白质

为了满足母体和胎儿组织增长的需要，并为分娩消耗及产后乳汁分泌进行适当储备，应增加蛋白质摄入量，每天比妊娠早期多15～25克蛋白质。动物蛋白质应占全部蛋白质摄入量的一半以上。

（3）保证适宜的脂肪供给

脂肪开始在腹壁、背部、大腿等部位存积，为分娩和产后哺乳做必要的热量贮存。孕妇应适当增加植物油的摄入量，也可适当选食花生仁、核桃、芝麻等含必需脂肪酸量较高的食物。

（4）多摄取矿物质

孕中期是孕妇血容量增加速度最快的时期，容易形成妊娠贫血，应当多吃含铁丰富的食物，补充动物血液、肉类、肝脏等的血红素铁，同时补充维生素 C 也能增加铁的吸收；孕妇从孕中期开始加速钙的吸收和体内钙的贮存，应多吃含钙丰富的食物，补充奶类及奶制品、豆制品、鱼、虾等食物；孕中期对碘的需要量增加，应多吃含碘的食物，及时补充各种海带、紫菜、海产品。

（5）增加维生素的摄入量

孕中期对叶酸、维生素 B_{12}、维生素 B_6、维生素 C 以及其他 B 族维生素的需要量增加，应增加食物的摄入。这要求孕中期选食米、面并搭配杂粮，保证孕妇摄入足够的热量和避免维生素 B_1 摄入不足，同时应注意烹调加工合理，少食多餐，每日 4～5 餐以满足孕妇和胎儿的要求。

孕晚期的营养原则

怀孕后的最后 3 个月，胎儿生长发育最快，饮食质量要好，品种要齐全。每天要多增加一些蛋白质，肉类、禽类、牛奶等动物性食物；增加肝、肾等动物内脏，以补充优质蛋白和血红素铁，预防妊娠缺铁性贫血的发生；增加豆奶、豆浆、豆腐等豆制品，以补充钙的需要；增加核桃、芝麻、花生等食物以补充必需的脂肪酸的摄入。怀孕的最后阶段，要适当限制脂肪、甜食和水果的摄入，减少米、面等主食的量，以免胎儿长得过大。如果临近分娩，出现下肢水肿，还应减少盐的摄入。

增加营养的方法

要想给孕妇增加营养，可以食用下面列举的一些食物。

（1）多吃新鲜蔬菜和瓜果，摄入身体所需要的维生素 A、维生素 C、钙、铁等。

（2）多食用玉米、小米、马铃薯等，它们所含的维生素比大米、白面高，还含有人体生长发育所需要的微量元素。

（3）多吃豆制品、花生、芝麻酱等，如发芽豆类含有丰富的维生素E。

（4）多吃鱼、肉、蛋、奶，可供给大量蛋白，特别是牛奶及鸡蛋中含有大量的钙和磷脂，有利于胎儿骨骼生长及神经的发育。

（5）适当食用一些海带、紫菜、虾皮、海米等，补充膳食中的碘，促进胎儿的发育。

加强营养的意义

孕妇加强营养的意义有以下几个方面：

（1）保证孕妇的身体健康。

（2）保证胎儿的正常生长发育。

（3）有利于产后哺乳婴儿。

（4）有利于分娩和产后身体恢复。孕妇到分娩时比孕前体重约增加9～13.5千克。这些体重的增加，要以孕妇的饮食为来源。

孕妇所需的热量比正常的妇女约高25%，以维持自己的代谢和胎儿生长发育需要。而且要为分娩和哺乳期的高度消耗做好准备。孕妇的营养好坏，直接影响胎儿的发育和健康。缺乏蛋白质、维生素、微量元素可能影响胎儿脑细胞的数量，这与出生后的智力发育有密切关系。孕妇营养缺乏还会发生流产、早产、死胎，也是胎儿发育不良、畸形、低体重以及新生儿发病率及死亡率高的原因之一。

孕妇营养不良，就不能为孩子出生后喂乳打下基础，结果会造成无乳或母乳不足，使婴儿发育直接受到影响，出现发育不良。

孕妇营养不足，身体虚弱会给分娩带来困难，出现难产或延长分娩时间，当然分娩后产妇的身体恢复也会受到很大影响。

由此可见，孕妇注意饮食营养，是保证本身健康和后代正常发育的必要条件，也是实现优生优育，提高人口素质的重要措施。

安排好孕早期膳食

妊娠早期是胎儿从受精卵经分裂、着床、直至形成人体的阶段。胎儿的细胞分化、器官形成主要发生在孕早期。其中尤以人体最重要的器官脑和神经系统的发育最为迅速。同时，孕期也是母体内发生适应性生理变化的时期。因此，这一时期的营养和膳食安排，对孕妇健康和胎儿发育都十分重要。

孕早期胎儿发育迅速，至12周末，身长可7～9厘米。孕早期孕妇的生理变化主要表现在：随着胎盘逐渐形成和子宫的增大，约有半数妇女在此时期由于子宫内膜的变化和胎盘产生的激素的作用，胃肠平滑肌张力降低，活动减弱，导致食物在胃内停留过久，常在清晨起床后或饭后发生恶心、呕吐、食欲缺乏的现象，称为早孕反应。轻度呕吐一般于妊娠12周以后逐渐消失。呕吐严重者，可造成母体脱水或更严重的后果。根据这一特点，孕早期的膳食应是营养全面、经过合理调配的平衡膳食。这时期既要防止由于强烈妊娠反应而引起的营养素缺乏，也要防止某些营养素摄入过多。

安排好孕中期膳食

孕中期是胎儿迅速发育的时期，这时孕妇体内发生一系列变化，妊娠反应减轻，食欲趋于好转，胃口开始大振。孕中期的膳食应根据这一特点进行安排。

孕中期的胎儿继续发育，已形成的器官虽未成熟，但有的已具有一定的功能。孕20周时，胎儿大脑细胞不再增加，但脑内磷脂含量和胆固醇含量迅速增加，脑重量陡然增长；同时，神经细胞开始分化；心脏肌肉开始收缩；肾、肝也逐渐完成形态发育。到孕中期末，胎儿体重已达约1000克，每天平均增加10克左右。

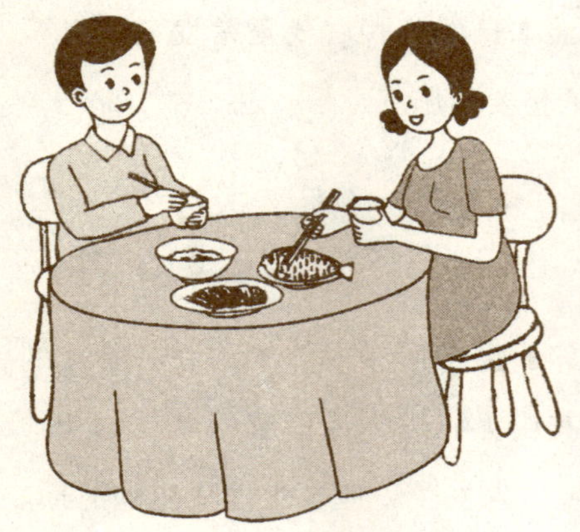

孕妇本身的生理变化主要表现在体重急速增加，所增体重可占整个孕期体重增长的60%，皮下脂肪达到贮存量为总贮量的70%。子宫、乳房增大明显。基础代谢有时可增加10%～20%。由于血浆体积的增长速度超过红细胞体积的增加，会出现妊娠生理性贫血。体内水分增多，肾功能、心脏和呼吸系统功能加强，孕妇体内的负担增加，同时还要开始进行蛋白质、脂肪、钙和铁等营养素的贮备，所以，营养的供给特别重要。保证食品的营养质量，提高各种营养素的摄入量，应是孕中期膳食的主要特点。

安排好孕晚期膳食

妊娠晚期，孕妇的食欲继续增强，胎儿的发育很快，所以营养一定要跟上。在饮食上，要增加富含蛋白质的豆制品，如豆腐和豆浆等。多食用海产品，如海带、紫菜等，多食用动物内脏和坚果类食品。注意控制盐分和水分的摄入量。

（1）第8个月

胎儿发育仍较快，对营养需求量较大。应继续保证全面营养，多吃豆制品等，同时应限制对食盐的摄入。在饮食安排上应采取少吃多餐的方式进行。

（2）第9个月

在保证全面营养的同时，要限制钠的摄入，增加铁及维生素K的摄入，为分娩做好准备。

（3）第10个月

胎儿即将出世，母体即将放下重负。应多吃富含维生素K、维生素C、铁的食物，如牛奶、紫菜、猪排骨、菠菜、豆制品、胡萝卜、鸡蛋等。

吃零食需注意

妊娠反应比较严重的准妈妈，不能正常进餐，可选择饼干、面包、蛋糕等补充热量，还要喝些牛奶，吃些鱼干、肉松、肉脯、豆腐干等，以补充蛋白质和钙。各种水果也可以多吃，既补充维生素、矿物质、膳食纤维，又可以增加水分的摄入，妊娠反应严重的准妈妈往往也有缺水的现象。

妊娠反应较轻的准妈妈，最好选择营养价值高的零食。营养价值高的零食是指含有多种营养素的零食，零食中营养素的种类越多，营养素的含量越高，营养价值也越高。我们可以简单地作一个比较。

巧克力中含量最多的是糖和脂肪，这两种营养素在人体内的主要作用是供给热量，因而称为高热量性的零食，不能列入营养价值高的零食的行列；而核桃、花生等因为含有较多的脂肪，可供给身体比较高的热量，同时蛋白质的含量也较高，还含有比较多的维生素，它们的营养价值就高于巧克力。

鱼干和猪肉脯都可以供给人体优质蛋白质，营养价值都比较高。但再仔细比较，鱼干还能提供丰富的钙，如果是海产鱼干，还含有人体需要的微量元素碘、锌等，这些都是对宝宝健康成长十分有利的营养素，因而鱼干的营养价值高于猪肉脯。

水果作为零食时，也有特别重要的作用，因为一般的零食都要经过反复加工，大多缺乏维生素 C 和膳食纤维，而新鲜的水果特别是新鲜的橘子、猕猴桃等就可以补充其他零食中的不足。

吃得太咸有危险

大多数准妈妈在受孕 8 个月以后，容易发生水肿及高血压症状，这时如果吃得过咸可以使这些症状加重，危害母体及胎宝宝健康。

因为食盐摄入的过多会增加细胞外液量，引起水分潴留，同时又加重了心脏的负担。还有血管平滑肌细胞内钠与水量的增加，会使血管内阻力加重，盐的排泄又要依靠肾脏，这样日子久了会使准妈妈出现水肿及血压升高现象，甚至还会引起肾性高血压。不仅是准妈妈，哪怕是常人吃盐太多对身体健康也是有害的。虽然准妈妈的食盐摄入量不宜过多，但也不必禁盐，这里所提倡的是节制盐的食入量。一般来讲，每天食盐不得超过 1.5～2.0 克。正常进食每天带给人的 8～15 克氯化钠，其中 1/3 由主食提供，1/3 来自烹调用盐，另 1/3 来自其他食物。准妈妈节制盐的摄入可以用一些无咸味的其他调味品，可使准妈妈逐渐习惯节制盐的摄入，如食用新鲜番茄汁、无盐醋渍小黄瓜、柠檬汁、醋、无盐芥末、香菜、大蒜、洋葱、葱、韭菜、丁香、豆蔻都可以代替盐提高食欲。全脂或脱脂奶以及低钠制作的酸奶、乳制甜奶也都可以食用。

准妈妈少吃咸食，不只是烹调菜肴时少加盐，而且一些盐腌制的菜也不要食用，如咸菜、腌雪里红以及咸点心等，都会为人体增加钠盐。尤其不要吃咸鱼，因为咸鱼除含钠盐多外，还含有大量二甲基亚硝酸盐，有致癌作用，会危害母子健康。

每天应摄取的水分

怀孕期间，一天至少要摄 2 升多（约 8～10 杯）的水分。除了白开水，不加糖的果菜汁也是很好的选择。要避免饮用水果酒或果汁汽水，因为它们含糖量太高，并且提供体内不需要的热量。

不要滥用补品

怀孕后身体发生一系列的生理变化，如血流量增加、心脏负担加重、内分泌旺盛、胃肠功能不好等，中医认为这是“阳常不足，阴常有余”。人参是大补之品，孕后久服或用量过大，很容易导致气盛阴耗，阴虚火旺。到了妊娠中晚期，由于胎儿的压迫等负担，孕妇往往出现高血压、水肿。此时如进大补之品，结果不仅对胎儿和孕妇无益，反而会加重妊娠呕吐、水肿、高血压等现象，也可促使阴道出血或流产、死产或胎儿窘迫等。所以，孕妇不宜多食“补品”。

怀孕后滥用补品有害，那么孕妇吃的营养食品是不是多多益善呢？也不是。现代的孕妇，尤其是城市的孕妇，由于过多地食用肉、鱼、巧克力、甜食等，使体液酸性化，血中儿茶酚胺水平增高，会出现烦躁不安、突发脾气、易伤感等消极情绪。这种情绪会使母体内激素和其他有害物质的分泌增加，从而导致胎儿发生唇裂、腭裂和其他器官发育畸形。由此可见，营养补充须得当，并不是多多益善。

盲目节食有危害

妇女怀孕后需要增加饮食，以供给母子营养所需，但也有少数孕妇为了自己的体形美，或者怕胎儿太大，生育困难，就采取节食的方法，尽量减少进食。这种做法是非常错误的。对母婴都有很大的危害。

妇女怀孕以后，子宫、乳房、胎盘都要发生变化，需要大量饮食营养；而且胎儿出生时体重3000～4000克，总之妇女在孕期要比孕前增加11～13千克，这些增重是必要的，否则胎儿不能生长发育。如果孕妇盲目节食，就会使胎儿先天营养不良，俗话说“先天不足，后天难养”。即便出生，也会身体虚弱甚至发生多种疾病，不但达不到优生的要求，还会给孩子带来疾患。

营养不良，对孕妇本身危害也很严重，会发生难产、贫血、软骨症等疾患，甚至给后半生带来痛苦和麻烦。

所以，孕妇不能盲目节食，只有在达到满足孕妇本身和胎儿营养所需的情况下，才能适当控制饮食，以防自身身体过胖和胎儿过大，出现难产。在正常情况下，孕妇身体胖一些，分娩后再加上身体锻炼，是完全可以减肥保持原来体形的。

准妈妈忌多吃素食

近年来，吃素的饮食风尚渐为大众接受。尤其是体形较为丰满的女性，甚至把吃素当成了习惯，希望借此达到减肥的目的。

有的人为了某种信仰，不吃荤，每天只吃米饭、蔬菜、红薯、豆类、玉米等素食，这样的人也能生活得好好的。但是如果孕妇也只吃素菜，则非常不利，可能会带来严重后果。其实真正完全素食者，身体体质肯定不如正常饮食者。孕妇长期吃素，最大的危害就是会造成自身贫血、引起胎儿发育迟缓。

孕妇一定要吃鸡蛋和牛奶，有条件的还可以喝配方奶。此外，肉类也是非常需要的，目前为止还没有肉类的替代品。如果确实很喜欢吃素食，也可以选择一些营养高的素食，比如植物蛋白豆类、豆制品；含铁成分多的菌类，像黑木耳、蘑菇等。

怀孕后仍希望保持素食习惯的孕妇，要特别重视计划饮食，以便同时顾及胎儿发育的需要。这个饮食计划的难度与孕妇的素食形态有关。

如果孕妇采取完全素食的形态，不能吃动物肉类、蛋类、乳类及乳制品，恐怕必须额外补充营养剂，否则很难达到怀孕期间的营养要求。采取完全素食的孕妇必须确定每天摄取充足的蛋白质，并且善用含不完全蛋白质的食物以合成体内所需的完全蛋白质。

由于动物性食物是维生素 B_{12} 的最佳来源，所以完全素食者怀孕后还要额外补充维生素 B_{12}。其他像叶酸、铁和锌，也是素食中缺乏而必须额外补充的重要营养素。

完全素食者或许可以从素食中摄取足够的钙质、蛋白质及热量，但实际上并不容易。因为不能吃乳制品和蛋类的孕妇必须吃进极大量的食物，才能保证摄取足够的必需营养素。

为了使胎儿得以健康地成长发育，采取完全素食的孕妇可以考虑在怀孕期间进食蛋类、乳制品甚至鱼类，等宝宝出生后再改回原来的素食习惯。

吃有农药污染的食物有危害

农药的普遍使用，对农业生产防治病虫害好处极大。但是，一些化学农药，如有机氯、有机磷、有机汞等制剂会损害遗传基因。在农产品，特别是水果、蔬菜上残存的农药，孕妇吃后，可致癌、致畸、致突变，有损伤胎儿大脑的危险。因而有残留农药的食品不能吃。水果、蔬菜在食用前要去皮和充分冲洗干净后再食用。生吃更必须洗净，尽最大限度消除残留农药，以确保孕妇和胎儿健康。

正确烹调食物

（1）要选择正确的补钙食物。牛奶、鱼类是补钙的首选食物。牛奶中钙含量高，且易被人体吸收。酸奶中钙含量高于牛奶，且酸性的环境更利于钙的吸收；鱼类特别是小鱼中的钙含量也比较高，因为小鱼的骨头比较多，有时可以连骨头一起吃下，因此也成为补钙的食物来源。

（2）许多蔬菜中的钙含量并不低，但由于蔬菜中的草酸、植酸含量较高，降低了蔬菜中钙的营养价值，所以在烹调这类蔬菜时，一方面要通过焯水的方法去掉一部分草酸、植酸等抗营养因子；另一方面，在制定膳食计划时，要注意尽量避免这类食物与钙含量高的食物同时食用，如在喝牛奶时，最好不要立即喝茶或咖啡，因为茶水和咖啡中含有的鞣酸对钙的吸收不利。

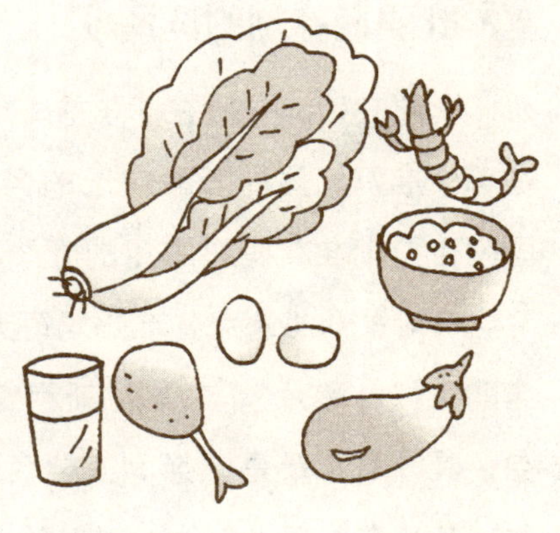

（3）通过采用合理的烹调方法，也可以增加菜肴中游离钙的含量。特别是对于肉食类动物骨头来说，其结合型的钙含量虽然高，但不能被人体吸收，只有将它转化为游离型的钙以后，人体才有吸收的可能。这种转化方法就是在烹调的过程中加醋，使动物骨头在酸性环境中达到这一效果。因此，糖醋排骨、糖醋油炸小鱼都可以选用。

第二节 孕期不可或缺的营养元素

增加叶酸的摄入量

进入孕期的第4周，即1个月，在其后的2周内，胚胎的体积将会增加7000倍，细胞的快速分裂过程需要大量的叶酸参与。若准妈妈缺乏叶酸，便会引起胚胎细胞分裂障碍，导致胚胎细胞分裂异常、胚胎细胞发育畸形。特别是由于神经管发育畸形，导致胎宝宝出现“无脑儿”或“脊柱裂”。

因此，准妈妈应特别注意加强叶酸的摄入量，每天多吃一些富含叶酸的水果，对准妈妈会很有帮助的。

叶酸增补剂的选择

孕前开始，一般在怀孕前1个月至怀孕后3个月内服用叶酸增补剂，往往可使准妈妈体内叶酸缺乏的情况得以纠正，但应该在医生的指导下服用。国家目前批准准妈妈服用的叶酸增补剂只有“斯利安”片，每片“斯利安”片含有叶酸0.4毫克，准妈妈每天服用1片（0.4毫克）即可。有些人却去药店购买“叶酸片”，它与“斯利安”片完全不同。“叶酸片”每片含叶酸5毫克，其叶酸含量是“斯利安”片的12.5倍，它主要用于治疗巨幼细胞性贫血。若长期服用大剂量的“叶酸片”，不但未起到预防胎宝宝畸形的作用，反而会给准妈妈和胎宝宝带来其他不良作用。因此，一定不要将这两者混淆。

补充足量的钙

怀孕时，孕妇对钙矿的需求量增多，对钙的认识也有待进一步了解。

(1) 钙的作用

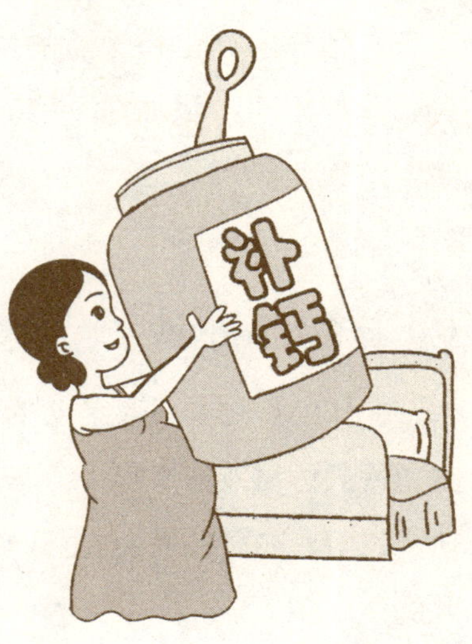

为人体骨骼、牙齿的重要组成成分，参与神经、骨骼、肌肉代谢，并维持正常神经肌肉的兴奋性。

(2) 钙对女性的价值

钙似乎是女性一生中所需的最重要的矿物质之一。胎儿骨组织与牙齿的形成、成长与发育依靠的重要物质是钙；当我们从婴幼儿成长为青年时，我们依靠的还是钙；当我们步入晚年而确保身体强健时，我们依靠的仍然是钙，尤其作为女人，我们自己的生长需要钙、孕育新生命需要钙；女性激素代谢与“更年期”的临近，使我们自己所需要钙的量远远比同龄男性高出几十倍。因此，钙对女人的价值不言而喻，尤其是备孕女性、孕妇、产后的妈妈，为了自己、孩子与家庭的幸福，有责任做好补充钙的准备，并根据机体的需要及时补充钙剂。

(3) 钙的来源

富含钙的食物有海带、大豆、腐竹、奶制品类、黑木耳、鱼虾类等。尽管这些食物含有丰富的钙，但人体对钙很难吸收。因此，计划怀孕的夫妇或已经怀孕的孕妇，必须额外补充一定量的钙剂，如：碳酸钙、葡萄糖酸钙等。

(4) 钙摄入量或准备补充量

正常女性在非怀孕期平均每天需要钙约800毫克，而在怀孕期间每天必须摄入1000～1500毫克的钙。

(5) 钙摄入不足的危害

怀孕前，若女性体内钙摄入不足，不仅影响个人的身体状况，而且直接影响怀孕后孕妇的身体与胎儿的发育。由于怀孕前的钙补充不足而导致怀孕后孕妇体内的钙缺乏或怀孕后孕妇钙摄入不足，在孕期，孕妇体内的钙质就会转移到胎儿身上，既不能满足胎儿生长发育的需要，也影响胎儿乳牙、恒牙的钙化和骨骼的发育，出生后使孩子早早地出现佝偻症；也会导致孕妇出现小腿抽筋，疲乏、倦怠，产后出现骨软化和牙齿疏松或牙齿脱落等现象。

补充足量的铁

在你的食物中获取足够的铁是很具挑战性的：女性比男性更需要铁，但是通常人体摄取的铁很少。营养不均衡和匆忙饮食可导致缺铁性贫血。一项研究表明，如贫血发生在怀孕初期可使生出低体重儿的概率多3倍，生早产儿的概率多2倍。

保证足量的锌

锌是人体所需的营养素之一，锌参与细胞的生长发育。妇女怀孕以后，对锌需要量比非孕时增加很多。这是因为怀孕后血浆容易增加，胎盘激素的影响和胎儿的摄取使体内锌代谢加快。然而，孕妇靠饮食中摄取的锌是难以满足锌的需要的。因此必须适当地增加锌的摄取量，否则会影响胎儿正常的生长发育。

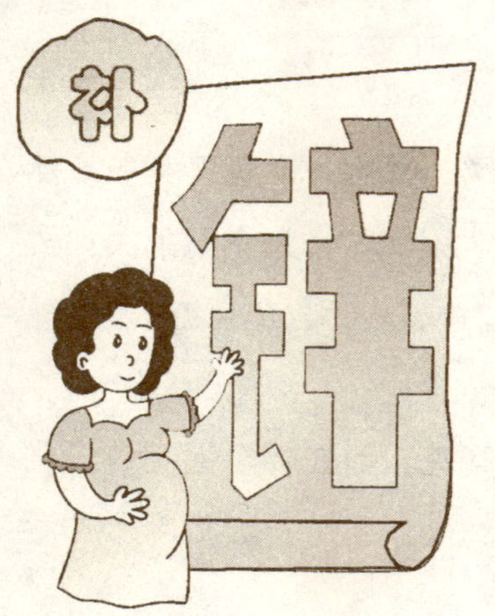

如果孕妇体内锌含量不足，由胎盘供给胎儿的锌量就减少，分娩后乳汁中锌含量也会降低，会直接影响婴儿正常生长发育。为此孕妇必须保证摄取足量的锌。

孕妇每天需要锌的量为20毫克，而每天从食物中摄取的锌约15毫克，要保证足量的锌，就必须另外补充一些富含锌的食物，如牡蛎、牛肉、鱼类、鸡蛋等蛋白食物。

保证足量的碘

碘经过消化道进入人体血液后，大部分以甲状球蛋白的形式贮存于甲状腺中，以保证足够的原料合成甲状腺激素并输送到全身，以满足新陈代谢的需要。

怀孕后，由于胎儿的生长发育，对碘的需求量会逐渐增加。在胚胎12~22周，正是大脑和神经形成的特定时期，若缺碘，则会造成大脑皮质中主管语言、听觉和智力的部分不能得到完全分化和发育。待分娩后，婴儿可表现出不同程度的聋哑、痴呆、身材矮小、痉挛性瘫痪、智力低下、小头、低位耳等畸形情况。

保证足量的硒

硒不但参与体内许多生化反应，还与多种酶的活性有关，而且具有抗氧化性、防癌和防治某些疾病的重要作用。硒和维生素E都是抗氧化剂，但两者的生理功能不同。人体内许多正常的生物化学反应，都能产生一些有害的物质，如过氧化氢及其他活泼形式的氧，如不加以控制，将引起细胞膜中的脂质发生过氧化反应，使得细胞受到广泛的破坏。维生素E能保护细胞不发生过氧化反应，而含硒的酶，除保护细胞膜免受过氧化反应损伤外，还能分解体内代谢产生的自由基，这些自由基在细胞的癌变过程中起着不利于人体的作用。

人体缺乏硒可导致克山病，患者往往有心悸、头晕、气短及心功能不全等症状，严重者常因心力衰竭而死亡。由克山病流行病学调查得知，克山病多发于育龄期妇女。孕妇处于低硒水平，易患克山病。

硒还能缓解或降低镉、汞、砷、铅、铊、镍、硫等引起的毒性。若缺硒，则增加上述毒性元素对孕妇及胎儿的毒害，引起免疫功能低下、畸胎、死胎及流产等不良后果。所以，孕妇每天要保证摄入足量的硒。

孕妇每日膳食硒供给量为50微克。

硒的地理分布很不均匀，贫硒地区的食物中含硒量低。一般地区中，动物的肝、肾和鱼、虾中含量丰富，芝麻、糙米、普通面粉、大豆、蘑菇、芦笋、胡萝卜、蒜、橙子和香蕉含量较多，海带、发菜和贝类含硒也特别多。孕妇可以从以上食物中摄取足量的硒。

不可忽视卵磷脂的摄入

卵磷脂的重要作用：

（1）保障大脑细胞膜的健康及正常功能，确保脑细胞的营养输入和废物输出，保护脑细胞健康发育。对于处于大脑发育关键时期的胎儿及婴幼儿，卵磷脂是非常重要的益智营养素。

（2）是神经细胞间信息传递介质的重要来源，充足的卵磷脂可提高信息传递速度，提高大脑活力，体现为思维敏捷、学习能力强。

（3）卵磷脂是大脑神经髓鞘的主要物质来源，充足的卵磷脂可提高信息传递的准确性，体现为注意力集中，记忆力增强。

基于上述观点，发达国家非常注重孕产妇和婴幼儿对卵磷脂的补充。第七届卵磷脂国际会议曾做出结论：“总结这些研究成果，建议怀孕妇女服用适量的卵磷脂，这对于幼儿的智力发育是很重要的。”而美国食品与药物管理委员会（FDA）也批准，所有的婴儿食谱中都要适量补充卵磷脂。

保证充足的热量

孕妇在妊娠过程中，由于母体大量贮存脂肪和胎儿新组织的生成，热量消耗高于未妊娠时期很多。所以，妊娠后热量需要增加，且随妊娠延续而增加。保证孕妇热量便显得很重要。

如果孕妇妊娠期热量供应不足，母体内贮存的糖原和脂肪被动用，人就会消瘦、精神不振、皮肤干燥、骨骼退化、脉搏缓慢、体温降低、抵抗力减弱等。

还有，葡萄糖是胎儿代谢所必需也是唯一的热量来源。如果胎儿消耗母体葡萄糖较多，当母体摄取糖类食物不足时，不得不动用脂肪、蛋白质供应，这种情况易引起母体患酮症，继而影响胎儿的智力发育，也可使体重下降。所以孕妇应在饮食中摄入足够的热量，保持血糖正常水平，避免血糖过低对胎儿体格及智力造成不良影响。

另外，妇女怀孕后代谢增加，各器官功能增强，为了加速血液循环、心肌收缩力增加，糖类可作为心肌收缩的应急能源。脑组织和红细胞也要靠糖类分解的葡萄糖供应热量。因此，糖类也不可缺少。

人体热量的来源主要是产热营养，即蛋白质、脂肪和糖类。含蛋白质多的食物有鱼、肉、乳、蛋、禽和豆类制品。脂肪主要存在于动物油、植物油、肉类和豆制品中。含糖类丰富的食物主要是植物食品，如粮谷、豆类、马铃薯、红薯等。

重视糖类的摄入

所有的糖类都在肠中被身体吸收，主要为身体提供热量。但是，不同的糖类在消化道中以及在血液中的作用却可能明显不同。糖类主要分为两大类型：精制的和非精制的。

精制糖类从植物原料中提炼、加工而成，如白糖、红糖、糖浆和葡萄糖等。精制的糖类能很快被吸收入血液中，为身体提供热量。饮食平衡者一般不需要摄入精制糖类。

赤糖浆、蜂蜜含有各种营养物质，如钙、钾及B族维生素。而糖制的红糖、白糖则只含有糖分，吃得太多会使血糖平衡失调，并耗尽B族维生素。所有的精制糖类还会损坏牙齿。

非精制的糖类存在于很多食物中，尤其是谷物类、豆类以及未剥皮的马铃薯中，这些食物都富含维生素和矿物质。

非精制糖类含有一些不能消化的植物纤维质和构成植物细胞间壁的物质。这些饮食中的纤维对维持适当的消化功能和促进肠蠕动非常重要。足量的纤维素可以清除便秘，保证食物中的热量缓慢、稳定地释放到身体中去。

孕妇每天约需400~500克的谷类。尤其在怀孕初期3个月，多吃一些粗制或未精制加工的食品，能使孩子的器官正常发育。

供给适量矿物质

妊娠中期的准妈妈常出现小腿抽筋等情况，这通常与她们膳食中缺钙有关。钙、磷始终是胎宝宝的骨骼生长发育必不可少的元素，为此妊娠中期应选择含钙量高的食物，如小虾、酥鱼、虾皮、牛奶及奶制品等。维生素D可以促进钙的吸收利用，在选择含钙食物时应注意维生素D的补充。户外晒太阳是最有效的补充维生素D的方法。锌对早期胎宝宝器官形成极为重要，准妈妈由妊娠中期开始应增加锌的摄入量。我国营养学会建议每日锌的摄入量由11.5毫克增至16.5毫克。碘是合成甲状腺素的必需物质，每周吃一次发菜、紫菜、海带等海产品可以补碘。

补充维生素A

维生素A，主要存在于海产鱼类肝脏中。植物组织内存在的β-胡萝卜素在人体肠内可还原成两分子维生素A，成为维生素A来源的另一途径。人若缺乏维生素A，就会在暗光下看不清四周的物体，出现夜盲症。维生素A还能促进机体生长及骨骼发育。另外，维生素A具有维持上皮组织健全的功能。

妊娠期内胎儿机体生长发育以及母体各组织的增加和物质储备均需要大量的维生素A。动物研究发现：妊娠期维生素A缺乏，可引起流产、胚胎发育不良，幼年动物生长停滞及骨、齿形成不良。维生素A严重不足时，可导致动物骨骼和其他器官畸形。但摄入过量的维生素 A，同样有可能引起胎儿畸形和影响胎儿的正常发育。

所以，我国营养学会推荐孕妇维生素 A 的日供给量标准与非妊娠妇女一致，皆为 1000 微克当量维生素 A。

维生素 A 在动物肝脏、牛乳、蛋类、奶油、鱼肝油和胡萝卜等食物中含量较高。胡萝卜素可以转变为维生素 A，它存在于胡萝卜及含有色素的蔬菜水果中。吃胡萝卜时要用油炒，凉拌时加些油均可增加它的吸收。

补充维生素 B_1

维生素 B_1 是抗脚气病维生素，研究发现，若人体维生素 B_1 不足，不仅使糖类代谢发生障碍，还将影响机体整个代谢过程，而且丙酮酸不能继续代谢，还影响氨基酸与脂肪的合成。人们长期大量食用精白的米和面粉，而又缺乏其他杂粮和多种副食品的补充，易造成维生素 B_1 缺乏。患者即易发生脚气病，并表现为体弱及疲倦，然后出现头痛、失眠、眩晕、食欲不佳以及其他胃肠症状和心动过速，继而出现肢端麻痹或功能障碍等多发性神经炎症状。孕妇维生素 B_1 不足或缺乏会更加明显地表现为疲倦、乏力、小腿酸痛、心律过速等。这是因为妊娠期间母体及胎儿代谢水平增加，对热量需要增加，维生素 B_1 供给也必须增加的缘故。

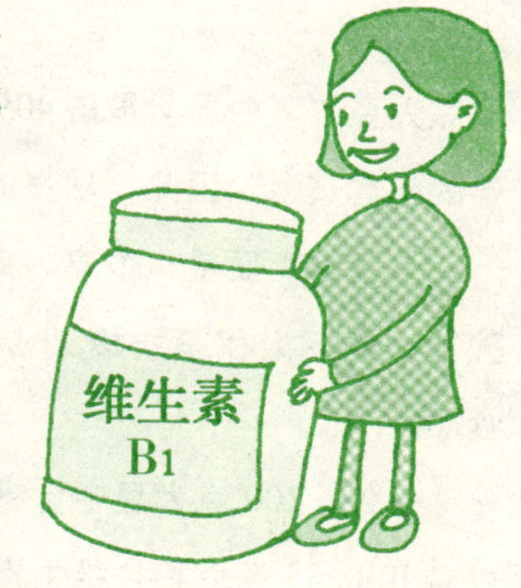

含维生素 B_1 较多的食物有猪肉和动物肾、肝等，蛋类含维生素 B_1 也不少。含维生素 B_1 较多的植物食品有糙米、标准面、小米、玉米、豆类、花生仁、核桃以及炒葵花仁等。粮食碾磨越精，加工粮中维生素 B_1 含量越低，故应适当控制粮食加工精度。

第三节　有益于准妈妈的食物

多吃豆制品

有的准妈妈不习惯吃豆类和豆制品，这对供给胎宝宝足够的健脑营养素很不利，因为豆类是重要的健脑食品，如果准妈妈能多吃些豆类食品，将对胎宝宝健脑十分有益。

（1）大豆中所含相当多的氨基酸和钙，正好弥补米、面中这些营养的不足。比如，脑中极为重要的营养物质谷氨酸、天冬氨酸、赖氨酸、精氨酸在大豆中的含量分别是米中的6、6、12、10倍，可见含量之高，对健脑作用之大。

大豆中蛋白质含量占40%，不仅含量高，而且多为适合人体智力活动需要的植物蛋白。因此，从蛋白质角度看，大豆也是高级健脑品。

大豆含脂肪量也很高，约占20%。在这些脂肪中，油酸、亚油酸、亚麻酸等优质不饱和脂肪酸又占80%以上，这就更说明，大豆确实是高级健脑食品。

此外，100克大豆中含钙240毫克，含铁9.4毫克，含磷570毫克，含维生素B_1 0.85毫克，含维生素B_2 0.30毫克，含烟酸2.2毫克，这些营养素都是智力活动所必需的。

（2）豆制品中，首先值得推荐的是发酵大豆，也叫豆豉，含维生素B_2非常丰富，比一般大豆约高一倍。维生素B_2在谷氨酸代谢中起着非常重要的作用，而谷氨酸是人脑的重要物质，可提高人的记忆力。

豆腐也是豆制品的一种，其蛋白质含量占35.3%，脂肪含量占19%，100克豆腐中含钙120毫克，维生素B_1、维生素B_2的含量也很高。因此，豆腐是非常好的健脑食品。其他如油炸豆腐、冻豆腐、豆腐干、豆腐片（丝）、卤豆腐干等都为健脑食品，可交替食用。

豆浆和豆乳所含的亚油酸、亚麻酸、油酸等以及不饱和脂肪酸含量都相当多，可谓是比牛奶更好的健脑食品。准妈妈应经常喝豆浆，或与牛奶交替食用。

熟大豆面加些红糖，用作拌米饭、蘸馒头、蘸切糕等都好吃，其含钙量是豆腐、豆豉的2倍多，其维生素 B_1 的含量是上述食品的10倍以上，铁成分是3倍，其他矿物质也是3倍多。

大豆对健脑有如此重要作用，准妈妈如果怀孕前不习惯吃豆制品，孕后从胎宝宝健脑出发，也应一改原有习惯，努力多吃些豆类和豆制品。

吃酸有好处

妇女怀孕后，胎盘可分泌绒毛膜促性腺激素，这种激素可抑制胃酸分泌，使消化酶活性降低，并能影响胃酸的消化吸收功能，因此孕妇会产生恶心、呕吐、食欲下降、乏力、嗜睡等早孕反应。由于酸味能刺激胃酸分泌，提高消化酶的活性，促进胃肠蠕动，增加食欲，所以多数孕妇愿吃酸味食物。

从营养学方面讲，孕妇吃酸性食物对孕妇本人和胎儿的发育都是有好处的。怀孕2~3个月后，胎儿骨骼开始形成，酸性物质可使游离钙形成钙盐在骨骼中沉积，促使钙的吸收和骨的生长；酸性食物还有助于铁的吸收，使造血旺盛，纠正贫血；维生素C大多存在于酸性食物中，吃酸性食物可增加维生素C，对胎儿组织形成、心血管生长、防止贫血均有重要作用。

当然，并非所有的酸性食物都如此，如人工腌制的酸菜、醋制品，在加工制作过程中，其维生素、蛋白质、矿物质、糖分等几乎都被去除，且含有致癌物质亚硝酸盐，可致胃癌、肝癌等，因此孕妇应多吃既有酸味又有营养的新鲜水果，如杨梅、樱桃、石榴、橘子、酸枣、葡萄、番茄、苹果等。

喝牛奶有益处

牛奶营养丰富，尤以钙的含量高，且特别易被人体吸收，因而是孕期的保健佳品。

据测定，在一瓶227克装消毒牛奶中，所含蛋白质相当于55克鸡蛋；脂肪相当于385克带鱼；热量相当于120克猪肝；钙相当于500克菠菜；磷相当于30克鸡肉；维生素A相当于125克活虾；维生素B_2相当于225克羊肉。

最新的研究发现，牛奶中含有对机体生理功能具有调节作用的肽类，可以发挥类似鸦片的麻醉镇痛作用，使全身产生舒适感，又不会成瘾。临睡前喝一杯牛奶，既可以补充营养，又能使孕妇情绪稳定，促进睡眠，有利于胎儿的发育成长。

牛奶中含有丰富的钙质和有利于钙吸收的维生素D，能有效地补充母体钙质，增强骨骼和牙齿，减少胎儿缺钙风险，牛奶中的钾更可使动脉血管壁在血压高时保持稳定，降低孕妇妊娠高血压时的危险性。牛奶具有阻止人体吸收食物中有毒金属铅和镉的功能，能减少胎儿吸收这类有毒物质的风险，酸奶和脱脂奶更可增强免疫功能，防止孕期感染。牛奶中的镁能使心脏和神经系统耐疲劳，碘和卵磷脂能大大提高大脑工作效率，酪氨酸能促进快乐激素——“血清素”大量生长，促使孕期的母亲保持良好的体力、脑力和情绪。牛奶中的锌能促进胎儿大脑发育，铁、铜和维生素A有美容作用，使皮肤保持光洁，维生素B_2可提高视力，喝牛奶还可防止动脉硬化等等。

所以孕妇常喝牛奶，胎儿受益多。因此，若条件允许，孕期最好能保证每日2～3杯牛奶，以满足母子健康的需求。

吃葡萄益处多

葡萄富含营养，除含有60%以上的水分外，还含有糖类（葡萄糖、果糖、戊糖）、有机酸（酒石酸、苹果酸、柠檬酸、单宁酸）、矿物质、含氮化合物，氨基酸以及多种维生素等对人体有益和必需的成分。葡萄中的糖主要是葡萄糖，能很快被人体吸收。

葡萄中含类黄酮，这是一种强力抗氧化剂，可抗衰老，并可清除体内自由基。葡萄还是消化能力较弱的准妈妈的理想果品。葡萄中含大量酒石酸，有帮助消化的作用，适当多吃些葡萄能健脾胃，对母体裨益甚大。

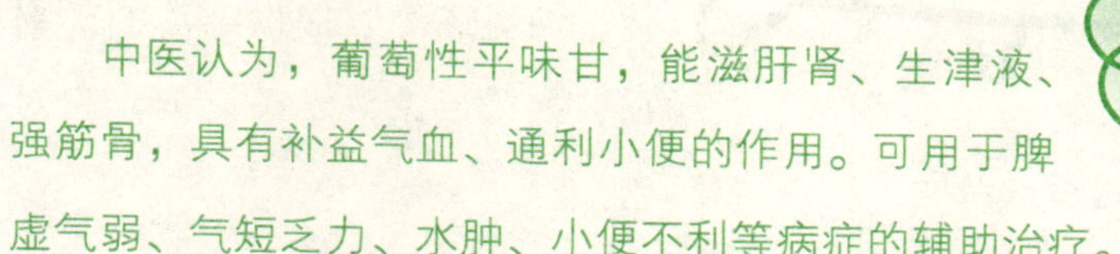

中医认为，葡萄性平味甘，能滋肝肾、生津液、强筋骨，具有补益气血、通利小便的作用。可用于脾虚气弱、气短乏力、水肿、小便不利等病症的辅助治疗。

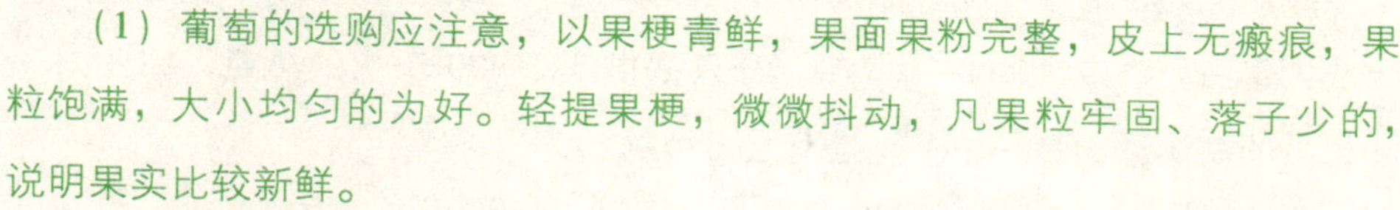

（1）葡萄的选购应注意，以果梗青鲜，果面果粉完整，皮上无瘢痕，果粒饱满，大小均匀的为好。轻提果梗，微微抖动，凡果粒牢固、落子少的，说明果实比较新鲜。

（2）吃葡萄后不能立刻喝水，否则很容易发生腹泻。吃葡萄应尽量连皮一起吃，因为葡萄的很多营养成分都存在于皮中，葡萄肉的功能远远不及吐掉的葡萄皮。因此，“吃葡萄不吐葡萄皮”是有一定道理的。

多吃野菜好

与栽培蔬菜比较，野菜的蛋白质高出20%，矿物质达数十种之多，以蕨菜为例，其铁质、胡萝卜素、维生素C的含量分别为大白菜的13倍、1.6倍和8倍。马兰头的含铁量是苹果的30倍，是橘子的10倍，超过了芹菜和白菜的含量。每100克红苋菜叶的叶酸含量高达420微克，超过栽培蔬菜中含叶酸最高的菠菜。

孕期餐桌上经常添一碟野菜，无疑为胎儿增加了一条营养供给的渠道。而且野菜污染少，对孕妇和胎儿来说都很安全，味道又好，可提高孕妇的食欲，减轻厌食症状，有利于母子健康。

多吃海洋食品

海洋动物食品被营养学家称为高价营养品。它们富含脂肪、胆固醇、蛋白质、维生素A和维生素D，与眼睛、皮肤、牙齿和骨骼的正常发育关系非常密切。据研究，海鱼中含有大量的鱼油，而且这种鱼油具有促进新陈代谢正常进行的特殊作用。海鱼还可以提供丰富的矿物质，如镁、铁、碘等元素，它对促进胎儿生长发育有良好的作用。

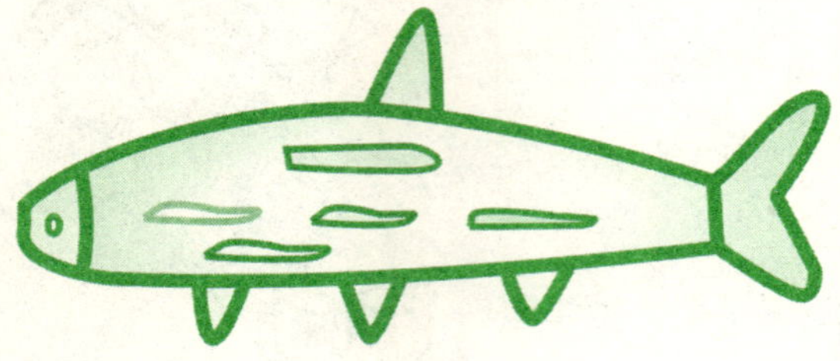

除此之外，海洋动物食品还具有低热量、高蛋白的特点。100克鱼肉可提供成人蛋白质供应量的1/3～1/4，却只提供低于420千焦的热量，因此对于高蛋白的海洋动物食品，多吃是有益无害的。

多吃红糖的作用

红糖是未经提纯的蔗糖，其中保存了许多对孕妇、产妇有益的成分。据分析，100克红糖中含钙质90毫克，含铁4毫克，钙的含量比白糖高2倍，铁的含量比白糖高1倍。此外，红糖还含锰、锌等微量元素以及胡萝卜素、维生素B_1和烟酸等，这些营养物质对孕妇很有利。

红糖性温，味甘，具有益气补血，行血活血，缓终止痛，健脾暖胃，化食散热的功效，这些作用对孕妇、胎儿都有益处。所以，孕妇吃红糖对身体有益。

多吃玉米的作用

有些孕妇认为玉米没什么营养，所以不吃玉米，其实这种认识是错误的，玉米对胎儿有很好的健脑作用。

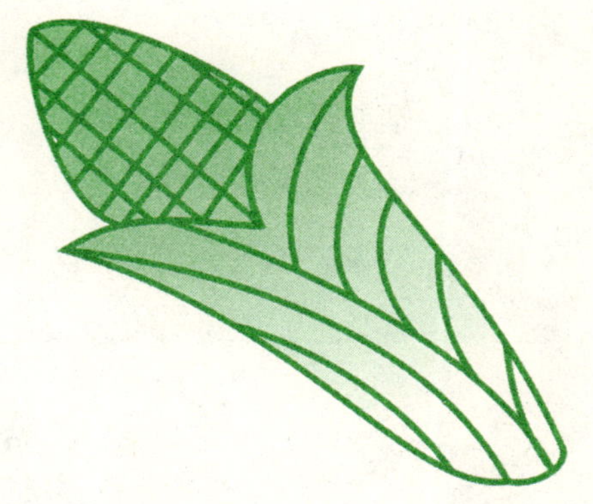

玉米中所含的蛋白质、脂肪、维生素和矿物质都比较丰富。它特有的胶质蛋白占30%，尤其是黄玉米，含有较多的维生素A，这些营养物质对人的大脑、视力都有好处。玉米脂肪中的维生素E较多，对防止细胞氧化、抗衰老有益，也有益于大脑。玉米中粗纤维多，食后宽肠，有利于消除便秘，有利于肠的健康，也间接有利于大脑发育。有一种甜玉米，其蛋白质的氨基酸组成中以健脑的天冬氨酸、谷氨酸含量较高，所含脂肪中的脂肪酸主要是亚油酸、油酸等不饱和脂肪酸。这些营养物质都对大脑发育有益。

玉米是健脑食品，孕妇多吃玉米比吃大米更有利于胎儿健脑。

吃西瓜好处多

由于在妊娠1~7个月里，胎儿吸收了孕妇体内的许多营养，孕妇体内的各种营养素可以说都处在最低点，在此时，吃些西瓜是大有好处的。因为西瓜中含有胡萝卜素、维生素B_1、维生素C、糖、铁等大量营养素，可以补充孕妇体内的这种损耗，满足体内胎儿的需要。同时，西瓜还可以利尿消肿、降低血压，这对于保护孕妇的身体也是有益的。

孕妇还可以从西瓜中摄取少量的铁，对纠正贫血，也算得不无小补。西瓜含糖较多，可以补充热量并保护肝脏。特别是分娩时精神紧张等，吃西瓜也可以补充水分、蛋白质、矿物质、维生素。西瓜还有一个神奇的功效：增加乳汁的分泌。

可见西瓜对孕妇来说是不可缺少的佳品，孕妇应注意在孕期尤其是第七、八两个月多吃西瓜。

适当进补人参

(1) 孕期可适当进补人参

母体在怀孕早期，由于各系统产生相应变化，抵抗力下降，易发生感冒、泌尿系感染等，体质弱者更是如此。因此，体弱孕妇此时适当地进补一些人参，可提高孕妇的自身免疫力。

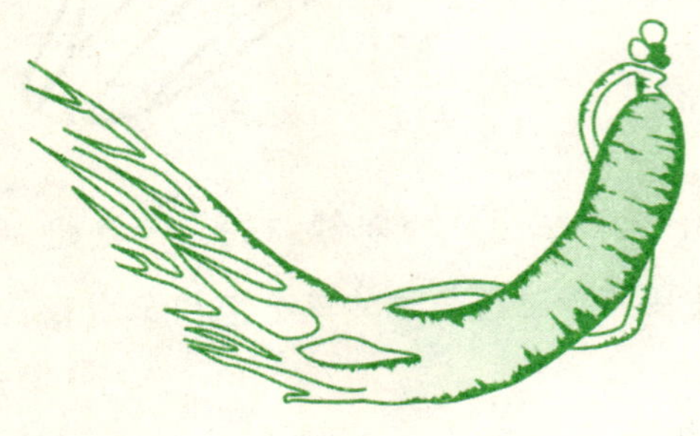

妊娠晚期，孕妇血浆纤维蛋白原和球蛋白含量增高，血液黏稠度增加，血液处于高凝状态。研究表明人参可明显增加“血淤”状态下红细胞膜的流动性，其对血液循环有明显的改善作用，同时能增强心肌收缩力，因此，对胎儿宫内正常发育可起到一定的作用。

(2) 服用哪种人参为好

怀孕早期主张服用红参，体质偏热者可服生晒参；怀孕中晚期如水肿较明显，动则气短也以服红参为宜，体质偏热者可服西洋参。总之，应在医生指导下选择服用。

(3) 人参的服用量

应在医生指导下选择服用人参，千万不要服用过量。一般情况下，红参、西洋参常用量为3～10克，生晒参为10～15克，蒸煮45分钟左右为佳，服时以少量多次为宜。服参时忌与萝卜同食，还要少饮茶。

适合准妈妈的饮品

(1) 芹菜汁

芹菜、荸荠、胡萝卜与苹果切碎，按照1：1的比例加水，用榨汁机榨成汁——对咳嗽、多痰、痔疮都具有疗效，同时又健胃利尿。

（2）小黄瓜汁

小黄瓜洗净，切碎，按照1∶1的比例加水，用榨汁机榨成汁，以蜂蜜调服——滋阴祛燥。

（3）椰汁奶糊

椰汁1杯、粟粉5汤匙拌匀成粉浆，红枣4粒去核洗净。糖、鲜奶各2杯、红枣及清水2杯同煮开，慢慢加入糊浆，不停搅拌成糊状至开，盛入碗中即可进食。

（4）蓝果汁

甘蓝菜、胡萝卜、苹果，混合榨汁，早晚各一杯——含丰富的钾、钙、镁、铁和维生素，具有维持盐分平衡的功能，还可以防治妊娠高血压。

（5）菠菜柳橙汁

菠菜用开水焯过，柳橙（带皮）、胡萝卜与苹果切碎，按照1∶1的比例加水，用榨汁机榨成汁——富含维生素B_1。

孕后美味食谱

草莓绿豆粥

【原料】 糯米250克，绿豆100克，草莓250克，白糖适量。

【做法】 ①绿豆淘洗干净，用清水浸泡4小时，草莓择洗干净。②糯米淘洗后与泡好的绿豆一并放入锅内，加入适量清水，用旺火烧沸后，转微火煮至米粒开花、绿豆酥烂时，加入草莓、白糖搅匀，稍煮一会儿即成。

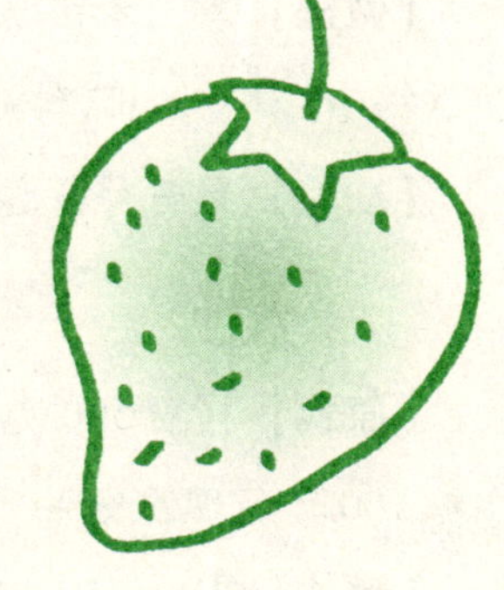

【功能】 此粥含有丰富的蛋白质、糖类、钙、磷、铁、锌、维生素C、维生素E等多种营养素。中医认为，酸甜化阴养胃，适于妊娠早期之准妈妈食用，特别适合在夏季、初秋食用，还具有清热解毒、消暑利水等作用。

番茄焖青豆

【原料】番茄1个，青豆300克，火腿肠50克，食盐、胡椒粉、鸡精、白糖各适量。

【做法】①番茄入沸水烫过，撕皮切丁。②火腿肠切成丁。锅内放油烧至六七成热时，下青豆略炒。③加适量清水、盐和白糖，烧开后，用中火煮至青豆松软、汁少时，放番茄丁、火腿丁合炒，用鸡精、胡椒粉调味即成。

【功能】此菜能提供优质的植物蛋白质和丰富的维生素。

水晶番茄

【原料】番茄300克，白糖50克。

【做法】①将番茄洗净，切去蒂，用开水烫一下，剥去薄皮，然后切成块，放在盘内。②把白糖均匀地撒在番茄上即可。

【功能】本菜糖类、维生素C、胡萝卜素及水分含量较高，具有祛火开胃之功效。

金玉满堂

【原料】玉米粒罐头2罐，虾仁50克，红腰豆25克，青豆15克，色拉油、精盐、味精、糖、水、淀粉各适量。

【做法】①玉米粒同虾仁、青豆、红腰豆均焯水。②净锅加底油，把原料放入锅中，加入调味料翻炒。勾芡、淋明油出锅即成。

【功能】具有补肾健脾的作用。

山楂豆沙包

【原料】面粉500克，3个蛋黄，豆沙馅250克，山楂糕、青梅各50克，白糖100克，熟烹饪油20克，面肥50克，碱面适量。

【做法】①将350克面粉放入盆内，加入面肥及清水175克和成面团，待酵面发起，加碱揉匀，取4/7面团掺入熟烹饪油20克揉匀，另外3/7面团分成2块备用。②蛋黄放入碗内打散，加入面粉75克，白糖50克及上述备用的一团面块，揉匀成黄色面团稍饧。③山楂糕用刀面压碎，加入白糖50克，干面粉75克及剩余的另一块面团，揉光揉匀成红色面团稍饧。④将白面团放案板上，揉成条，擀成长方形面片，黄面团也擀成同样大的片盖在白面片上、红面团也擀成同样大的片铺在黄面片上，然后从一端卷起成长卷，揪成20个剂子，逐个按扁包入豆沙馅成圆球形。再用小刀片在圆球的周边斜着转划5~6刀，呈斜平行裂道。用手指在圆球中心按成凹形，将青梅切成20个小薄片，分别放入凹处，码入屉内，上笼蒸几分钟即成。

【功能】此豆沙包含有较多的蛋白质、糖类、B族维生素、维生素C、矿物质。面粉蛋白质和豆类蛋白质混合食用，营养价值会明显提高。中医认为本品含山楂、青梅，能养胃生津、促进食欲、和胃降逆、治疗呕吐，故适于孕早期准妈妈食用。

三鲜冬瓜汤

【原料】淡菜30克，水发海带100克，冬瓜500克，料酒、盐、味精、葱结、姜片各适量。

【做法】①淡菜用温水泡软，洗净，去杂质。放锅内，加少许水、料酒、葱结、姜片，用中火煮至酥烂。②海带切成菱形块。冬瓜去皮、子，切成块。③锅内放熟猪油，烧至五成热时，放入冬瓜、海带略炒一下，加入开水，用中火煮30分钟，再放入淡菜及原汤，烧沸后用味精、食盐调味即可。

【功能】补充丰富的蛋白质、钙、铁、锌、碘等元素。

什锦果冻

【原料】苹果、梨、草莓（或杏）、玉米粉、桂皮、冰糖各适量。

【做法】①苹果、梨洗净去皮，切成小橘瓣形状，分开放置待用。草莓洗净切开。②锅内加水，放冰糖、桂皮煮沸，再放入切好的梨煮10分钟，放苹果和草莓煮沸后，用玉米粉调稠度，凉后放入冰箱冰镇即可。

【功能】补充多种维生素和微量元素。

番茄鱼片

【原料】净鱼肉150克，黄瓜1条，番茄酱50克，鸡蛋、料酒、盐、白糖、淀粉各适量。

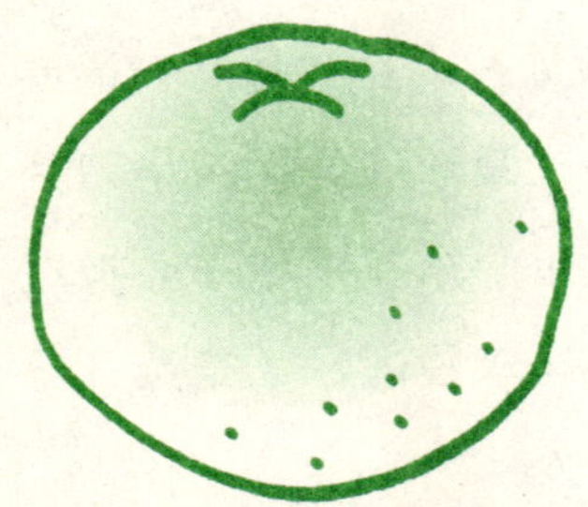

【做法】①先将鱼肉洗净，切成片，用精盐、味精、蛋清和淀粉调匀码味。黄瓜切片。②锅内放油烧热，放入鱼片滑散，至鱼片呈白色时捞出，控干。③锅内留底油，加番茄酱炒出红色后，加入清汤烧沸，酌加盐和白糖，再放入鱼片和黄瓜片，最后用湿淀粉勾芡收汁即可。

【功能】番茄有菜蔬中的“维生素仓库”的美称，所含维生素量多且质高，与鱼片成菜，营养十分丰富，准妈妈可多食用。

炒鲜芦笋

【原料】鲜芦笋300克，色拉油、精盐、味精、姜末、淀粉各适量。

【做法】①将鲜芦笋洗净整理干净，抹刀切成3.3厘米长的段，沸水中焯透，捞出投凉。沥净水分备用。②炒锅上火烧热，加适量底油，用姜末炝锅，添少许汤，加精盐、味精，再下芦笋，翻炒均匀，用水淀粉勾芡，淋明油，出锅装盘即可。

【功能】具有健脾养胃、增进食欲的功能。

黑米粥

【原料】黑米30克，粳米70克，红枣、白木耳、芝麻、黄豆各适量。

【做法】①黄豆用温水浸泡1小时，换水洗净。红枣去核。②先将黑米与粳米一起放入清水中淘洗干净，加清水适量，煮约1小时后，加入黄豆、红枣及洗净的芝麻，继续煮约30分钟即成。根据口味，可以在食用时加入白糖。

【功能】补气养血，保产育胎。对准妈妈来说，常食此粥，有利于准妈妈及胎宝宝的健康，尤其对胎宝宝的大脑发育有着特殊作用。

第四节　准妈妈的饮食禁忌

不宜吃的食品

（1）桂圆

妇女怀孕以后，阴血偏虚，阴虚则滋生内热。桂圆虽有补血安神、养血益脾之效，但性温太热，孕妇食后，不仅不能保胎，反而易出现漏红、腹痛等先兆流产症状，因此，孕妇不宜食用桂圆。

（2）杏仁

杏仁中含有毒物质氢氰酸，为了避免其毒性透过胎盘屏障影响胎儿，孕妇应禁食杏仁。

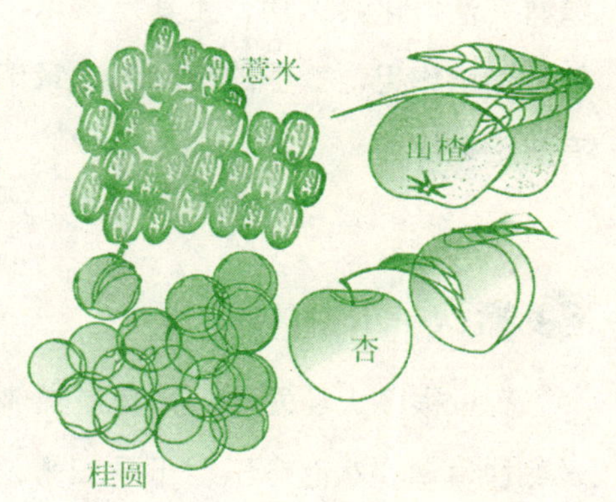

（3）山楂

山楂有活血通淤作用，同时又有收缩子宫功效，最好不要吃。

（4）黑木耳

黑木耳虽有滋养宜胃的作用，但同时又具有活血化淤之功，不利于胚胎的稳固和生长，故应忌食。

（5）薏苡仁

薏苡仁是一味药食兼用的植物种仁，其性滑利。药理实验证明，薏苡仁对子宫肌肉有兴奋作用，能促使子宫收缩，因此有诱发流产的可能。

（6）马齿苋

马齿苋既是药物又可做菜食用，但其性寒冷而滑利。经实验证明，马齿苋汁亦对子宫有明显的兴奋作用，易造成流产。

（7）久存的马铃薯

马铃薯中含有生物碱，存放越久的马铃薯生物碱含量越大，而中剂量的马铃薯生物碱便可影响胎儿正常发育，导致胎儿生长缓慢。

（8）热性香料

孕妇吃热性香料（小茴香、八角茴香、花椒、胡椒、桂皮、五香粉、辣椒粉等）容易消耗肠道水分，使胃腺体分泌减少，造成肠道干燥、便秘或粪便梗阻。肠道发生秘结后，使腹压增加，压迫子宫内的胎儿，易造成胎儿不安，羊水早破，自然流产、早产等不良后果。

（9）螃蟹、甲鱼、海带

这些水产品有活血软坚作用，食用后对早期妊娠有造成出血、流产之弊。螃蟹有活血化淤之功，尤其是蟹爪，有明显的堕胎作用；甲鱼有较强的通血络散淤块作用，鳖甲的堕胎力比鳖肉更强；海带功能软坚，散结，化淤，亦有堕胎之嫌。

慎饮可乐

可乐很多人都爱喝。尤其是炎热的夏季。冰凉的可乐沁人心脾，喝后感觉畅快淋漓。然而可乐对于孕妇来说却未必合适，一瓶 340 克的可乐型饮料含咖啡因 50～80 克，一次口服咖啡因剂量达 1 克以上，就可导致中枢神经系统兴奋、呼吸加快、心动过速。失眠、眼花、耳鸣等。即使服用 1 克以下，由于对胃黏膜的刺激，也会使某些人出现恶心、呕吐、眩晕、心悸、心前区不适等症状。

胎儿对于咖啡因尤为敏感，怀孕应慎用含咖啡因的饮料。咖啡因能迅速通过胎盘作用于胎儿。孕妇过量饮用可乐型饮料，母体内的胎儿就会直接受到咖啡因的影响。

早在 20 世纪 60 年代初期，就有人用老鼠做试验，结果证明给老鼠喝咖啡因饮料可使仔鼠发生腭裂、趾或脚畸形。咖啡因可诱发受试动物的子代出现露脑、脊柱裂、无下颌、无眼、骨化不全等现象。在怀孕的老鼠身上注射相当于2杯可乐所含的咖啡因量，结果这些小鼠骨骼发育极为迟缓。咖啡因之所以能引起遗传性疾病，是由于咖啡因的化学结构与人类遗传基因DNA大分子中的一个酸的原子核非常类似，这样咖啡因就可能与DNA结合，使细胞发生变异。科学家还证明咖啡因能破坏人体细胞的染色体。

准妈妈为了未来宝宝的健康，不妨管住自己的嘴巴。当然家人聚会、朋友的Party，偶尔喝一杯也无大碍，只要不长期喝，不一次喝的量太大，应该不会对胎儿造成影响。

慎吃火锅

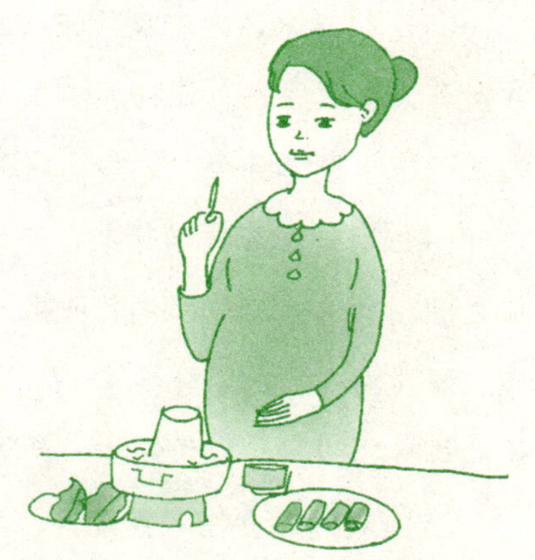

准妈妈不宜常吃火锅，因为火锅原料大多为羊肉、牛肉、猪肉甚至狗肉，这些肉片中都可能含有弓形虫的幼虫。这些弓形虫幼虫，虫体极小，寄生在细胞中。人们吃火锅时，习惯把鲜嫩的肉片放到煮开的火锅中一烫即食，这种短暂的加热一般不能杀死幼虫，进食后幼虫在肠道中穿过肠壁随血液扩散至全身。准妈妈受感染时多无明显不适，但幼虫可通过胎盘感染到胎宝宝，严重的会发生小头、大头（脑积水）、无脑儿等畸形。

不宜吃油炸食品

很多家庭，每日早餐总是有一些油炸食品上桌，如油条、油饼、油炸花生米等。有些丈夫，为了让怀孕妻子得到丰富的营养，也认为油炸肉食、面食味道好，有营养，于是常常买一些油炸食品给妻子食用。需知准妈妈偶尔食用油炸食品无关大局，但如果长期食用则于健康不利，这是因为：

（1）吃油炸食品，易产生饱胀感，影响食欲，会导致下一顿饮食量减少。准妈妈一旦减少进食，就会影响身体的营养补充，这对母子健康不利。

（2）有些油炸食品如油条、油饼，其面团是由明矾水和成的。明矾的化学成分中含铝。炸油条时，每500克面粉就要用15克明矾，也就是说，如果准妈妈每天吃2根油条，就等于吃了3克明矾。这样，天天吃油条积蓄起来，其摄入铝的量就相当惊人了。人体内过多摄入铝，会引起脱发、记忆力减退等症状。准妈妈摄入铝过多，不仅影响自己的脑健康，而且还会影响胎宝宝大脑发育。这些明矾中含的铝会通过胎盘侵入胎宝宝的大脑，造成胎宝宝大脑发育障碍，增加痴呆儿发生的概率。

（3）科学家认为，食用油经反复加热、煮沸、炸制食品后，油可变质，并含有大量致癌的有毒物质。常食用这种油炸过的食品会将有毒物质带入体内，有害于身体健康，更会伤害腹中的胎宝宝。

（4）准妈妈在怀孕初期，由于妊娠反应，一般不喜欢吃腥、油类的食物，加之油制食品比较难以消化吸收，常常导致准妈妈食欲不佳，所以孕期饮食应以清淡为主。到了怀孕4~7个月时，子宫增大，肠道受压，肠蠕动差，食用油炸食物很容易发生便秘，严重者可引起便后出血。

（5）从油炸食物本身来讲，高温下的油炸会使食物中维生素和其他营养素受到较大的破坏，营养价值降低，而且其含脂肪太多。在妊娠晚期时，准妈妈更要控制对脂肪和糖类食物的摄入量，以防胎宝宝过胖，增加分娩时的困难。我国古代胎教学说认为，如果准妈妈“多食煎品，或滋味辛酸，或嗜欲无节……皆能令子受患”。另外，准妈妈过多地摄入脂肪，会使胎宝宝大脑沟回减少，导致大脑皮质的面积缩小，这样就可能直接影响胎宝宝的“信息储存量”，造成胎宝宝大脑发育迟缓。所以，准妈妈一定要注意少食用油炸的肥腻食品。

不宜吃罐头食品

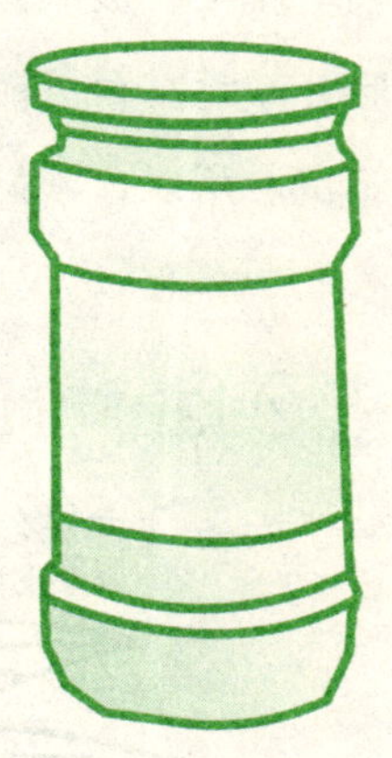

一般情况下，罐头食品的营养价值不如新鲜食物，因为在罐头食品的加工过程中，为了达到灭菌保存的目的，往往要高温加热、加压，对一些营养素，特别是蔬菜、水果中的维生素C等破坏比较多；其次，为了改善罐头食品的色、香、味，有时还要加入一些香精、色素、甜味剂、脱色剂等，这些人工合成的食品添加剂多食对人体无益。为了延长罐头食品的保质期，还会加入一些防腐剂。因此，为了胎宝宝早期的正常发育，孕早期准妈妈最好不要食用罐头食品。

食用冷饮要慎重

准妈妈在怀孕期，胃肠对冷热的刺激非常敏感，多吃冷饮会使胃肠血管突然收缩，使胃液分泌减少，消化功能降低，从而引起食欲缺乏、消化不良、腹泻，甚至引起胃部痉挛，出现剧烈腹痛现象。

准妈妈的鼻、咽、气管等呼吸道黏膜往往充血并有水肿，如果贪食冷饮，充血的血管突然收缩，血流减少，可致局部抵抗力降低，使潜伏在咽喉、气管、鼻腔、口腔里的细菌与病毒乘机而入，引起咽喉痛哑、咳嗽、头痛等，严重时还能引起上呼吸道感染或诱发扁桃体炎等。

有人发现，腹中胎宝宝对冷的刺激也很敏感，当孕期喝冷水或吃冷饮时，胎宝宝会在子宫内躁动不安，胎动会变得频繁。因此，准妈妈吃冷饮一定要有节制。

不宜多吃菠菜

菠菜含有较多的草酸，而草酸对人体所需要的重要营养素钙、锌有不可低估的破坏作用。如果锌和钙被草酸破坏，形成草酸钙、草酸锌之类的化合物，就难以被人体吸收，而排出体外，会使孕妇和胎儿得不到适量的钙和锌。胎儿缺钙，有可能发生佝偻病，出现鸡胸、罗圈腿以及牙齿生长迟缓，发育不良。所以，孕妇不宜多吃菠菜。

少吃山楂食品

山楂（亦称红果）是一种天然植物，食用后有开胃消食的作用，甜酸可口，大多数人都爱吃，尤其是妇女，怀孕后常有恶心、呕吐、食欲缺乏等早孕反应，爱吃酸甜之类的零食。但是，千万要注意，山楂及其制品如山楂糕、山楂条等不要多吃。现已证明，山楂对孕妇的子宫有兴奋作用，可促使子宫收缩，倘若孕妇过量食用山楂食品，就有可能刺激子宫收缩，甚至导致流产。尤其是过去有过自然流产史或是怀孕后有先兆流产症状的孕妇，更要格外注意不要食用山楂食品。

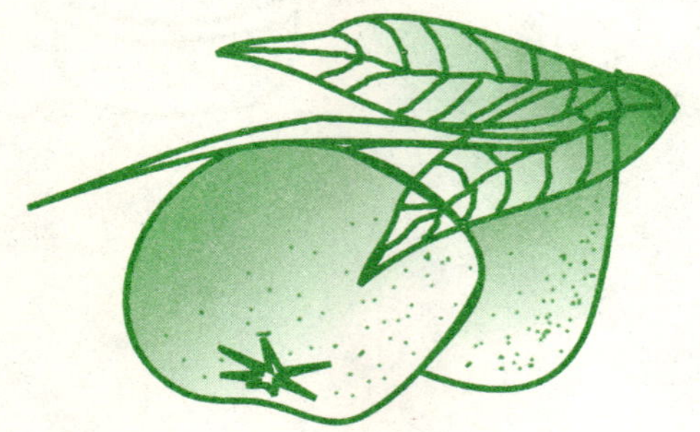

忌食甲鱼

甲鱼学名鳖，又名水鱼、团鱼、鼋鱼，是人们喜爱的水产滋补佳品，它无论蒸煮、清炖，还是烧卤、煎炸，都风味香浓。甲鱼味鲜美，营养价值高，含丰富的优质动物蛋白质，其壳为名贵中药材。甲鱼人人想吃，又非人人皆宜。

甲鱼还有较高的药用食疗价值，具有滋阴益肾的功效。虽然它具有强身补肾的作用，但是由于甲鱼性味咸寒，有着较强的通血络、散淤块作用，因而有一定堕胎作用，尤其是鳖甲，堕胎效果比鳖肉更强。

准妈妈不宜食用甲鱼，以免吃后引发胃肠不适等病症，或产生其他不良反应。

忌食辛辣调味品

辣椒、胡椒、花椒等辛辣调味品刺激性较大，多食可引起便秘。准妈妈在整个孕期当中由于膨大的子宫压迫，使肠道蠕动减慢，很容易发生便秘。若计划怀孕或已经怀孕的女性食用大量这类食品后，会加重便秘，从而出现消化功能的障碍。

另外，有人研究认为，大料（八角茴香）、桂皮、花椒等天然调味品有诱发基因突变的毒性。因此，建议准妈妈尽可能避免摄入此类食品。

妊娠早期，准妈妈的膳食安排应以清淡为主，在整个饮食中不可偏食，应该从低油、低盐、低糖，慢慢到无油、无盐、无糖，如此一来被重口味所破坏的味觉就会慢慢恢复，当味觉变得灵敏之后，就可以品尝到食物的原味了。

不可贪吃水果

水果含有较为丰富的维生素和果酸等成分，较大剂量的维生素 C 和果酸是经科学证明的美白成分，但水果中所含的维生素并不如大多人想象中那么多，有些品种的水果甚至比糖水也多不了多少。而且，部分水果的糖分含量很高，过量食用会让准妈妈长胖；某些水果过量食用甚至可能造成准妈妈自身的危险，例如过量食用山楂可能引起孕期出血。目前，还没有科学实验证明维生素、果酸可以影响胎宝宝的肤色，但摄入过量维生素 C 和果酸倒是有增加准妈妈皮肤敏感的可能性。

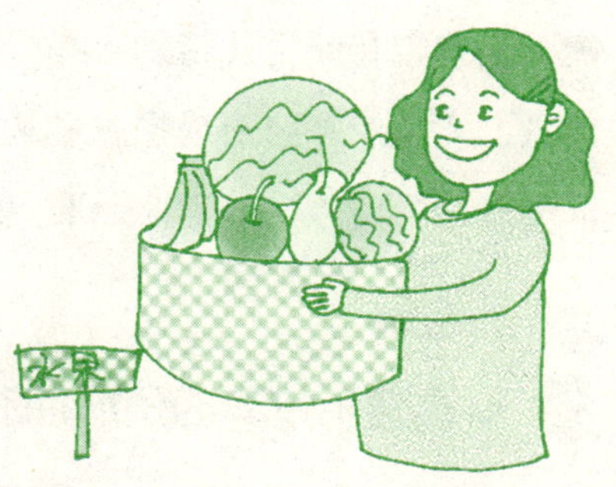

不要吃马齿苋

马齿苋又名长命菜、瓜子菜、五行草，是马齿苋科一年生肉质草本植物。根据测定，全草中含有去甲基肾上腺素、苹果酸、柠檬酸、谷氨酸、天冬氨酸、丙氨酸及蔗糖、葡萄糖、果糖等多种成分。

马齿苋既是草药，又可做菜食用。中医认为，马齿苋性寒味甘酸，入肝、大肠二经，具有清热解毒、泻热散淤、消肿止痛、平肝除湿、利尿润肺、止渴生津等功效。实验证明，马齿苋汁对于子宫有明显的兴奋作用，能使子宫收缩次数增多、强度增大，易造成准妈妈流产。因此，在妊娠期间应禁忌食用马齿苋。

薯条薯片不可食

随着人们物质生活的不断提高，越来越多的地方出现了西式快餐，出售薯条、薯片等油炸的高脂肪、高热量食物。食用这些食物其实对准妈妈是有害无利的。

德国最新研究成果表明：准妈妈和哺乳期的妈妈们应当尽量少食，甚至禁食法式炸薯条、薯片或其他含有化学物质丙烯酰胺的食物。研究人员指出，因为胎宝宝和新生儿特别容易受到丙烯酰胺（一种可能致癌的化学物质）的危害，能够对神经造成损害的丙烯酰胺很容易透过血脑屏障，进入他们幼嫩的大脑，造成危害。因此，准妈妈应禁食薯条、薯片等快餐食品。

不要服用过多的鱼肝油

孕期由于胎儿生长发育需要，孕妇应该补充鱼肝油。然而盲目地大量服用鱼肝油，对体内胎儿的生长发育是不利的。因为长期大量食用鱼肝油和钙质食品，会引起食欲减退、皮肤发痒、毛发脱落、感觉过敏、眼球突出、血中凝血酶原不足及维生素 C 代谢障碍等。这些对胎儿生长都是没有好处的。

不宜饮用咖啡和含咖啡因的饮料

据研究表明，一瓶340毫克的可乐类饮料含咖啡因50～80毫克，如果一次口服咖啡因剂量1克以上，就可使人中枢神经系统兴奋性增高，表现为呼吸加快、心动过速、失眠、眼花、耳鸣等。即使服下咖啡因不到1克，由于对胃黏膜的刺激，也会出现恶心、呕吐、头晕、心悸、心前区不适等表现。人若长期过量饮咖啡易成为咖啡嗜好者，大多数会患失眠症，有的还会诱发心律失常、血压升高、冠心病和维生素B_1缺乏症。

胎儿对咖啡因尤为敏感。咖啡因能迅速通过胎盘而作用于胎儿。专家认为，孕妇每天喝8杯以上咖啡或较大量的含咖啡因的饮料，生下的婴儿没有正常婴儿活泼，肌肉发育也不够健壮。这就是饮料中含丰富咖啡因的强烈作用结果。孕妇大量摄入咖啡因还会影响胎儿的骨骼发育，诱发胎儿畸形，甚至死胎。

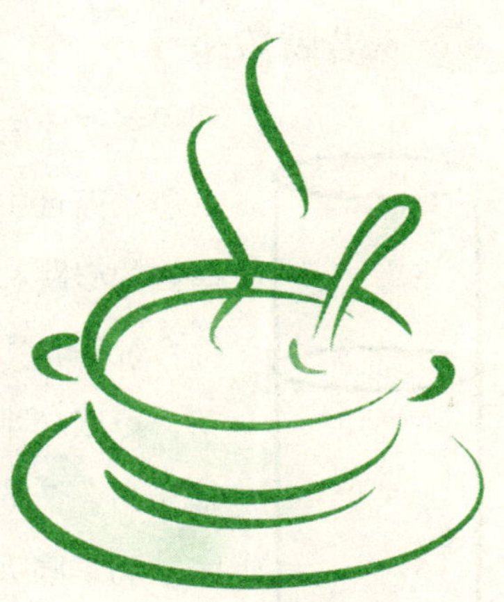

所以孕妇要忌饮咖啡和含咖啡因的饮料。

不宜多饮汽水

怀孕期间，孕妇应喝足够的饮料，因为孕妇及胎儿都非常需要水，同时也只有饮用足够水才能避免怀孕期间常见的泌尿道疾病。但饮用汽水过多可引起人体缺铁，对于孕妇来说尤其容易引起缺铁性贫血。因为汽水中的磷酸盐较多，进入肠道后能与食物中的铁质发生化学反应，降低人体对铁的吸收利用。通常食物中的铁只有10%可供人体吸收利用，而孕妇自身及胎儿的需铁量较一般人多，饮用汽水更会减少铁的吸收。此外，含有二氧化碳的饮料营养价值不高，又容易引起胃肠气。一般汽水含有极高的热量，低热量汽水则含有人工添加物（如糖精），有些低热量汽水比一般汽水含有更多的钠及咖啡因，所以都不适合孕妇饮用。

二氧化碳饮料中的气泡，可以增加食物的表面与酵素接触的机会，而使得酵素的作用更快、更完全。与此同时，人体将会从饮料中获得更多不需要的热量，并且提高了这种热量所带来的实质影响，换句话说，添加二氧化碳会使人体更快地受到多余热量所带来的影响，所以孕妇在夏日不宜多饮汽水，可以多喝白开水。

不要喝浓茶

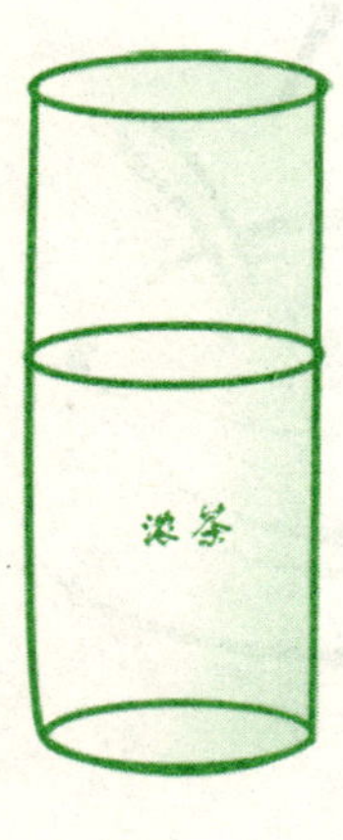

孕期饮浓茶，不仅易患缺铁性贫血，影响胎儿的营养物质供应，而且由于浓茶所含咖啡碱浓度高达10%左右，会加剧孕妇的心跳和排尿，增加孕妇的心、肾负担，诱发妊娠高血压综合征等，不利于母体和胎儿的健康，临产前如饮过多的浓茶，可因咖啡碱的兴奋作用引起失眠，以致产妇精疲力竭，阵缩无力，造成难产。哺乳期妇女过度饮浓茶，浓茶里的高度鞣酸被肠黏膜吸收入血液循环后，会产生收敛和抑制乳腺分泌的作用，造成乳汁分泌不足，影响哺乳。所以，孕妇不要喝浓茶。

水肿时忌吃的食物

（1）含盐的调味品

食盐是我们最常用的调味品。咸味是食物的基本味，也是我们最习惯的味，但当你出现水肿时，就要注意食盐的摄入量了，因为盐的摄入越多，引起的水潴留越多，就越容易加重水肿。其实，钠盐的来源并不只限于食盐，许多调味品中也含有钠盐，如酱油、甜面酱、辣酱、牛肉酱、醋、味精等。每100克酱油中的钠盐含量在3～7克之间；100克酱制品的钠含量也有1～7

克，因此，如果我们在烹调食物时用了这些调味品，就要在食盐的用量中适当扣除。

(2) 各种酱菜

如榨菜、萝卜干、腌黄瓜、大头菜、咸菜等腌菜，在制作过程中加入了大量的食盐，其钠盐的含量可以增加几百倍，甚至更多。

(3) 各种腌制品

如腌肉、腌鱼、咸鸭蛋等，为了达到腌制品的风味要求以及保质期的需要，往往要加入高浓度的食盐。

(4) 经过高度加工的食品

如方便面、挂面、油条、肉松、香肠、火腿肠、红肠、午餐肉、熏制品等，在加工的过程中，不但要加入比较多的食盐，同时为了延长食用的时间，还要加入一些防腐剂，而许多人工合成的防腐剂都是以钠盐的形式存在的，这样也在无形中增加了高度加工食物中钠盐的含量。

防止食用致敏食物

有些孕妇对致敏食物对胎儿发育的影响缺乏了解和重视，因而往往因吃了致敏性食物造成流产、早产、胎儿畸形等，即使按期生育，也可致婴儿患多种疾病。

据美国学者研究发现，约有50%的食物对人体有致敏作用，只不过有隐性和显性之分。有过敏性体质的孕妇可能对某些食物过敏，这些致敏食物经消化吸收后，可从胎盘进入胎儿血液循环中，妨碍胎儿生长发育，或者直接损害某些器官，如肺、支气管等，从而导致胎儿畸形或罹患疾病。

孕妇如何防止食用致敏性食物？应该注意以下几点：

(1) 以往吃某些食物会发生过敏反应，在怀孕期间就应注意禁止食用该食物。

(2) 不要食用过去未吃过的食物或霉变食物。

（3）在食用某些食物后如发生全身发痒、出荨麻疹或心慌、气喘，或腰痛、腹泻现象时，应考虑是食物过敏，立即停止食用这些食物。

（4）不吃或慎吃致敏食物，如海产鱼、虾、蟹、贝壳类食物及辛辣刺激性食物。对海产食物可先少量吃，看是否有过敏反应再决定以后是否食用。

（5）食用异性蛋白类食物，如动物肉、肝、肾、蛋类、奶类、鱼类应烧熟煮透，以减少过敏。

远离被霉菌污染的食品

在我国长江中下游地区以及沿海地区，空气湿度比较大，适合各种霉菌生长。霉菌在生长过程中产生霉菌毒素，污染食物后对人体和动物的健康都会产生十分不利的影响，其中以黄曲霉毒素的毒性最大，危害也最为广泛。

黄曲霉毒素主要污染各种粮食和油料作物，如稻米、小麦、花生、玉米等。由于这种毒素的性质十分稳定，加热、加压、加碱等都不能破坏它，只有通过挑除霉粒或过滤的方法，才能除去毒素。黄曲霉毒素的危害性主要表现在对各种动物包括人类都具有致肝癌的作用，对幼小动物的毒性尤其严重。在我国南方的养鸡场，就曾发生过由于使用了被黄曲霉毒素污染的饲料，导致全部雏鸡死亡的事件。因此，孕早期的准妈妈要特别注意，不能食用被黄曲霉毒素污染的食物。

远离食品添加剂

许多食物在生产加工的过程中，为了增加其色、香、味、形，往往要加入一些天然或人工合成的物质。这些物质在适量的范围内对人体是无害的；但用量过大时，就不能保证其安全性。

随着食品工业的发展，人工合成的添加剂种类越来越多，使用范围也越来越广：有改善肉制品色泽的硝酸盐类、各种面点制作时使用的色素、使面点更加松软的膨松剂、各种水果口味的香精、使面制品颜色更白的脱色剂、为了延长食物保质期使用的防腐剂等。

食物加工的过程越精细、越复杂，使用的食品添加剂种类就越多。从这个角度来说，尽量食用加工方法简单的食物，可以避免过多地接触食品添加剂。例如，经过腌制的肉，因为加入了添加剂亚硝酸盐或硝酸盐，可能含有亚硝胺，这是一种致癌物质，因此，鲜肉要比腌肉安全。裱花蛋糕很美丽，但使用的人工合成色素很多，如奶油黄这种色素经过多年的使用和研究，已发现了对人体有致癌作用而被禁止使用，普通蛋糕的色泽虽然不如裱花蛋糕，但可安全食用。天然的水果对人体有益，就不必去喝各种果汁饮料，因为即使是标有“天然”的果汁饮料，也会添加色素和香精。

人工合成的色素不能保证其安全性，天然的各种食品添加剂也并不能保证100%的安全，所以“天然的就是安全的”这种说法并不科学。现代研究发现，我们经常使用的某些香料，食用过多对人体也有致癌作用，如丁香、桂皮等。所以，孕早期的准妈妈最好选择制作简单的食物，尽量避免食品添加剂对人体产生的危害。

温热补品易引起难产

准妈妈由于血液循环系统的血流量明显增加，心脏负担加重，子宫颈、阴道壁和输卵管等部位的血管也处于扩张、充血状态，加上准妈妈内分泌功能旺盛，醛固醇分泌增加，容易导致水钠潴留而产生水肿、高血压等病症。再者，准妈妈由于胃酸分泌量减少，胃肠道功能减弱，会出现食欲缺乏、胃部胀气、便秘等现象。这些，用中医的说法，统称为“内热”。怀孕期间由于代谢增加，准妈妈易出现内热的情况，如果准妈妈再经常服用温热性的补药、补品，包括一些温热性的食品（如人参、鹿茸、鹿胎胶、鹿角胶、桂圆、荔枝、核桃肉、羊肉、狗肉等），势必导致阴虚阳亢，气机失调，气盛阴耗，血热妄行，引起鼻出血、口干、口腔溃疡、脸上长痘痘等症状，还可能加剧孕吐、水肿、高血压、便秘等，发生见血，甚至流产或死胎等。例如，“黄芪炖鸡汤”是一道传统的滋补益气药膳，是气虚者很好的补品，但是中医就认为临产的准妈妈应慎食，否则可能影响胎头的正常入盆，而造成难产。

第三章 完美生活，孕期科学“住”与“行”

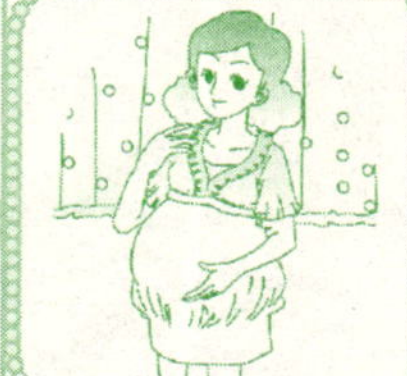

第一节 孕期的起居

住新房要三思

现代居室的建筑材料、装饰材料往往会散发出各种有毒有害的化学物质，有些甚至是致癌物。根据美国环保部门对新建筑的抽样调查统计，新房内的空气竟含有500余种对人体有害的化学物质。例如，建筑材料中都含有不同浓度的氡，并向室内空气扩散氡气和氡子体。氡子体能放射出对人体有伤害作用的射线。长期受氡子体的射线照射，人易患癌。新房空气中氡的浓度远远超过标准。环境专家认为，人在新房中生活，避害的主要方法是每5小时换一遍室内空气。

室内污染除建筑材料外，还有新家具、地毯散发出的化学物质，宠物身上脱落的毛、皮屑，旧被褥及衣服上的霉菌，植物花粉及排出的二氧化碳等，都会对准妈妈产生危害。

优化家居环境

不良的居室环境可导致准妈妈情绪变化，而准妈妈的不良情绪在整个孕期都会对胎儿产生不良影响。为了优生优育，有必要为胎儿创造一个轻松愉快的生活环境，这也是胎教实施的前提，否则，以前所做的一切优生受孕的努力都会白费。

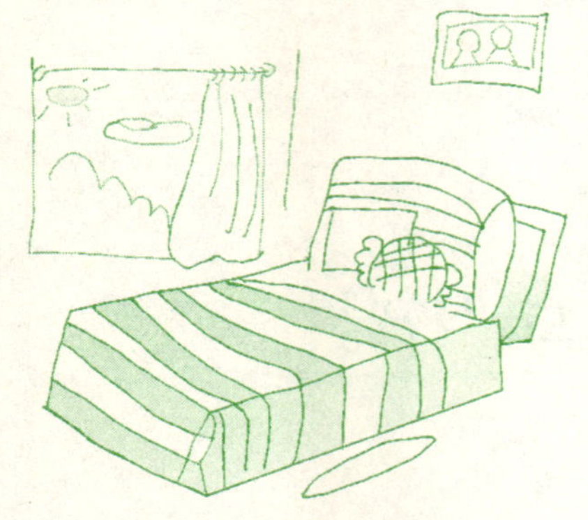

（1）良好的居室环境

居室应该整齐清洁，安静舒适，不拥挤，有充足的阳光，光线柔和，亮度适中，通风通气。尽可能保持居室洁净、卫生。居住环境整齐、明亮、干净，会大大改善孕妇的精神状态，使之生出气质好、聪明、自信、性格健全、活泼的孩子。

（2）温度、湿度适宜

室内最佳温度为20～22℃。居室中最好保持一定湿度，最佳空气湿度为50%。太潮湿的屋子，会因为环境过于潮湿，容易生长细菌、病毒，住在这样的环境里，人容易得病。

（3）消除不利因素

居室中的一切物品设施都要便于准妈妈日常起居，此外还要消除不安全因素。另外，如果你家最近进行装修，则要注意一些污染问题，因为新家具、新装饰的屋子可能会含有一些有害的化学成分，如甲醛、苯等。这些化学物质会使人得癌症，导致白血病等疾病，还能使胎儿畸形。所以，一定要注意，装修完房子后，要空3～6个月再住进去。怀孕前、怀孕期间，以及宝宝婴幼儿期最好不要装修屋子。另外，孕妇的生活环境内也不能堆放化肥、农药、化纤和皮革制品、废电池、油漆涂料、消毒剂等物品，这些东西会释放有害气体，对准妈妈和宝宝都不利。

（4）良好音像刺激

居室中要有良好的音像刺激，经常播放一些有益的胎教音乐；经常和胎儿说活；争吵和打骂是绝不应有的。妇女妊娠期理想的声强环境是10～35分贝。如果妊娠期妇女每天接触50～80分贝的噪声2～4小时，便会出现如下不良反应：精神烦闷紧张，呼吸和心率增快，心肺负担加重；神经系统功能紊乱，头痛、失眠随之而生；内分泌系统功能降低，尤其是雌激素和甲状腺素分泌不足；消化功能受损，难以获得足够的营养；免疫力下降，易患病毒性或细菌感染性疾病。而这些都是导致胎儿发育不良，新生儿体重不足，智力低下，或躯体、器官畸形的重要原因。还有研究发现，在噪声环境中孕育娩出的婴儿，0~3岁间每年平均患病次数要比其他婴儿多2~4次。

（5）合理调整居室中的色彩搭配

孕妇在不同的妊娠期对不同的色彩有不同的感觉，要选择孕妇所喜爱的颜色来装饰居室，使孕妇心情愉快。至于选择什么颜色，还要看孕妇的喜好，只要是能使孕妇心情舒畅、精神愉悦的色彩都是好的，这样更有利于胎宝宝的发育。

（6）放置有益的花卉

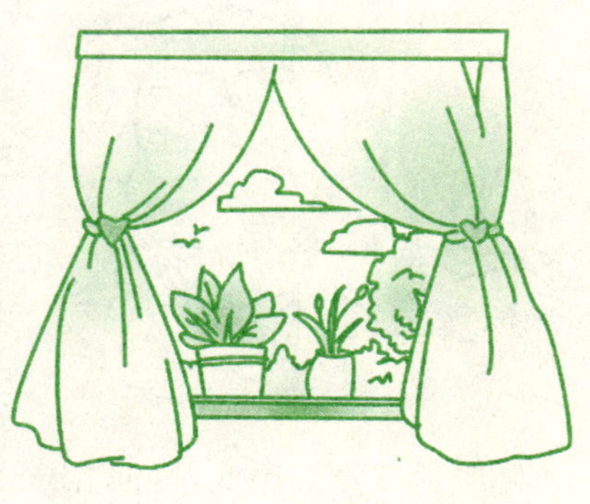

可在房间适当放置几盆花卉、盆景，也可在阳台上种植花草、饲养虫鱼，使居室充满活力，可以让劳累了一天的孕妇消除疲劳。孕妇可以对着花草进行欣赏，只要能欣赏生活中的美，就是很好的美育养胎，无论什么形式都是好的。

（7）适当进行美化

环境的美与洁对孕妇心情、气血健康、智力都会有影响，对胎儿身心的影响也就可想而知了。在墙壁上贴几张孕妇喜爱的婴儿图片或风景画、油画，布置些美好的东西，比如美人图、美丽的雕塑等等。

卧室不宜摆放花草

准妈妈的卧室里不宜摆放花草。因为有些花草会引起准妈妈和胎宝宝的不良反应。有些花草如万年青、天竺葵、仙人掌、报春花等易引起接触过敏。

如果准妈妈的皮肤触及它们，或其汁液弄到皮肤上，会发生急性皮肤过敏反应，出现疼痒、皮肤黏膜水肿等症状。还有一些具有浓郁香气的花草，如茉莉花、水仙、木兰、丁香等会引起准妈妈嗅觉不灵、食欲缺乏，甚至出现头痛、恶心、呕吐等症状。所以，准妈妈的卧室最好不要放花草。

孕妇要讲究穿着

对于孕妇来说，选择合适的内衣和鞋子是十分重要的，它关系到孕妇的健康和胎儿的生长发育。

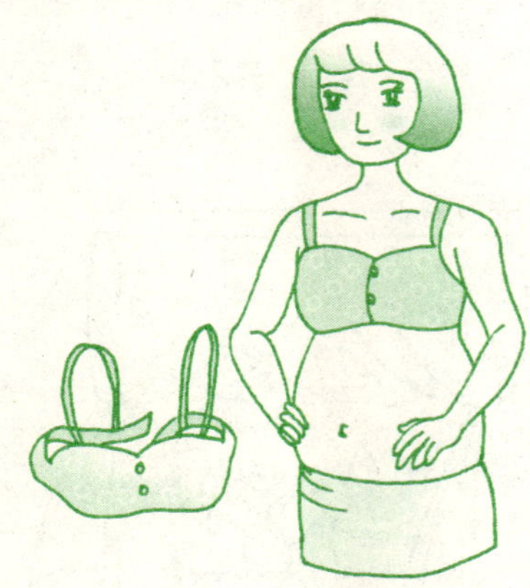

(1) 内衣

适合孕妇的内衣，必须有可以吸汗和保持胎儿的位置等作用。要达到这些目的，一是要选择纯棉、纯毛等天然纤维制造的内衣。另外还要大小适中，穿着时轻松自如。由于怀孕以后，孕妇的体表温度要比平常提高2～3℃，所以较为不怕冷，如果在夏天则感觉更热。而且由于新陈代谢的加速，腹部、胸部和皮肤都会有膨胀的感觉。因此孕妇的内衣应选择质地比以往更轻薄、更柔软的。

(2) 鞋子

脚被称为“第二心脏”。孕妇的脚容易水肿，孕期根据脚的变化选择合适的鞋尤其重要。许多孕妇怀孕3个月后，从大脚趾下面部分开始水肿，6个月后整个脚水肿，怀孕后期脚和腿的水肿相当突出，走路时难以平衡。随着体重的增加，血液循环不畅，脚底产生很大的压迫感。脚的压迫感使腰痛症加剧，结果也给胎儿以压迫，影响胎儿发育。因此，孕妇从怀孕3个月起换穿让脚负担小、行走方便的鞋为好。

适合孕妇穿的鞋，最重要的是跟要低，如果跟高，会给脚和腰增加负担。因此，要穿鞋跟两厘米以下的鞋。

另外，要选择宽松、轻便、透气性好的天然材料做的鞋。沉重、不透气的鞋会使脚的水肿更加严重。因此，尽量不穿合成革鞋和尼龙鞋等。

因孕妇们跌跤的危险性大，故鞋底有防滑处理为好。再则，选择有弹性、柔软的材料做的鞋，能减少脚的疲劳。

（3）内裤

孕妇阴道分泌物增多，所以宜选择透气性好，吸水性强及触感柔和的纯棉质内裤，对皮肤无刺激，不会引发皮疹和痒疹。

腹部束带应该宽松，即使到了孕后期也不觉得勒得紧，但一定要有弹性，不易松落。能够包裹住腹部和大腿的款式最适宜，但具体的长度与厚度还要依气温及个人舒适度而定。

下面介绍两种适合孕妇的内裤：

1）覆盖式内裤：能够保护孕妇的腹部，裤腰覆盖肚脐以上部分，有保暖效果；松紧可自行调整，随怀孕的不同阶段体型自由伸缩变化；强有力弹性伸缩蕾丝腰围，穿着更舒适；有可以满足多种需要的款式和花色，如平口、灰色等。

2）产妇专用生理裤：采用舒适的柔性棉，并具有高弹性，不紧绷；分固定式和下方可开口的活动式两种，便于产前检查和产褥期、生理期等特殊时期穿着。

安排好睡眠

孕早期，孕妇有嗜睡现象，妊娠3个月左右就能恢复正常。

孕4～6月是孕妇身体负担较轻的阶段，在这期间除了避免重体力劳动以外，多数孕妇都可照常工作、学习和起居，睡眠时间则应适当延长，每晚保证8～9小时，中午加1小时午睡。到怀孕最后一个月，由于子宫明显增大，活动不便，各器官负担加重，为了避免出现高血压、水肿、腰腿痛等现象，更需要充分的睡眠和休息。临近产期，有些孕妇容易精神紧张，甚至引起失眠，有时不规律宫缩、胎动也会干扰入睡，使得孕妇虽然有充分的时间却得不到有效的睡眠。孕妇白天活动，晚间又欲睡不能，精神、体力消耗过多，一旦临产，会因疲乏而引起宫缩无力、产程延长等异常情况。

所以，应适当地向孕妇宣传孕产期知识，解答孕妇的疑问和顾虑，使她们情绪稳定，有信心迎接分娩。产假可由预产期前2周开始，孕妇充分休息，适当活动及睡眠，可以保证产时的体力。如晚间实在难以入睡，可间断口服地西泮2.5~5毫克催眠，对胎儿没有不良影响。

选择好睡姿

每个人都有不同的睡觉姿势，即所谓“睡相”、“睡姿”。一个良好的睡姿可使睡眠安稳，休息充足。古语说：“立如松，坐如钟，睡如弓。”可见早在古代人们就已注意到睡眠姿势的重要性。为了孕妇的健康，我们一定要重视孕妇的睡姿。

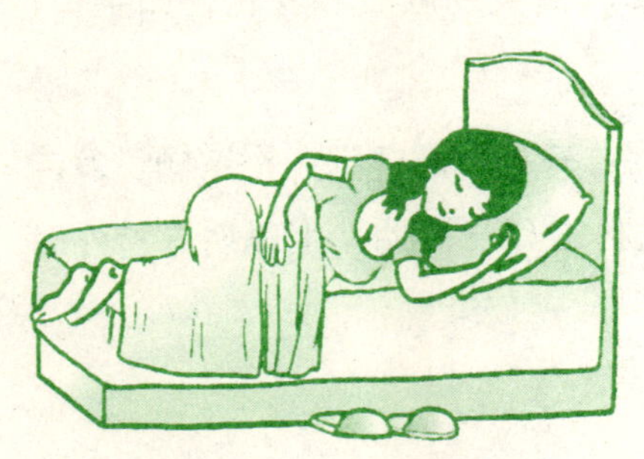

一般人的最佳睡姿为右侧卧，这是因为正常人心脏位于左侧，而右侧卧可使心脏压力减少。那么孕妇该选择怎样的睡姿呢？

孕妇怀孕以后，身体负担日益加重，容易疲乏，需要充足的睡眠和休息。除了晚间至少要有8小时睡眠以外，中午最好卧床1小时左右。不仅如此，睡眠和休息，还得讲究姿势。怀孕早期躺在床上，无论怎样睡都可以，只要觉得舒服就好。但是，妊娠12周以后，则不宜仰卧，必须侧睡，而且向右侧卧睡为好。

这是因为随着妊娠月份增加，孕妇子宫不断增大，特别是足月妊娠子宫腔的容积比未孕子宫的容积增加了很多，几乎整个腹部都被子宫所占据，以致附近的组织器官受到挤压。在妊娠后期，约80%的子宫会发生不同程度的右旋，进而使维系子宫正常位置的韧带和系膜处于紧张状态。系膜中为子宫提供营养的血管受到牵拉，使胎儿供血受影响，会造成胎儿慢性缺氧，严重的还会引起胎儿的窘迫，甚至死亡。

如果孕妇采取左侧卧位后，则可减轻子宫的右旋，放松维系子宫的韧带和系膜，缓解子宫的供血不足，同时可避免增大的子宫压迫腹主动脉。当子宫压迫腹主动脉时，子宫动脉的血流减少，会影响子宫的血液供应，不利于胎儿的生长发育。

有些孕妇担心侧卧会挤压胎儿，而采取仰卧。据研究，孕妇长时间的仰卧，会产生许多不良后果。孕妇仰卧时，增大的子宫不仅压迫脊柱前的上腔静脉，也压迫与下腔静脉并行的腹主动脉。腹主动脉受压，子宫动脉的压力随之降低，结果使子宫胎盘流灌量受影响，子宫的血液供应不足，胎盘不能正常发挥作用，会影响胎儿在宫内的生长发育。

同时，下腔静脉受压，血液回流受阻，心脏排血量亦减少，胎儿血液供应亦相应减少，孕妇则因心脏排血量的减少而出现胸闷、气急、下肢静脉曲张。由于血管受压，肾血流量减少，易引起肾素、血管紧张素、醛固酮增加，出现水肿、尿少、妊娠高血压综合征。所以，妊娠期的妇女睡觉以右侧卧睡为佳。

睡好午觉

妊娠妇女的睡眠时间应比平常多一些，如平常习惯睡 8 小时，妊娠期可以睡到 9 小时左右为好。增加的这一个小时的睡眠时间最好加在午睡上。即使在春、秋、冬季，也要在午饭后稍过一会儿，躺下舒舒服服地睡个午觉。睡午觉可以使孕妇神经放松，消除劳累，恢复活力。

午睡时间长短可因人而异，因时而异，半个小时到一个小时，甚至再长一点均可，总之以休息好为主。平常劳累时，也可以躺下休息一会儿。

午睡时，要脱下鞋子，把双脚架在一个坐垫上，抬高双腿，然后放松全身。特别是感到消化不良或血液循环不好时，可以任意选择睡姿，不要害怕影响胎儿。

站、坐讲究姿势

怀孕后，孕妇的肚子增大膨隆，重心前移，身体各部位受力方向也发生变化，其坐、立、行等均与怀孕前不同，活动受到限制。为了保证孕妇能健康、顺利地完成妊娠，避免出现意外，必须保持正确的活动姿势。

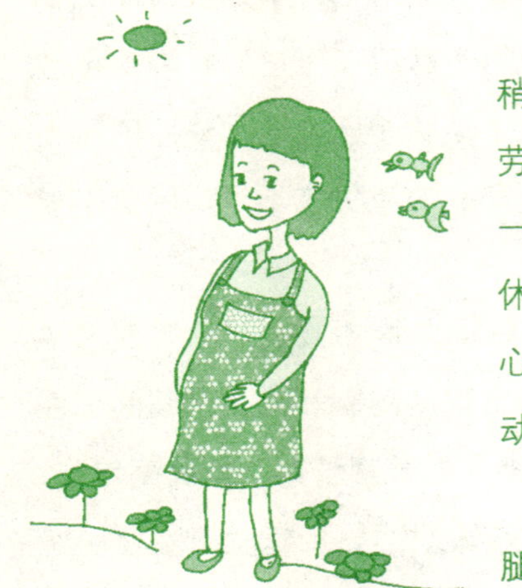

孕妇平常站立时，应保持两腿平行，两脚稍微分开，把重心放在脚心处，这样不容易疲劳。如果长时间站立，可采取“稍息”的姿势，一腿置前，一腿在后，重心放在后腿上，前腿休息；过一段时间，前后腿交换一下，或者重心移向前腿。当由坐位、蹲位起立时，要注意动作缓慢。

当由立位改为坐位时，孕妇要先用手在大腿或扶手上支撑一下，再慢慢地坐下。如果是坐椅子时，要深深地坐在椅子上，后背笔直地靠在椅背上。可以先慢慢坐在边沿部位，然后再向后移动，直至坐稳为止。但不可以坐在椅子的边上，否则容易滑落，如果是不稳当的椅子还有跌倒的危险。另外，坐有靠背的椅子时，大腿和小腿要呈直角，大腿宜与地面保持平行。

当由坐位站起时，要用手先扶在大腿上，再慢慢站起。

由于孕妇腹部前凸，重心不稳又影响视线，很容易摔倒，故在行走时要特别注意。行走时正确的姿势是抬头，伸直脖子，下颌抵住胸部，挺直后背，绷紧臀部，好像把肚子抬起来似的保持全身平衡地行走。行走过程中要看清路面，等前一只脚踩实了之后再迈另一只脚，以防摔倒。

当从地面拾起东西时，不要直接弯腰，那样会压迫腹部，对胎儿不好。

正确的姿势应该是先屈膝，然后落腰下蹲，将东西捡起放在膝上，再起立将东西拾起。放东西也是一样，先屈膝，然后落腰下蹲，放下东西后，双手扶腿慢慢起立。

洗澡应注意

（1）洗澡的方式最好采用淋浴

因为盆浴时孕妇的全身都浸泡在水中，水中的脏物或有害的细菌可能进入阴道而引起感染，甚至炎症，波及子宫颈和子宫腔，同时不将澡盆清洗消毒很容易发生传染病，如滴虫性阴道炎、霉菌性阴道炎等。

（2）洗澡的水温不宜过高

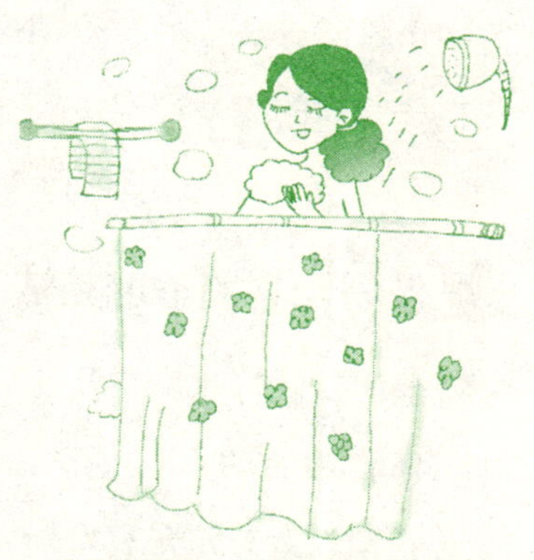

当满身疲劳时悠闲地在放满热水的浴缸中泡上半个小时，真是又舒服干净又消除疲劳。但水温如果过高，孕妇全身皮肤、肌肉血管扩张，会引起子宫、胎盘血流量短时间减少，造成胎儿缺氧，尤其是对怀孕 3 个月的孕妇，可造成畸形儿或低能儿。

大量的动物实验和对人类的流行病调查证实，孕早期接受到物理性的有害因子，如过热的热水浴和高温作业等，都可使孕妇因体内产热增加或散热不良而致高热。早期的胚胎生活在高温环境下，极易受到伤害，高温会杀死那些分裂中的细胞，使该组织停止发育，特别是胎儿的中枢神经系统极易受到损伤，造成畸胎，严重者使胚胎夭折。临床上不乏这样的病例：孕早期的妇女在紧闭闷热的澡堂中洗了 40 分钟的热水浴后导致自发性流产。由于个体的差异和怀孕时间的早晚不同，胎儿受害的程度也有不同的差别。正确的做法是：水温要控制在 38℃以下，尤其不要洗盆浴，避免在浴缸中长时间浸泡腹部，而且洗澡时间最多不超过 20 分钟。

第二节　孕期的日常保健

孕后要进行自我监护

在妊娠早期孕妇还不能了解胚胎发育情况，自孕中期即孕12周后，随着胎儿的长大，孕妇及家人可以在医生的指导下，了解自己胎儿的生长情况，称为孕妇对胎儿的自我监护。到医院去做产前检查固然重要，但孕妇的家庭监护也是不可缺少的。孕期家庭自我监护就是由孕妇本人和家属亲自观察胎儿在子宫内的安危情况。

做好自我监护的方法

孕妇要做好家庭自我监护，应注意以下几方面：

（1）数胎动

胎动计数方法是在妊娠中、晚期，每天早、中、晚各数1小时胎动，将3个小时的胎动计数相加后乘以4，就是12小时的胎动总数，各个孕妇的胎动计数有差别。孕妇要掌握自己的胎动规律，计数时最好左侧卧位，精神集中。

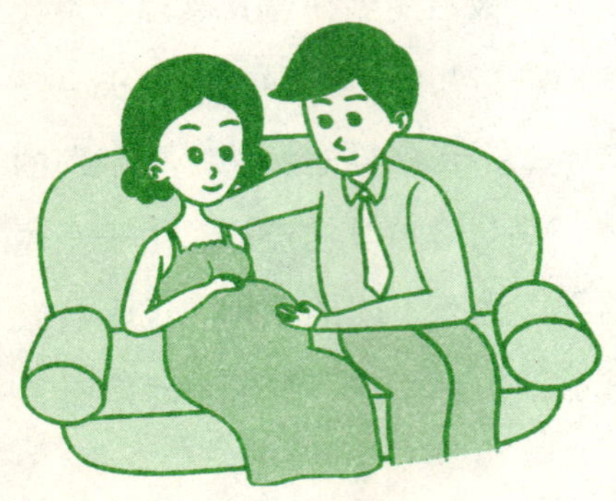

目前胎动标准多以胎动计数在12小时内大于或等于10次为胎儿情况良好，低于10次或1小时内胎动少于3次为胎动减少，如3天内胎动次数减少30%以上就要警惕。大约半数以上的胎动减少是由于胎儿宫内缺氧，多发生于慢性胎盘功能减退，如妊娠高血压综合征、慢性高血

压、过期妊娠、脐带异常因素等。遇到这种情况时，孕妇要立即告知医生，因为从胎动完全停止到胎心消失（胎儿死亡）往往还可有数小时到一天的短暂时间，及时抢救可以挽回胎儿生命，避免不幸后果。

（2）听胎心

妊娠18~20周时，可在孕妇腹部听到胎心音。胎心音为多音，犹如钟表的“滴答”声，声音清脆，节律整齐，速度较快，每分钟为120~160次。在孕妇数胎动的同时，丈夫每晚听一次胎心，可以及早发现胎儿的异常情况。一般每分钟为140次左右，超过160次/分，或少于120次/分，或快慢不均匀，均属异常表现，可左侧卧位20~30分钟后再听一次，如无好转，提示胎儿宫内缺氧，应立即到医院就诊。

（3）量宫底高度

在孕早期，妊娠子宫位于盆腔内，孕妇自己摸不到子宫底，孕12周后子宫逐渐长大而进入腹腔，子宫底开始能在下腹部、耻骨联合上缘扪及。随孕龄增加，子宫底也逐渐升高，所以可以采用子宫底高度测量来估计胎儿是否相应成长。宫底高度测量应于怀孕28周开始，尤其对不能到医院定期检查的孕妇更为重要。过去用指宽（以手指宽度1.5厘米估算）表示高度，不够准确，个体差异较大，现都用软尺沿膜壁测量自耻骨联合上缘至子宫底之间的距离为子宫底高度，以估计胎儿的胎龄。方法是从下腹正中向下移动触及骨质部分——耻骨联合，然后用软尺测耻骨联合上缘中点至子宫底的距离——宫底高度。宫底高度应每周测一次。正常时，每周宫底高度上升0.5~1.5厘米，若连续3次测定宫底高度不升高，则可能是胎儿宫内发育迟缓；若1周内宫底上升大于3厘米，可能是羊水过多。出现上述情况，应立即到医院检查。

（4）自觉症状

怀孕期间如出现下列症状应及时就医：

1）频繁呕吐。轻度呕吐为早孕反应最常见的表现，过几周会自愈，不必介意。但频繁而剧烈地呕吐，吃什么吐什么，甚至滴水不存，会导致脱水和电解质紊乱，危害母子安全，应及早就医。

2）下腹部疼痛。腹痛呈阵发性，有下坠感，伴腰酸，特别是伴有阴道流血，很可能是流产或早产的先兆，或是前置胎盘征象。

3）严重水肿。妊娠中、后期，孕妇下肢轻度水肿，无其他不适，属正常现象，不必介意。但如果水肿严重，并伴有血压升高等现象，应考虑妊娠高血压综合征。

4）体重增长过快。如每周增长超过400克可能是双胎或羊水过多，也可能是葡萄胎或妊娠高血压综合征。对于后两者决不可掉以轻心。

5）风疹感染。孕期头4个月内，如孕妇发生风疹感染，对胎儿危害甚大，可致30%～50%的胎儿畸形。因此，一旦确定患风疹，孕妇应到妇产科进行全面检查，由医生采取补救措施，必要时进行人工流产。

6）小便异常。如小便伴有灼痛感或伴有腹痛、发冷及发热，可能是患了泌尿系统感染。

7）心慌气短。妊娠后期，孕妇在从事较重的体力活动时出现心慌气短，多属正常现象。如果轻度活动或静止状态也出现明显的心慌气短，或心悸气短且不能平卧，应考虑是否并发心脏病，要尽早诊治。

8）发热、淋巴结肿大。出现这种症状，很可能是感染了某种疾病。

9）乏力、黄疸及食欲低下。多为病毒性肝炎的重要症状。

10）阴道流出水样物或流血。阴道流出水样物应注意是否为羊水流出，要警惕胎膜早破和早产的危险。整个孕期如出现阴道流血都属于异常，不可轻视。如伴有小腹痛，应考虑为流产、宫外孕、胎盘早剥或早产，要及早就医。但妊娠头1月，可能有少量月经，若无其他症状，这是正常的，不必惊慌。此外，怀孕期间可出现腿抽筋、便秘、静脉曲张、贫血等症状，均属于生理现象，不宜乱用药，如伴有其他病理性改变应及时就诊。

（5）孕妇体重定期测量，也是胎儿监护办法之一

整个妊娠期孕母体重约增加12千克。前20周约增4千克，以后每周约增400克左右，即后20周增8千克，若每周增长小于300克或大于500克，就应予以重视。

孕妇的家庭自我监护，较医院产前检查更具有客观性，两者有机结合，对保证孕妇的健康有着重要的意义。

做好妊娠保健记录

孕妇在妊娠期做一些记录，把自己妊娠期间，有关保健方面的重要内容记录下来，入院检查或住院分娩时，可为医生提供有价值的医疗参考。

妊娠记录包括以下内容：

（1）末次月经日期

孕妇发觉怀孕后，应该通过回忆记录下末次月经的时间，有利于计算预产期和按期注意保健。

（2）妊娠反应开始日期和症状

记录第一次妊娠反应的日期、每日反应的时间、反应程度（症状）、消失时间、治疗与否等。这有利于判断妊娠反应对胎儿的损伤。

（3）胎动

正常的胎动是胎儿健康的标志。记下第一次胎动的时间，每日胎动的次数等，这对监测胎儿健康状况有帮助。

（4）孕妇患病情况

记录下所患疾病名称、症状、起止时间及用药情况，如药名、剂量、用药时间等。

（5）接受放射性物质情况

孕期应禁止接触放射线和放射性物质，如接触时，应记录下接触时间、部位、次数等。

（6）孕期并发症

妊娠中后期常有下肢水肿、静脉曲张、腰背痛、便秘、痔疮等，如症状严重，需要治疗。孕妇应记下发病时间、症状以及治疗用药情况。

(7) 阴道流血、流水、白带

妊娠期阴道流血、流水和白带量多均为异常，应及时就医，并记录下症状、治疗情况。

(8) 性生活情况

妊娠早期、晚期应禁止性生活，中期可以性生活，但应节制并记录，有利于保胎参考。

(9) 产前检查

妊娠期孕妇要做多次产前检查，孕妇应记录下每次检查的时间、项目、结论，如停经后的妇科检查、化验检查、超声波检查等，以利于孕妇保健参考。

(10) 其他情况

如外出旅行、孕妇体重、饮食、工作、外伤、精神刺激等，记录下来对孕妇保健和胎儿健康分析都有参考价值。

妊娠记录可每日一记，也可重点记，最好由产妇自己记录。文字可以简单，内容要有侧重。可单独设记录本，有记日记习惯的也可在日记中加入以上内容。

注意清洁皮肤

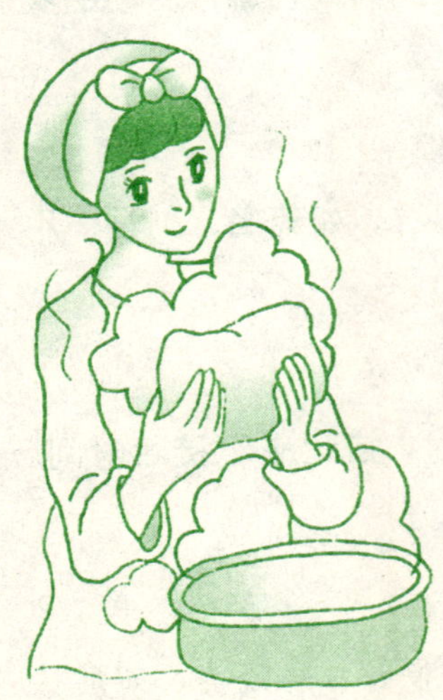

孕妇若想拥有漂亮肌肤，必须注意清洁皮肤。平时一天内，早、晚均以洁肤品洗脸，选择的牌子和性质因人而异。而其余时间，用温水洗脸即可。洗面皂最好选择一些性质温和的，不刺激皮肤的。

当然，若有化妆，在洗脸前一定要先卸妆，再用洗面皂彻底将面部洗净，不要使污垢、油脂和化妆品残留在毛孔内。因为残留的污垢、化妆品会与汗水混合，易使肌肤发痒或产生皮肤病，所以不要贪一时之便，不卸妆就直接洗脸。清洁完毕，要涂抹紧肤水补充水分及收紧肌肤，再涂上护肤品。

小心选择护肤品

属于敏感性皮肤的孕妇，要在医生或专家的指导下，使用专为敏感皮肤而配制的保养品。但是当肌肤发生过敏时，应立即停止涂抹保养品，并在过敏的部位冷敷，同时避免受太阳直接照射，并多休息。

大多数的孕妇在怀孕时都容易出现皮肤过敏的现象。这些现象产生的原因大致分内、外两种。外在原因像空气污染，空调不佳等，内在原因则在于内分泌失调，还有，睡眠不足也是原因之一。因此如果属于敏感性皮肤的孕妇或出现皮肤过敏情况的孕妇，均要小心选择护肤品，以防过敏、保护水分的产品为佳。

此外，皮肤过敏的孕妇如以柠檬敷脸，很容易导致红肿和痕痒。

夏日皮肤护理

怀孕初期，孕妇皮肤的油分增多，容易长暗疮、黑斑等。虽然不是人人都有相同的变化，但许多准妈妈还是有这方面的担忧。变化是因人而异的，与个人情绪、体质有关，当然也与个人护理有关系。炎炎夏日，肌肤特别容易长暗疮、黑斑，皮肤粗糙的人问题也会不少。

夏日皮肤的护理要根据孕妇自身情况而定。

（1）易长暗疮者

多洗脸，一天4～6次以上，但应以冷水及中性温和的皂液做简单清洁，不可过度按摩。一天洗两次澡，可帮助治疗身躯暗疮。身体长暗疮的部位，不需要用任何保养品，包括化妆水在内。

（2）有黑斑者

出门一定要用防晒品，除此之外，外出时要撑伞或戴帽子；退斑的治疗，应在出现之后立即开始。

（3）皮肤干燥与粗糙者

可使用任何滋润性的面霜和乳液，随时涂抹。尤其是洗澡之后，更应马上保持皮肤滋润。

禁用的化妆品

每个女性都希望自己在各个时期都是美丽的，而恰当地运用化妆品修饰自己，通常会令女性看起来更加完美和自信。怀孕是女性的特殊生理阶段，这时的女性常常会因为身体状况的变化，而变得敏感、身体抵抗力下降，而且孕期特别忌讳接触有害的化学物品。这时化妆品有什么禁忌呢?

(1) 染发剂

据国外医学专家调查，染发剂不仅会引起皮肤癌，而且还可引起乳腺癌，导致胎儿畸形。所以孕妇不宜使用染发剂。

(2) 冷烫精

据法国医学专家多年研究，妇女怀孕后，不但头发非常脆弱，而且极易脱落。若是再用化学冷烫精烫发，更会加剧头发脱落。此外，化学冷烫精还会影响孕妇体内胎儿的正常生长发育，少数妇女还会对其产生过敏反应。因此，孕妇也不宜使用化学冷烫精。

(3) 口红

口红含有各种油脂、蜡质、颜料和香料等成分。其中油脂通常采用羊毛脂，羊毛脂除了会吸附空气中各种对人体有害的重金属微量元素，还可能吸附大肠杆菌进入胎儿体内，而且还有一定的渗透性。孕妇涂抹口红以后，空气中的一些有害物质就容易被吸附在嘴唇上，并随着唾液侵入体内，使孕妇腹中的胎儿受害。鉴于此，孕妇最好不涂口红，尤其是不要长期涂口红。

此外，有些化妆品的质量令人担忧。广东省卫生防疫站曾经抽查了100种市场销售的化妆品，经化验发现：部分化妆品含有铅、汞、砷等对人体有害的元素，不少黑发乳和染发水一类的化妆品含有高量的铅，有一部分还含有高量的铜，而且部分化妆品含有相当惊人数量的细菌。尤其是大部分化妆品未通过有关部门进行安全性的试验。因此，请孕妇当心化妆品对本身健康和子孙后代的危害。

上述几种化妆品在怀孕期间，最好避免使用。

但是怀孕时期的皮肤仍然需要保护，因此高质量的滋润保湿产品、防晒用品，预防和减轻妊娠纹的身体滋润乳剂还是必需的。

秋冬季选择化妆水

秋、冬气候干燥，室内外的温度相差很大，尤其冬天，皮肤的新陈代谢缓慢，皮肤易出现问题。选择保湿性的化妆水护理肌肤，不但可清除老化的角质，还可补充肌肤流失的水分，使肌肤晶莹剔透。

除了化妆水，乳液的滋润也是不可或缺的，油性肌肤，是因肌肤水分不足，引起油脂分泌旺盛，导致表皮层的油脂和水分不调和所致。因此，在秋、冬季应选择亲水性较高的护肤品，使肌肤恢复柔嫩、光滑、细腻。

对于因为天然油脂分泌不足而造成的较干燥的肌肤，除使用化妆水保湿外，亦可以用化妆棉沾上化妆水，在干燥的地方敷上 10 ~ 15 分钟。让肌肤达到收敛毛孔、深度保湿和滋润的效果。

清淡化妆的要诀

由于怀孕，孕妇生理上起了种种变化，尤其是体形及皮肤更为明显。要成为一个精神奕奕、美丽的准妈妈，除了平时的保养不可忽略之外，简单得宜的淡妆也可以令你容光焕发。清淡化妆的要诀是：

（1）打好粉底，可让脸庞肌肤散发柔嫩光泽。

（2）由于各人肤色不同，在选购护肤品时，可在未上妆的脸颊或下巴，将粉底匀开，选出最接近自己肌肤的色调。同时准备另一较肤色稍暗的色彩，但色彩勿超过两色以上，以便修正肤色。

（3）眼影色的选择，除了搭配服装及考虑场合外，平时可选择较自然的色系，让眼睛更为明亮、精神。

（4）轻扫娥眉，浅咖啡色可把眉色勾勒得很有型，展现自然的自我本色。

（5）唇色的选择应配搭整体造型，而孕妇平时宜以自然清爽的造型为主，因此可选择如粉色调的色系，呈现完全的“天然风格”。

（6）别忘了修容步骤，因生理变化，使脸部稍有水肿状况，修容之后，可使脸部更为立体。

不要长时间吹电风扇

人们往往喜欢在炎热的夏天吹电风扇，但是孕妇最好不要用这种方式乘凉。孕妇新陈代谢旺盛，皮肤散热量较多，基础体温比一般人高0.3～0.5℃，所以比一般人耐热力差，但若是长时间吹电风扇，特别是高速的风吹到皮肤上，可使表皮毛细血管收缩，使外周血管阻力增加，动脉血压暂时升高，加重心脏负担。头部血管丰富，血流量较多，对冷刺激较敏感，易引起头痛、头晕、疲乏无力等不适。长时间头部受冷刺激，面部神经受刺激，有引起面瘫的危险。孕妇出汗较多时，不要马上吹电风扇，因为此时全身皮肤毛孔开放，冷风乘虚而入，极易受凉感冒，轻者鼻塞流涕，重者高热或并发呼吸道炎症，对孕妇及胎儿健康极为不利。故孕妇不宜长时间吹电风扇，吹电风扇时也不应直吹，风速宜缓慢，电扇宜用摇头扇或用微型电扇。

不宜戴隐形眼镜

孕妇最好不戴隐形眼镜，原因有以下几点：

（1）怀孕期间内分泌发生变化，可使孕妇角膜组织轻度水肿，角膜中心的厚度增加，如果此时戴隐形眼镜，更加重了眼角膜的缺氧，使其敏感度降低，易发生角膜损伤。

（2）妇女在怀孕期间泪液分泌减少，而泪液中的黏液成分增多，戴上隐形眼镜，眼前常有异物感，感到眼干、磨眼而不舒服。

（3）妇女在怀孕期间，结膜小动脉会发生挛缩，血流量减少，若此时因戴隐形眼镜发生结膜炎会比平时更加痛苦。

（4）孕妇眼角膜的弧度也会发生一些变化，约有50%的孕妇不能戴原来的隐形眼镜，应更换屈光度大小合适的镜片。

（5）孕妇怀孕期间会出现眼压下降、视野缩小等现象都会增加戴隐形眼镜的不适感。

如果工作需要必须戴隐形眼镜则应注意眼的卫生保健。

避免接触噪声

噪声应该是人们不喜欢或者不需要的声音。尽管我们不喜欢或者不需要这样的声音，但在实际生活中，每一个人都会不可避免地接触到噪声，只不过接触的噪声的性质不同、接触的时间长短不一样罢了。噪声的强度用分贝表示，数字越大，表明噪声的强度越大。有些人（如纺织工人）所处的工作环境中存在着噪声，而且很多情况下噪声的强度还很大，有的可以超过100分贝。长期接触到强烈的噪声会损伤人的听力，这是大家都知道的。然而，您是否知道接触噪声对孕妇和胎儿有什么影响呢？国内外的医学科研人员在这方面做了许多研究，证明强烈的噪声对孕妇和胎儿都会产生许多不良的影响。

孕妇在怀孕初期会出现恶心、呕吐等反应，有些人的反应特别强烈，以至于影响进食，有的甚至需要输液治疗；有的孕妇在怀孕的后期会得一种叫做“妊娠高血压综合征”的病，主要表现是血压高、水肿和蛋白尿。在接触强烈噪声的女工中，妊娠剧吐的发生率和妊娠高血压综合征的发生率都比其他女工要高。

接触强烈噪声不仅会对孕妇的健康产生危害，而且也会对胎儿产生许多不良的影响。在20世纪70年代，国外曾有人对居住在国际机场附近的居民进行了调查。发现当地居民所生婴儿的体重比其他地区新生儿的体重低，说明强烈噪声很可能影响了胎儿的发育。

我国的学者对怀孕期间接触强烈噪声（95分贝以上）的女工所生子女进行测试，并把结果同其他条件相似的小儿作比较，发现前者的智商水平比后者低。造成这种情况的原因可能是噪声经常引起子宫收缩，影响胎儿的血液供应，进而影响了胎儿神经系统的发育。

此外，母亲接触强烈噪声还可对胎儿的听觉发育产生不良影响。国外的一些研究表明，孕妇在怀孕期间接触强烈噪声（100分贝以上）会使婴儿听力下降的可能性增大。这可能是由于噪声对胎儿正在发育的听觉系统有直接的抑制作用。

由于噪声会对人体产生许多不良的影响，因此很多国家都在这方面作了规定。我国也制订并公布了《工业企业噪声卫生标准》，对生产车间或工作场所的工作地点噪声作了明确规定。为了保护女职工及其子女的健康，妇女在怀孕期间应该避免接触超过卫生标准（85～90分贝）的噪声。

不要接触汽油等有害物质

汽油被广泛用于航空器、汽车、摩托车等的运转，但汽油对人体有一定的危害，尤其是对孕妇的危害更不容忽视。难闻的汽油味会使孕妇感到头晕、恶心、烦躁，不仅会影响食欲而且会严重影响孕妇的精神状态。在交通运输行业应用的汽油中还加入了一定量的四乙基铅，目的是起防震防暴作用，这种四乙基铅是一种毒性很强的物质，在烧时释放的铅随废气排入大气中，孕妇吸入含高浓度铅的蒸气或皮肤大量吸收后，经胎盘传给胎儿，可引起铅中毒、流产、胎儿发育异常、先天畸形、智力低下等。据美国辛辛那提大学医学中心的研究表明：在怀孕期间接触微量铅，即可造成胎儿生长发育明显受抑制，神经系统也同样受累，出生的婴儿体重明显减轻，智力远较未接受铅的母亲所生婴儿差。为安全起见，孕妇最好远离汽油废气环境。

抽烟对胎儿的危害

孕妇自己吸烟和被动吸烟，均会危害孕妇本人和腹中胎儿。孕妇吸烟对胎儿的危害主要表现在以下几个方面：

（1）烟草中的尼古丁及其他有毒物质可使受精卵着床受碍而导致不孕，怀孕后也容易流产。

（2）烟草中的氰化物可影响胎儿的生长发育，导致先天性心脏病、腭裂、唇裂、痴呆、体格发育障碍和智力低下等。

（3）烟草中的尼古丁、氰化物、一氧化碳可使胎盘的灌注量降低和血液携带氧的能力下降，导致胎儿缺氧和营养不良，体重低，发育迟缓。

因此，孕妇应在怀孕之前就戒烟，也尽量不要到吸烟的场所去。

准妈妈应远离的工作

妊娠期凡是对准妈妈身体不利的工作和环境都应该回避。常见的几种情况有：

（1）有受放射线辐射危险的工作，如放射科技术人员。

（2）震动或冲击能波及腹部的工作，如公共汽车的售票员。

（3）频繁上下楼梯的工作，如送公文或文件的服务员。

（4）接触刺激性物质或某些有毒化学物品的工作，如某些化工厂车间的工人。

（5）过重的体力劳动，如搬运工人。

（6）长时间站立的工作，如售货员、电梯服务员、招待员等。

（7）长时间紧张的工作，如机器作业的工人。

（8）不能得到适当休息的流水作业工人。

（9）工作环境温度过低，如冰库工人。

（10）单独一人的工作，万一发生问题无人帮助。

以上情况均对准妈妈身体不利，应暂时回避。为了母婴的健康，在孕期应调换其他能够胜任而无害的工作。

做饭洗衣应注意

孕妇做一些简单家务也是无害的，但是做饭时应注意以下几点：

（1）做饭时不应弯腰或蹲着，以免腹部受压，影响胎儿血液循环。烹调过程中注意不要让锅台直接压迫腹部，以保护胎儿。

（2）厨房里燃烧的煤气、液化气可释放有害气体，煤炭燃烧过程中释放大量的一氧化硫、二氧化氮、一氧化碳，同时释放大量粉尘，煤烟里还含有致癌物质苯并芘，还有煎炒食物产生的油烟对孕妇及胎儿都很不利。故厨房应安装抽油烟机，可减轻有害气体对孕妇及胎儿的损害，有条件的孕妇应少进厨房，并尽可能缩短停留在厨房里的时间，厨房里应保持良好的通风换气。

（3）在洗菜、刷洗碗碟时尽量不要把手直接浸入冷水里，因过凉受寒有诱发流产的可能。

（4）早孕反应严重的，尽量避免到厨房去，因厨房的油烟和气味会加重恶心呕吐。

洗衣服时应注意：

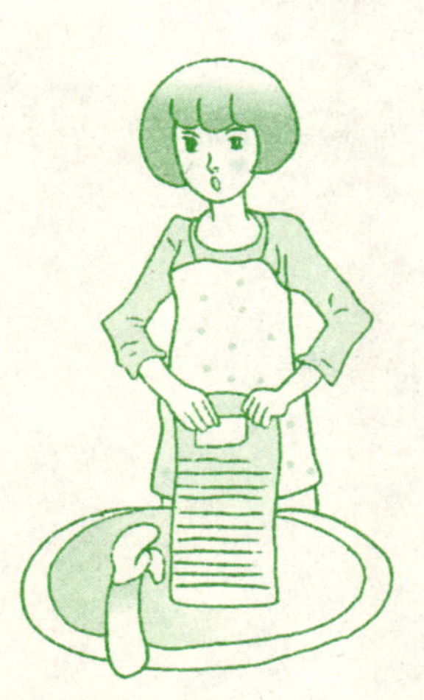

（1）不宜用很冷的水，可适当加兑些热水。

（2）洗衣时姿势要稳，不能蹲位洗衣，因蹲位会使腹部受压，影响子宫、胎盘血液循环。

（3）洗衣时用力不宜过猛，搓板不要顶着腹部，避免胎儿受压。

（4）妊娠早期，洗衣时不宜使用洗衣粉，因洗衣粉里化学物质可损害受精卵。

（5）晾衣服时动作宜轻柔，不要向上伸腰，晾衣绳应低一些。

不要久待厨房

妇女怀孕后应保持心情舒畅、愉快，补充丰富的营养，呼吸新鲜空气，以利于胎宝宝在母体内生长发育。好生活就要有好营养，根据准妈妈的特殊饮食需求，要求吃得好，花样多，还要吃容易消化吸收的食物，如此一来，准妈妈在厨房呆的时间可能就会相应延长。但厨房里的空气却对准妈妈的身体不利，尤其是厨房里的潮湿空气和天然气燃烧后排放出的气体，都会危害到准妈妈，故准妈妈宜少入厨房，尽可能把留在厨房里的时间缩短。厨房内应保持良好通风，尤其要注意在冬季气候寒冷、门窗紧闭时厨房内的通风。厨房内要安装排风扇、烟囱、烟罩等排烟除尘设备，以达到净化空气之目的。那么，既要让准妈妈吃得好、吃得有营养，又要尽量在厨房里待的时间短，这岂不是矛盾？这时就是准爸爸大显身手的时候了，如此一来，矛盾就解决了。

远离麻将

（1）筑“方城”情绪激动影响胎儿

孕妇情绪可影响胎儿发育。胎儿在母体内已开始接受母亲的感化，大量研究表明，妊娠期间母亲的喜怒哀乐，给胎儿带来的影响是明显的。例如妊妇情绪激动时，胎动即明显增加，最高时可达平常的10倍。如果激动时间延长，往往会引起胎儿循环障碍，影响发育甚至造成胎儿死亡。因此，母亲要保持情绪安定，心情愉悦的精神状态，这样才有利于胎儿的健康成长。而玩麻将（尤其加上赌博）时，孕妇往往处于患得患失、忧患无常的不良心境中，加之激烈争论，自主神经系统过于兴奋，母体内的激素异常分泌，对胎儿大脑发育造成的损害远远超过对母体自身的损害。这类胎儿在孕期躁动不安，出生后多性情执拗、

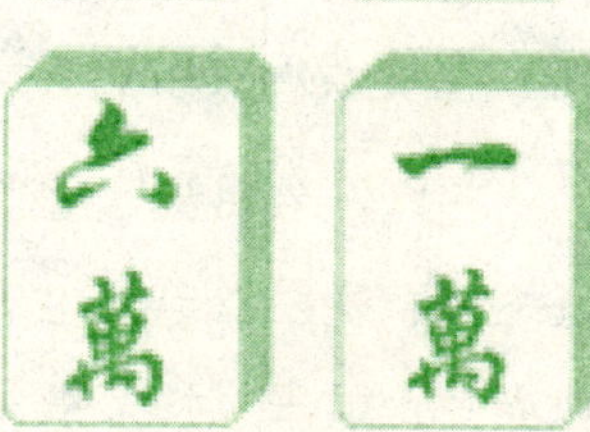

食欲缺乏、心神不宁、好哭闹。

（2）糟糕的麻将环境

孕妇所处的环境应符合一定的卫生条件，如噪声低、烟雾少、无射线污染。而“方城之战”的环境却很难有保证。一副麻将牌，你抓我抓，积年累月，难免沾有多种致病菌，可增加疾病传播的机会。若狭小的空间内烟雾弥漫，即使孕妇本人不吸烟，被动吸入也足以造成母体危害，易患呼吸道疾病和增加孕期合并症；对于胎儿来说，也会因供氧不足而发生畸形或出生后发育迟缓、体重轻、行为异常等情况。

（3）久坐麻将桌，母婴健康受影响

在孕期，医生都建议孕妇要有适当活动，尤其是不能长时间坐着不动。而搓麻将往往一坐就是数个小时，既令孕妇身体疲乏，也会影响血液循环及胎儿发育。孕妇长时间筑“方城”，也易引发神经衰弱、头晕失眠、消化性溃疡、泌尿系统疾病、下肢血管病变、痔疮甚至心脑血管等种种疾患。对胎儿来说，来自坐位的压迫，会妨碍子宫的血液循环和供养，直接影响胎儿脑发育，造成胎儿出生后智力低下和精神有障碍。若长期“挑灯夜战”，孕妇睡眠、饮食失去规律，更易造成自主神经功能紊乱，出现失眠、高血压、贫血、缺钙等病状。胎儿出生后可出现神经胶质细胞营养不良、佝偻病、低体重、高死亡率和脑瘫等，此时即便得到良好的哺乳喂养，也难以纠正。

由此可见，孕妇沉溺于麻将并不可取，若借机赌博，更是一种有害身心健康的恶习，应该下决心戒除。

看电影电视应注意

在妊娠早期要尽量少看电影、电视，以免对胎宝宝产生不利影响；到了妊娠中、晚期看电视也应有所节制，且时间不宜过长，内容要有所选择，以风光片、娱乐片和柔情、喜剧片为好，不看武打片、凶杀片，不看惊险、恐怖的镜头，音量宜小些。

忌去拥挤的场所

平时人们免不了去人多拥挤的场合，但孕妇则不宜去，否则有以下的危险：

（1）人多拥挤的地方挤来挤去，孕妇一旦受挤，便有流产的可能，如挤着上公交车就很危险。

人多拥挤的场合，容易发生意外，如在广场看节目，就有可能挤倒人，孕妇由于身体不便，最容易出现问题。

（2）人多拥挤的地方，空气污浊，会给孕妇带来胸闷、憋气的感觉，胎儿的供氧也会受到影响，比如在拥挤的室内看节目。

（3）人多拥挤的场合，必然人声嘈杂，形成噪声，这种噪声对胎儿发育十分不利。比如在足球场看球赛就会不时出现噪声。

（4）易传染上疾病，在很多拥挤的场合都有这种危险。

公共场合的各种疾病微生物的密度远远高于其他地方，尤其在传染病流行的期间和地区，孕妇很容易染上病毒和细菌性疾病。这些细菌和病毒对一般健康人来说可能影响不大，但对孕妇和胎儿来说是比较危险的。

忌进舞厅

有些女性经常出没于舞厅，活动在卡拉 OK 厅，即使怀孕了也不回避。殊不知，舞厅这一类公共场所，会给孕妇和胎儿带来多方面的损害，甚至是不可逆的危害。

首先，舞厅内存在着严重的噪声。据有关部门的监测结果，舞厅的音响无论是轻柔和美的慢四步和华尔兹，还是嘈杂激烈的霹雳舞和迪斯科，大多超过了 90 分贝，有的甚至高达 120 分贝。许多舞厅为迎合顾客的“刺激”需要，采用大功率立体声扩音装置，其声音都在 100 分贝左右。孕妇经常处在这种噪声环境中，会对自身和腹中胎儿造成损害。

其次，舞厅内还有光污染。舞厅的灯光忽明忽暗，非常刺激人的眼睛。这种光源能透过晶状体集中于视网膜内，使眼内压明显升高而伤害眼角膜、结膜和晶状体，致使视力模糊、眼睑痉挛、结膜充血。舞厅中还有一种黑光灯能发射紫外线，这种紫外线能诱发白色物体产生荧光。黑光灯对人的精神损害尤为明显，会导致孕妇精神抑郁，甚至神经衰弱。

此外，舞厅内的空气污染严重。常进舞厅的男士多有吸烟的嗜好，因此舞厅内尼古丁、一氧化碳气体等有毒物质的浓度较高。当空气中的氧气浓度低于10%，二氧化碳浓度超过2%时，一般人就会头晕、脉弱及血压升高等，何况是要负担自身及胎儿双重呼吸的孕妇。在这种空气污染的环境中，腹中的胎儿必受影响。

舞厅中那些过激烈的音乐，诸如迪斯科、摇滚乐和霹雳音乐等等，也不适于孕妇欣赏。因为长期听这些嘈杂的现代音乐，会使孕妇的神经系统的正常功能受损，并致孕妇子宫平滑肌收缩，引起胎儿血液循环受阻，胎盘供血不足，造成胎儿发育不良。这也是导致流产或早产的原因之一。

现代优生学认为，环境与优生的关系密切。为了优生，请您在怀孕期间切莫去舞厅！

忌养宠物

有一种病叫弓形虫病，是人畜共患的寄生虫病。孕妇初次感染弓形虫病，可通过胎盘传播给胎儿，造成先天性感染，对母婴危害极大。

几乎所有的哺乳动物和鸟类都是弓形虫病的传染源，特别是感染弓形虫病的猫，在本病传播上具有重要意义，其他一些动物如猪、牛、羊、兔、狗、鸡、鸭、鹅等也都是弓形虫病的重要传染源。

此病的传染方式有四种：

（1）孕妇初次感染此病，可通过胎盘传染给胎儿，生出先天性弓形虫患儿。

（2）经口和胃肠道传染，吃生的或未煮熟的肉、蛋、乳类均可传染此病。食入感染弓形虫病的猫污染的食物和水亦可感染。

（3）经皮肤黏膜感染。实验室人员，屠宰厂、肉联厂工人，因接触弓形虫患者的标本或接触感染的动物，若工作不慎，可经刺伤的皮肤而感染。

（4）食入苍蝇、蟑螂污染的食物而感染。

先天性弓形虫病的主要表现是脑积水，常伴有颅缝裂开，也可有小头畸形，X光检查可有脑内钙化，智力低下，精神运动发育障碍，眼部可出现小眼球、失明等改变。

先天性弓形虫病多数无症状，但也有经过数月、数年甚至到成年才出现症状。

为了有一个健康活泼的小宝宝，育龄妇女特别是孕妇，应做好对弓形虫病的预防。

（1）对弓形虫病有个初步的认识，认清弓形虫病对孕妇及婴幼儿的危害。

（2）注意卫生，不吃生肉或未煮熟的肉、蛋，乳类。

（3）孕妇不应接触猫、狗等宠物，更不应玩这些宠物。如一旦接触，必须彻底洗手。

（4）弓形虫病必须经实验室检查才能确诊，如条件允许，孕妇应进行弓形虫检测，如确定弓形虫感染，应在医生指导下治疗，并对胎儿进行监测，出生后还应随访观察。

电磁辐射的防范

（1）电视

电视机的放射线可影响胎儿，而且越靠近电视机，辐射越强；亮度调得越高，辐射也越强。因此，准妈妈最好少看电视，即使看也应距电视机屏幕2米以外。

（2）电脑

电脑显示器内有高压静电，其产生的电磁场有可能导致准妈妈流产、胎儿畸形等。特别值得注意的是，电脑显示器的两侧和背面的射线最为强烈。

准妈妈最好不要长时间使用电脑。在不得不使用电脑时，应根据辐射频率或磁场强度特点，选择合适的防护服加以保护。

(3) 电冰箱

冰箱由于每天24小时不停地运行，其产生的电磁污染也不容忽视。准妈妈平时最好不要频繁开关电冰箱的前门。

(4) 空调

担负着两个人健康责任的准妈妈，要特别注意不要在有空调的室内久留。

在必须使用空调时，准妈妈要记得定时开窗通风、排放室内污浊气体。另外，孕期尽量每隔2~3个小时到室外走一走，呼吸一下外面的新鲜空气。

(5) 微波炉

微波炉加热食物虽很方便快捷，但它却是所有家电里磁场最强的，也是对人体健康威胁最大的电器之一。

在使用微波炉时，要注意关好炉门，最好在它运行期间离得越远越好，并在微波炉结束工作10分钟后再打开炉门取用食物。

(6) 电磁炉

电磁炉在运行时所产生的电磁辐射被炒锅所遮挡，但在移开炒锅时，辐射就十分惊人了。为了优生，准妈妈最好不要使用电磁炉。

(7) 电热毯

当电热毯紧贴准妈妈的身体时，虽然人体感觉不到电热毯产生的电磁场的存在，但这种强烈的电磁作用，可以影响胎儿骨细胞的正常分裂，容易造成先天性骨骼缺陷。如果在孕早期使用，很可能会诱发自然流产。

(8) 电吹风

由于电吹风使用时靠近头部，其产生的电磁辐射对人体的伤害也就特别大。因此准妈妈平时洗头后最好不要使用电吹风，让头发自然风干。

(9) 手机

在手机即将接通的一瞬间，电磁波的能量最强，其所产生的辐射要比通话时高出20倍。

准妈妈应少用或不用手机，更不能将手机长时间挂于胸前。

慎做B超检查

在妇女怀孕后，胚胎发育的早期，特别是在妊娠31～64天期间，是胚胎分化和形成的关键时期，是胚胎的高敏阶段，此时B超检查有可能造成胚胎发育异常。因为B超使用的高频超声波，波长短，能量集中，强度大，振动较强烈，会引起许多特殊作用。可产生机械、热、光、电、化学及生物等多种效应。美国专家做动物实验表明，妊娠大鼠在孕早期连续接受超声扫描后，鼠胎出生时体重下降。我国也有临床发现对怀孕6～9周的准妈妈做超声扫描后，绒毛组织染色体DNA受损。北京有医院研究证实，B超检查对妊娠早期绒毛超微结构、细胞膜有直接损害作用。

因此，妊娠早期准妈妈应慎用或不做B超。如果有明显适应证要做，应采用小剂量、低辐射强度和最短辐射时间。

不要照X线

X线是一种放射线，对人体是有危害的。由于放射诊断的X线强度和照射时间均有限，通常对人体影响不大。但对孕妇来说则不同。

妊娠头3个月是胚胎各器官形成期，孕妇若此时接触X线可能引起胎儿头畸形、脑积水、脊柱和眼缺陷、四肢畸形、造血系统欠缺、颅骨缺损或流产、死胎。

妊娠3个月以后，胎儿牙齿、生殖腺和中枢神经系统仍处于继续发育之中，因而也应避免X线检查。

孕妇妊娠晚期，胎儿各器官发育完成，用很小剂量做X线摄片，不致引起胎儿的变化。若照射X线次数多，剂量大，则也可能引起胎儿变化。非做X线检查不可时，选用摄片比透视影响小。

外出旅行应注意

怀孕4～7个月是旅行的好时机。大多数准妈妈是没问题的，但是任何事都没有绝对，出行的时候请千万不要忘记自己已经怀孕，旅行中尽量注意，避免出现流产、早产的危险。

外出旅行前4~5天，为了放心起见，一定要向医生确认一下，自己是否适合此时出去旅行。

此间旅行应注意的事项：

（1）长时间保持一个姿势会感到疲劳，因此能在车内自由走动的火车是较好的选择。如果乘汽车，建议每隔1小时请司机停下来，下车走一走。

（2）还要考虑到能够经常去洗手间。如果预先知道有可能遇到塞车的话，要准备携带式便器。另外如果可能的话逗留期为2~3天的短途旅行比较理想。

（3）在旅行中容易发生便秘，所以要多吃蔬菜、水果，多摄取水分。

不要长时间坐车

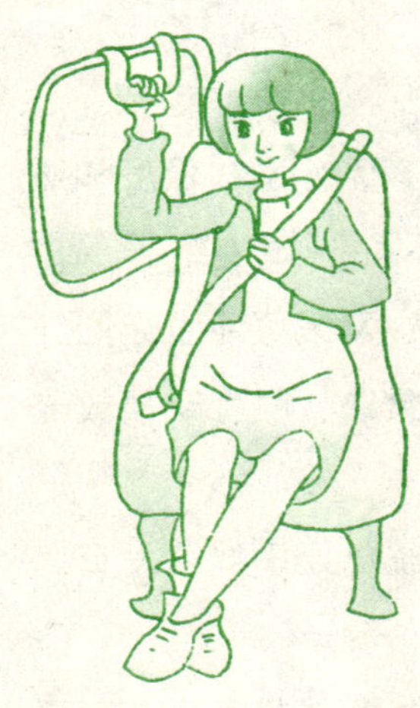

妊娠晚期，孕妇生理变化很大，对环境的适应能力相应降低，长时间坐车会给孕妇带来许多不便。比如长时间坐车，车里的汽油味会使孕妇感到头晕、恶心、食欲降低；长时间颠簸使孕妇休息不好、睡眠少、精神烦躁；长时间坐车，下肢静脉血流量减少会引起或加重下肢水肿，行动更加不便；乘车人多一般较拥挤，晚期妊娠腹部膨隆，容易受到挤压或撞击而致流产、早产；车内空气污浊，各种致病菌较多，增加了孕妇感染疾病的机会。万一在车上发生流产、早产等意外，将会给孕妇及胎儿带来生命危险，故孕妇在妊娠晚期应尽量避免长时间坐车。

少进行日光浴

日光中的紫外线是一种具有较高能量的电磁辐射，有显著的生物学作用。多晒太阳，能促使皮肤在日光紫外线的照射下制造维生素D，进而促进钙质吸收和骨骼生长。但是，一定强度的日光也可使皮肤受到紫外线的伤害，所以，孕妇可以适当地晒太阳，但不要过多地进行日光浴。日光浴可使孕妇脸上的色素斑点加深或增多，出现妊娠蝴蝶斑或使之加重。日光对孕妇皮肤的损害，还可能是发生日光性皮炎（又称日晒伤或晒斑），尤其是初夏季节，人们的皮肤尚无足量黑色素起保护作用时更易发生。此外，由于日光对血管的作用，还会加重孕妇的静脉曲张。

劳逸结合

北齐名医徐之才主张准妈妈“身欲微劳”，认为过劳伤胎，微劳宜胎。因为微劳可使血脉流通，防止难产。如《万氏妇人科》中明确指出：“妇人受胎之后，常宜行动往来，使气血流通，血脉和畅，自无难产。若好逸恶劳，好静恶动，贪卧养娇，则气停血滞，临产多难。”《产孕集》亦提出，准妈妈应劳逸结合，“不可过逸，逸则气滞；不可过劳，劳则气衰”。

妇女怀孕以后，已经给身体增加了许多负担，如果再让准妈妈参加重体力劳动，就会吃不消了。因为重体力劳动需要消耗的热量很多，这就要大大增加心脏的输血量；而心脏输血量增多，必然要增加心脏负担，使心跳加快，有发生心力衰竭的危险。

此外，准妈妈也不要长时间弯腰或蹲着干活，因为这样腹部的压力会大大增加，影响血液循环，不利于胎宝宝的生长发育。

不要忽视脚保健

怀孕后负担最重的是心脏。由于子宫的增大提高了横膈，90%的孕妇有功能性的心脏杂音，平均每分钟增加10～15次心跳，心排出量也增加25%～50%。

被称为是“人体第二心脏”的脚，在怀孕后的负担也不轻。首先要支持增加的体重（10～14.5千克），并且适应脊椎前弯、重心改变。怀孕末期由于松弛素的分泌，颈、肩、腰背常常酸痛，脚更不堪重负，“足底痛”时有发生。

怀孕3个月后要穿宽松、舒适的鞋，前后留有1厘米余地。鞋底防滑、鞋后跟以2厘米为好。孕妇的脚容易水肿，最好选择柔软的天然材质的软皮鞋或布鞋，它们可有效减少脚的疲劳。合成革或不透气的劣质旅游鞋，沉重而且不透气，会使水肿加重，鞋底滑、跌跤的可能性大。

另外还可以适当做几节足操：

（1）用足缘行走。

（2）用足趾行走。

（3）足趾捡物。

（4）手扶椅背，双足并拢，提足跟外旋。

怀孕后脚痛还有一种原因是平足。平时无症状，孕期的生理变化往往使平足加重。人体的足弓由横弓和纵弓组成。横弓在足底的前部，内侧纵弓较多，外侧纵弓较少。足弓正常时，站立和行走主要由第1、5跖骨头和跟骨负重，孕妇常因为体重增加，使维持足弓的肌肉和韧带疲劳，不能发挥正常足弓的作用。足操有助于预防，而矫形平足鞋垫就是治疗了。这是根据个人足形，由变压泡沫做成鞋垫来矫治。其材质近似人体结缔组织，帮助足弓均匀分散和承担体重。

每日温热水足浴，还能让生完小宝宝的妈咪迅速恢复步态，重现优雅风姿。

不要过度静养

有些妇女怀孕后十分害怕早产或流产，因而活动大大减少，不参加文体活动，甚至从怀孕起就停止做一切工作和家务，体力劳动更不敢参加。其实，这样做是没有必要的，对母婴健康并不利，甚至有害。

当然，孕妇参加过重的体力劳动、过多的活动和剧烈的体育运动是不利的，但是如果活动太少，会使孕妇的胃肠蠕动减少，从而引起食欲下降、消化不良、便秘等，对孕妇的健康也不利，甚至会使胎儿发育受阻。因此，妇女在怀孕期间应注意做到适量活动、运动和劳动，注意劳逸结合，控制在与平常差不多的活动量就可以了。

怀孕期间，孕妇不可一味地卧床休息，应避免整天躺在床上，什么活也不做。这样容易导致胎儿过大，造成分娩困难。

因此，孕期的生活要有规律，每天茶余饭后要到室外活动一下，散散步或做一些力所能及的家务活。还要经常做些体操，对增进肌肉的力量、促进机体新陈代谢大有益处。妊娠期间一般不要更换工作，但应注意避免体位特殊、劳动强度高以及震动性大的劳动工种。到了7～8个月后，最好做些比较轻便的工作，避免上夜班，以免影响休息和出现意外事故。临产前2～4周最好能在家休息。

夏季注意事项

夏季天气炎热，孕妇安排好夏天的生活甚为重要。因为孕妇身体的代谢加快，汗腺分泌增多，容易引起汗疹，甚至发生中暑。所以，在衣食住行上要注意以下几点：

（1）多洗澡。最好每天用温水淋浴、冲洗或擦洗全身，保持身体的清洁卫生，还可以去热防暑。水温控制在35～38℃为宜。

（2）勤换衣。特别是内衣要常换常洗，保持身体清爽，以免受汗水浸渍。内衣要选择通气性、吸湿性好的棉织品。衣服要肥大，不贴身，可以保持凉爽。

（3）卧室要通风好。要多开窗户，降低室内温度。有空调的房间，要防止室温过低，与室外温度差距太大，容易发生感冒。

（4）要多吃些蔬菜和水果。夏天人们的食欲减退，故饮食宜清淡、可口，并注意少吃多餐。适当饮用白开水和清凉饮料。防止食用变质食物和剩饭菜，以防痢疾。

(5) 夏季孕妇要减少外出，避免阳光直射。必须出门时应用遮阳伞或戴遮阳帽。

(6) 孕妇在夏季应保证午睡时间，因为天热休息可防暑。

冬季注意事项

冬季气候寒冷，空气干燥，易患感冒。孕妇尤其要注意预防感冒，并且要特别注意以下几点：

(1) 孕妇在冬季，衣着和室内温度都要重视保暖，防止受寒。但是房间内切不可门窗紧闭，要注意在天暖的中午或早晨多开窗户，换入鲜空气，以防室内空气污浊，氧气不足。屋子里通风通气不好，空气缺氧，就会使孕妇感到身体不舒服，这对胎儿发育也不利。

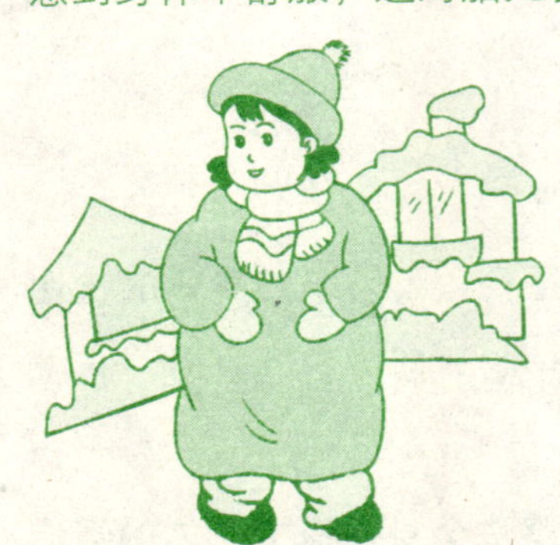

(2) 孕妇在冬季不可整天闷在室内，要选择好的天气到室外做适宜的运动，并接受阳光照射，比如在室外散步，做轻度的体操等，可使肌肉筋骨活络，血液流通畅快，而且可以吸收新鲜空气。

(3) 在冬季，雪天或有冰冻，行动不便，孕妇在外出时要特别小心，防止摔跤，上下班最好有人相陪。穿鞋也要格外注意，要穿防滑鞋，以防摔跤。

(4) 在冬季孕妇要少到人多、拥挤的地方去，那里可能有感冒病毒传播，孕妇要尽量减少去人多的地方。

孕期的危险信号

孕期中的危险信号有以下几种：

(1) 宫外孕信号

主要表现在妊娠早期突然出现下腹持续疼痛并伴有恶心、呕吐、昏厥、头晕和欲大便感等。

（2）葡萄胎信号

表现为妊娠早期或中期子宫的增长速度过快，超过妊娠月份。

（3）胎儿死亡信号

一方面表现在妊娠期不断增大的乳房及腹部停止生长、缩小，此外还可表现为阴道大量出血。

（4）胎儿宫内缺氧信号

如 12 小时胎动少于 10 次，则为胎儿宫内缺氧信号。

（5）胎儿宫内发育迟缓信号

表现为子宫增长过缓，达不到孕周应有的高度。

（6）先兆流产或早产信号

在怀孕 37 周前，每 3～4 分钟出现一次阵发性腹痛，并伴有阴道少量出血。

（7）重度妊娠高血压综合征信号

妊娠时期水肿急剧加重，而且延伸到大腿、腹壁。

（8）胎盘早期剥离或前置胎盘信号

在孕晚期有大量阴道出血，并伴有持续性腹痛。

（9）不良发育信号

有不良生育史，如习惯性流产、胎儿畸形、新生儿黄疸等病史者，若再次妊娠则可能出现不良生育现象，应及时、定期到医院检查。

自我纠正胎位

胎位正常与否直接关系到分娩是否顺利。分娩本属正常生理过程，如能顺其自然阴道自然分娩，这对胎儿和产妇都是有利的。因此，如能在产前及时发现异常胎位并给予纠正，就可减少产妇不必要的痛苦，可变难产为顺产。

纠正胎位的方法较多，但有些要由医务人员做的。在此仅介绍几种患者或其家属能帮助做的方法。

（1）胸膝卧位

此方法一般用于妊娠30周后，胎位仍为臀位或横位者。孕妇于饭前或进食后2小时，或于早晨起床及晚上睡前做。事前应先排空膀胱，解开裤带，孕妇双膝稍分开（与肩同宽）跪在床上，大、小腿以腘窝为转点，胸肩贴在床上，头歪向一侧，双手下垂于床两旁或放在头的两侧，形成臀高头低位，两者高低差别越大越好，以使胎头顶到母体横膈处，借重心的改变来纠正胎儿方位。每月做两次，每次15~20分钟。

（2）艾卷灸至阴穴

此方法可配合胸膝卧位同时做。孕妇可自己做，或由家人协助，用点燃的艾卷熏至阴穴（即双侧脚小趾外缘），每日两次，每次10分钟左右。

（3）侧卧位

对于横位或枕后位可采取此方法。侧卧时还可同时向侧卧方向轻轻抚摸腹壁，每日两次，每次15~20分钟，也可在睡眠中注意侧卧姿势。

第四章

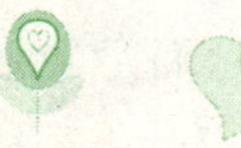

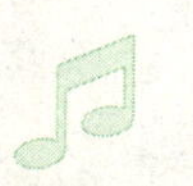

疾病防治，让“孕育”一路平安

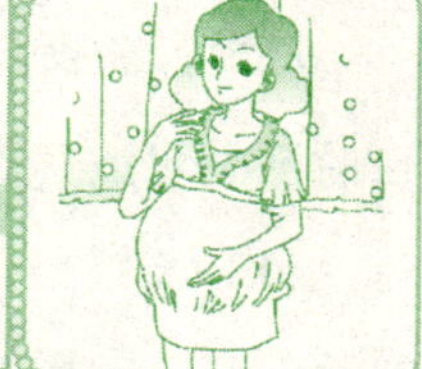

第一节　不可忽视的孕期检查

孕期检查的内容

（1）孕早期必要时为了确定妊娠，或阴道有流血为确定妊娠是否正常，需做血或尿的妊娠试验。

（2）确定为正常妊娠后，在当地医院决定进行系统产前检查的孕妇需做：血型、Rh 因子、肝功能、乙肝表面抗原、甲胎蛋白、血清巨细胞病毒、弓形虫的 IgG 及 IgM 抗体。

（3）有其他科疾病的孕妇尚需做有关疾病的化验检查，如有甲状腺功能亢进，需做甲状腺功能测定。

（4）孕期需查血、尿常规，整个孕期至少查 3 次血红蛋白，在初次尿常规检查之后，自孕 30 周起每次产前检查均需查尿常规。

（5）妊娠 28 周每位孕妇需做口服 50 克葡萄糖后一小时查血糖的筛查试验，结果≥7. 7 毫摩尔/升者，需进一步查口服 100 克葡萄糖耐量试验，以进一步确定有无糖代谢异常。

（6）妊娠超过40周未自然临产的孕妇，需做阴道拭子培养，了解阴道内有无致病菌，为引产做好准备。

产前诊断的方法

产前诊断适应证的选择原则，一是有高风险而危害较大的遗传病；二是目前已有对该病进行产前诊断的手段。几种主要的产前诊断方法如下：

（1）X线检查：主要用于检查18周以后胎儿骨骼先天畸形，但因为X线对胎儿有一定影响，现在已经极少使用了。

（2）超声波检查：是一项简便的对母体无痛无损伤的产前诊断方法。B型超声波应用最广，利用超声波能作出产前诊断或排除性诊断。此外，还可以直接对胎心和胎动进行动态观察，还可以作摄像记录分析，亦可作胎盘定位，选择羊膜穿刺部位，可以引导胎儿镜操作，采集绒毛和脐带血标本供实验室检查。

（3）胎儿镜：又称羊膜腔镜或宫腔镜，能直接观察胎儿，一般在怀孕15～21周进行操作。主要用于胎儿血的取样、活检和产前诊断。利用皮肤活检可以诊断8种以上遗传性皮肤病。

（4）羊膜穿刺术：又称羊水取样。抽取羊水的最佳时间是16～20周。羊水中有胎儿脱落细胞，经体外培养后，可以进行染色体分析和提取DNA作基因分析。

（5）绒毛吸取术：绒毛可经宫颈部取样，最好在B超监视下进行。

（6）脐带穿刺术：经母体抽取胎儿脐静脉血，在B超引导下进行。在一些情况下可以代替基因分析。

（7）孕妇外周血分离胎儿细胞：这是一项非创伤性产前诊断技术。

（8）植入前诊断：是利用微操作技术和DNA扩增技术对胚泡植入前进行检测。目前，这一方法的成功先例仅有数个，操作难度大，但前景较好。

产前检查的时间

以往产前检查从怀孕5～6个月才开始，常使某些因内科合并症、遗传病而需要终止妊娠的患者延误治疗时机，并且对孕妇的基础血压、基础体重也无从了解。围生医学的发展使产前检查的内容得到充实，产前检查开始的时间也提前到孕3月。在正常情况下，整个孕期要求做产前检查9～13次，孕3月进行首次全面检查，以后每月检查一次，孕28周后每2周检查一次，孕36周后，孕妇、胎儿变化大，容易出现异常，需要每周检查一次。发现孕妇或胎儿有异常情况时，应根据病情入院或增加门诊检查次数。如孕妇未按医嘱如期复查，应进行电话、通信联系或家访，以防病情恶化，出现意外。

孕期检查的好处

孕妇产前检查有利于孕妇身体健康和胎儿监测。孕期检查从怀孕后开始，整个妊娠都应按时进行全面而系统的产前检查。产前检查有以下几点好处：

（1）通过全面健康检查，可以纠正孕妇身体的某些缺陷，如果发现孕妇有疾病不宜继续妊娠，或者发现胎儿有明显遗传性疾病时，可以及早终止妊娠。

（2）经常定期检查，可了解胎儿发育和母体变化情况，如有异常及早治疗。

（3）通过定期检查，可进行孕妇的生理卫生、生活及营养指导，以便加强孕妇及胎儿的健康保护，有利于顺利度过整个孕产期。

（4）通过全面系统的观察，可决定分娩时的处理方案，保证分娩安全。

（5）通过产前检查，医生可向孕妇说明产前产后应注意事项，打消不必要的顾虑，使孕妇掌握分娩时应如何与医务人员配合，顺利分娩。

产前检查要测血压

每次产前检查都要给孕妇测量血压。正常妊娠中期收缩压和舒张压比孕前稍低；孕末期恢复原状。在妊娠6～7个月后，约10%孕妇出现血压升高或伴有水肿、蛋白尿，这就是妊娠常见的并发症——妊娠高血压综合征，对母亲、胎儿有一定危害，早期发现，及时治疗，比较容易控制病情。

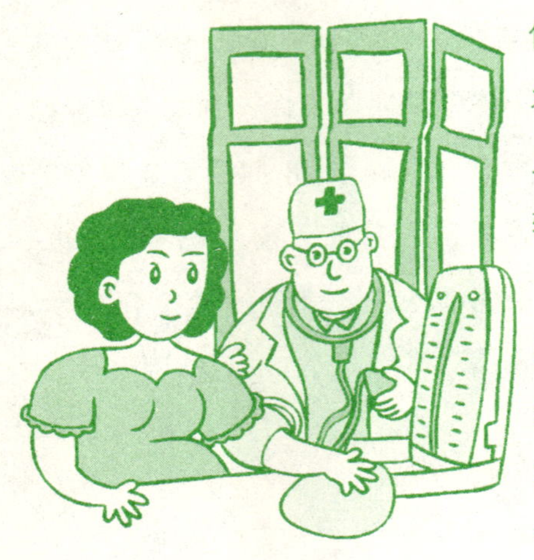

早孕期血压可作为基础血压。孕6个月后如血压在17.3/12千帕或以上，或收缩压较基础血压上升4千帕、舒张压上升2千帕，可诊断为妊娠高血压综合征。有年龄大、肥胖、双胎、贫血、慢性高血压等特点的孕妇更容易发生。血压过高会影响胎盘血循环，胎儿由于供血不足而生长迟缓，严重者可至胎死宫内；孕妇可因高血压危象而抽搐或心力衰竭致死。

产前检查要测体重

每次产前检查都要给孕妇测体重（应知道孕前体重）。孕期母体和胎儿的重量都在增加，孕妇体重平均增长9～12.5千克。有资料表明，孕妇体重增加10.9～12.3千克者，围生儿死亡率很低；体重增加超过12.3千克，围生儿死亡率增高。所以，孕妇要合理地控制和调整体重。

孕期要供应孕妇更多的热量和营养物质，尤其是胎儿生长所必需的动物蛋白。妊娠末期，因母体组织间液体存贮量增多，表现为体表有凹性水肿（显性水肿）；或仅表现体重增加（隐性水肿）。怀孕晚期，孕妇体重一般每周增加不应超过0.5千克，体重增长过多过快，大多因体内液体贮留过多所致。水肿常常是妊娠高血压综合征的初期表现，所以观察孕妇体重变化很重要。

做好盆腔检查

怀孕后有必要找妇产科医生为准妈妈做一次全面的盆腔检查，理由有两方面：一方面，正常的盆腔检查是安全的，不会引起异常子宫出血，不会引起流产。另一方面，通过盆腔检查可及时发现怀孕时生殖器官有无异常，及时提出治疗建议，如有无性病、肿瘤、炎症等疾病，不适宜妊娠者可于孕早期终止妊娠，减少对母体的损害，可治疗的疾病及时治疗，也免孕期或产时对孩子造成伤害。但孕早期的盆腔检查往往被少数夫妇误解，错误地认为可能引起流产或是流产的原因，为了避免纠纷，有些大夫故意回避孕早期的盆腔检查，其实这样对孕妇是无益的。

羊水穿刺检查不可少

羊水穿刺检查是产前诊断的一种方法。一般适合中期妊娠的产前诊断。羊水存在于羊膜腔内；受精卵于受精第七天形成羊膜腔，开始产生羊水，妊娠12周时羊水量为50毫升，20周时为400毫升，36～38周时为1000～1500毫升，接近预产期，羊水量稍有下降。

做产前诊断，最佳穿刺抽取羊水时间是妊娠16～20周。因为这时胎儿小，羊水相对较多，胎儿漂在羊水中，周围有较宽的羊水带，用针穿刺抽取羊水时，所抽取的羊水只占羊水总量的1/20～1/12，不会引起子宫腔骤然变小而流产，而且这个时期羊水中的活力细胞比例最大，细胞培养成活率高，可供制片、染色，作胎儿染色体核型分析、染色体遗传病诊断和性别判定，也可用羊水细胞DNA做出基因病诊断、代谢病诊断。测定羊水中甲胎蛋白，还可诊断胎儿开放性神经管畸形等。

妊娠晚期，羊水穿刺检查可测定血型、胆红素、卵磷脂、鞘磷脂、胎盘泌乳素等，了解有无母儿血型不合、溶血、胎儿肺成熟度、皮肤成熟度、胎盘功能等。

羊水穿刺步骤如下。具有适应证的孕妇先做 B 超，确定胎盘位置、胎儿情况，避免误伤胎盘。如无 B 超，触诊寻找囊性感大、易触及浮动胎体的部位，也可避开胎盘。选好进针点后，消毒皮肤，铺消毒巾，局部麻醉，用带针心的腰穿针在选好的点处垂直刺入；针穿过腹壁和子宫壁时有两次落空感，取出针心；用 2 毫升注射器抽吸羊水 2 毫升，弃去，此段羊水可能含母体细胞；再用 20 毫升空针抽吸羊水 20 毫升，分别装在 2 支消毒试管内，加盖；取出针头，盖消毒纱布，压迫 2～3 分钟，孕妇卧床休息 2 小时。取出的羊水离心 5～10 分钟，以上清液做生化试验，沉渣做细胞培养，或提取 DNA 用。

出生缺陷筛查很重要

在没有更好的方法防止先天缺陷儿的发生时，在没有办法治疗全部先天缺陷儿时，通过孕期筛查将先天缺陷儿检出，并阻止出生是目前最好的预防先天缺陷儿出生的方法。

目前的医疗技术对大多数先天缺陷儿及遗传病染色体病都没有良好的治疗方法。例如，严重的畸形儿不能存活，后天只能对症治疗，治标不治本，后天训练只能得到有限的纠正，先天代谢病大多无治疗方法，染色体病造成的性发育异常也只能进行手术治疗，不能解决生育及结婚的困难。

一个先天缺陷儿的出生给社会带来的是整体健康素质的降低，我国人口众多，也是出生缺陷高发国家，我国每年各类先天缺陷儿的出生约为 80～120 万，占了新出生人口的 4%～6%，其中有 22 万先天性心脏病，10 万神经管畸形儿，5 万唇腭裂儿和 3 万唐氏儿。如此庞大的残疾儿童，对全社会将是一个巨大的负担。

妊娠期间尽量将已经发生的先天缺陷儿筛出，是目前阻止先天缺陷儿出生的最佳方式。应该说，当一个母亲孕育了先天缺陷儿，通过观察胎儿的体重增长和外观形态，通过母亲的血液分析及母体的自我感觉，或经特殊仪器检测，总会表现出异常的迹象。对各种异常迹象的捕捉研究，也是优生学的发展方向之一。

目前我们国家正在逐步完善一系列产前筛查和产前诊断制度，正在与先进国家接轨。近几年我国的出生缺陷儿的检出工作成果非常显著，先天唇腭裂儿、神经管畸形儿及唐氏儿的出生率已经在明显下降了。

出生缺陷筛查

有人认为出生缺陷的检查是可以一次完成的，事实上这是不可能的。

胎儿的发育从小到大需要10个月的时间，所能够进行的检查项目只能随着胎儿的逐渐长大一项一项地进行，所以对出生缺陷的筛查是分多次进行的。

先天缺陷筛查从妊娠的第10～12周开始。

(1) 妊娠10～12周

B超检查胎儿是否正常存活，胎儿生长速度是否与孕周相符合，测量胎儿颈部透明带厚度，筛查胎儿染色体病。

(2) 妊娠15～19周

孕中期血清筛查，如对唐氏儿及开放性脊柱裂的筛查。

(3) 妊娠16～20周

对唐氏筛查高危人群的羊水腔进行分析，进行胎儿染色体核型分析及诊断。

(4) 妊娠20～22周

B超对胎儿大体或外观畸形的第一次筛查。

(5) 妊娠24～28周

B超对胎儿大体或外观畸形的第二次筛查及孕妇糖尿病的筛查。

（6）妊娠30周以后

有选择性地对可疑或高危孕妇进行B超追踪检查。

做B超不宜早

（1）孕早期做B超对胎儿有一定的不良影响

B超应用于临床已近40年了，其安全性已得到肯定。但也有少数专家指出，B超是一种高强度脉冲超声波，有很强的穿透力，对处于敏感期的胚胎和胎儿也会产生一定的不良影响。孕2个月以内，若做B超检查过多，会使胚胎细胞分裂和胎儿脑部发育受到影响。而且，有些国外专家根据实验证明，B超对女婴的卵巢可能有影响，有可能影响将来卵巢所承担的生育和调节月经的功能。所以孕早期尽量不做或少做B超为好。

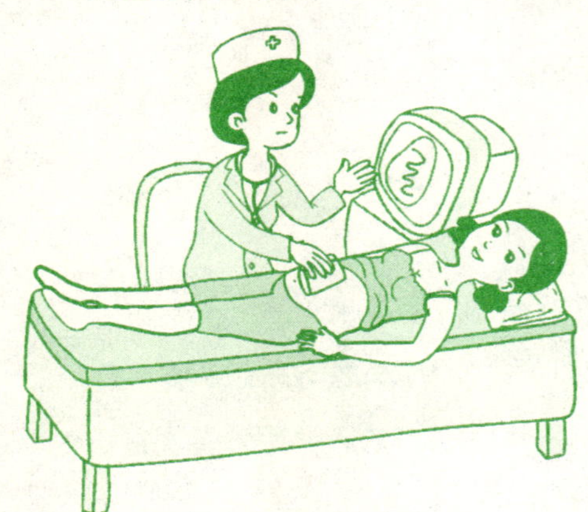

（2）正常的妊娠B超检查不应超过3次

一般认为，B超安全检查时间是在孕5个月以后，因为超声波对胎龄越大的胎儿影响越小。

不宜做X线、CT等检查

（1）X线透视会造成对母体和胎儿的损害

X线属于一种电磁波，正常人偶尔拍一次片或X线透视一次（放射治疗除外），对身体健康并无大碍。然而，育龄期女性，特别是孕妇，其卵子、胚胎或胎儿对放射线高度敏感，即使是明显低于正常人可以耐受的放射剂量，也会造成母体和胎儿的损害。孕妇怀孕头3今月内接触放射线，可能引起胎儿脑积水、小头畸形或造血系统缺陷、颅骨缺损等严重恶果。所以，孕妇应该避免进行放射检查。

（2）孕妇做 CT 检查会产生严重的不良后果

CT 是利用电子计算机技术和横断层投照方式，将 X 线穿透人体每个轴层的组织，它具有很高的密度分辨力，要比普通 X 射强 100 倍。所以，做一次 CT 检查受到的 X 线照射量比 X 射线检查大得多，对人体的危害也大得多。因此如果不是病情需要，孕妇最好不要做 CT 检查。

（3）因病必须做放射检查时，采取必要的防护措施

如果因为病情确实需要进行放射检查，则应严格控制放射次数，并严格控制检查范围（病变部位），身体的其余部分尤其是胚胎或胎儿的敏感部位，均应用铅橡皮遮盖。必须做 CT 检查时，孕妇腹部应置防 X 线的装置，以避免和减少胎儿畸形的发生。

产前诊断不同于产前筛查

孕期检查先天缺陷儿大多采用产前筛查与产前诊断相结合的方法，产前筛查在先，产前诊断在后。就好像过筛一样，尽可能一个不落地筛出先天异常胎儿。

现在产前能够筛查和诊断的畸形儿有唐氏综合征、神经管畸形、18 三体儿、13 三体儿和胎儿的各种明显的器官和组织结构畸形以及多种先天代谢异常血液系统疾病。

第一步的筛查采用的是个人花钱不多而且无创伤的检查方法，这样做的好处是人人都易于接受，可以做到大范围人群的筛查。

产前筛查和产前诊断有很多不同。

（1）服务范围不同

产前筛查是大范围的，筛查针对的是尽可能大的群体，也可以说是未知的，没有针对性的正常孕妇群体。

而产前诊断是小范围的，是经过产前筛查筛出的可能存在高危疑点的人，还有一些是原本就存在高危因素的孕妇，如年龄大于35岁的高龄孕妇，或曾经生育过先天缺陷儿的孕妇，或本人为异常遗传基因携带者，或因其他任何原因而担心胎儿可能出现异常的孕妇。这类孕妇往往不到产前筛查孕妇的5%。

（2）检查方法不同

产前筛查是用初级的、简单的、无创性的、花钱少的检查方法，筛出的是可能生育先天异常儿的相对高危的群体。例如多在妊娠早期，采用静脉抽血、B超探查进行筛查。通过筛查还可以获得某种先天异常的群体发病规律，逐步改进为更有效的产前检查方法。

产前可以筛查的疾病是一些已经明确了的先天异常疾病，疾病对胎儿的危害很大，并且可以进一步做产前诊断的先天异常疾病。

产前诊断采用的是更深入的方法，有时是有轻度创伤的方法，如羊膜腔穿刺、绒毛取样、脐带穿刺及羊膜腔镜等。

（3）检查结果不同

产前筛查得出的结果是经过统计学计算出的风险数字或者是影像学的可疑图像，如唐氏综合征的筛查结果只是提示每个孕妇的胎儿发生唐氏综合征的概率，可信度不是100%，可能有误差。根据结果选择是否进一步做产前诊断。

产前诊断得出的结果则是确定性的，是“是与否”的结果，如羊水染色体诊断唐氏综合征和各种染色体病。根据结果选择是否终止妊娠。

如果诊断结果是正常的，那么皆大欢喜，如果诊断结果确定异常，根据疾病的再发风险及疾病严重程度由患者家属作出保留或放弃的决定，并帮助医生做好出生后的治疗准备。如确诊腹中胎儿是染色体异常携带者，与夫妇一方的染色体是相同的异常，只对胎儿将来生育有影响，孕妇完全可以自行选择胎儿的去留。如腹中胎儿确诊为唐氏儿，只有选择放弃而引产了。

应该说的是，大约有98%的产前诊断结果是正确的。

产前注意肝功能检查

肝脏是体内的重要器官，在物质代谢（糖、蛋白质、脂肪、维生素、激素）和解毒、免疫、凝血等方面起着重要作用。随着妊娠进展，肝脏负担也逐渐加重，肝功能有所改变，如转氨酶、胆红素、胆固醇可有增高，血浆总蛋白、白蛋白可下降。但由于肝脏贮备能力大，所以无明显症状，肝组织也无病变，产后很快会恢复正常。

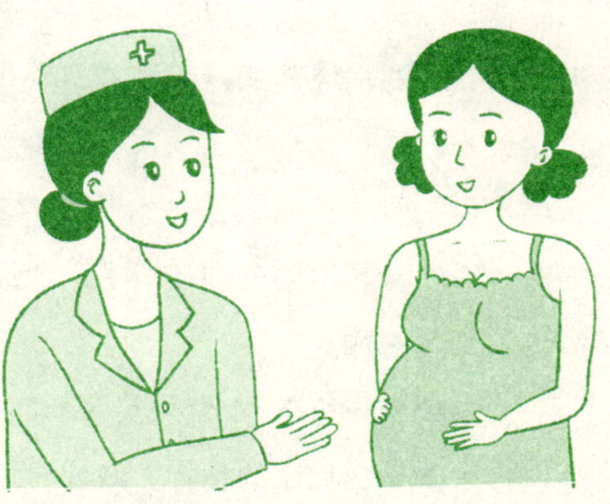

妊娠期肝脏病以病毒性肝炎最为常见。绝大多数成年人对甲型肝炎已获得免疫，不再受传染。但在怀孕后初次感染了甲型肝炎，或者原来的慢性肝炎未完全治愈，妊娠以后病情加重时，孕妇的早孕反应常常比较重，易并发妊娠高血压综合征、产后出血、流产、早产、死胎，新生儿死亡率也比正常孕妇分娩的新生儿高。乙型肝炎还可传染给胎儿和婴儿。

由于肝炎的常见症状如厌食、恶心、呕吐、乏力容易被误诊为妊娠反应，所以早孕筛查门诊除了详细询问肝炎病史或肝炎接触史以外，借助肝功能化验可及早发现肝炎，及时隔离治疗，这对于预防肝炎从普通型转为重型非常重要。急性肝炎或慢性活动肝炎的孕妇，妊娠对母、胎均不利，应动员做人工流产。

妊娠期急性重型肝炎容易危及母儿生命，所以产前检查肝功能是非常必要的。

产前进行血常规检查

血红蛋白是血液中红细胞的重要成分，由蛋白和铁结合而成。红细胞输送氧和二氧化碳的功能主要通过血红蛋白完成。

孕期血容量约增加50%，红细胞约增加30%，血液相对稀释，称“生理性贫血”，即以血红蛋白低于100克/升为诊断标准。现在世界卫生组织的标准是血红蛋白低于110克/升为贫血。

血红蛋白中的蛋白来源于膳食，铁来源于膳食和每日正常破坏的红细胞，孕期母体与胎儿对铁的需要量增加，孕妇如摄入不足会引起贫血。贫血的孕妇红细胞数目少，携氧能力降低，致使各组织器官有不同程度的缺氧。为了满足母、胎的生理需要，机体靠加快呼吸、心跳次数来代偿，严重贫血时可出现头晕、眼花、心慌、气短、无力、水肿等贫血症状，容易并发妊娠高血压综合征、胎儿宫内缺氧、胎儿宫内发育迟缓、早产等，分娩时对出血的耐受能力降低，易发生失血性休克，产后阴道、腹部伤口愈合能力差，产褥感染概率相对增加。

产前检查应每1~2个月复查一次血红蛋白，为预防妊娠期贫血，孕妇应注意多食含蛋白和铁的食物，必要时还需要补充铁剂。

产前查乙型肝炎表面抗原

乙型肝炎表面抗原阳性，是人体已受乙肝病毒感染的血清素标记。中国是乙型肝炎（简称乙肝）高发地区，约有1亿人口乙肝表面抗原阳性，大部分为慢性无症状乙肝表面抗原携带者。

早孕筛查门诊特别重视乙肝表面抗原的测定。阳性结果的孕妇往往因没有肝炎的症状和体征而容易被忽略。乙肝病毒可通过胎盘传染给胎儿；在分娩时，胎儿接触阴道内血液、分泌物，或吸入、吞咽血液和羊水而受染；出生后又可通过与母亲密切接触，沾染母亲的唾液、乳汁及其他分泌物，或有乳头皲裂时吸进母血而受染。

单纯乙肝表面抗原阳性不能确定有无传染性，还要通过测定乙肝e抗原来判断乙肝病毒繁殖状况。如e抗原阳性，血液就有传染性。据统计，乙肝表面抗原阳性的母亲有 40% ~60% 的概率使婴儿受染，而 e 抗原也阳性时，感染率可达 85% ~95%。大部分受染婴儿将成为终身乙肝病毒携带者，其中一部分到成年会成为慢性乙肝、肝硬化、肝癌患者。为了保护婴儿，不仅要化验孕妇乙肝表面抗原，在计划免疫中也规定每个新生儿都要接受乙肝疫苗预防接种，对乙肝表面抗原阳性产妇的婴儿要加大注射剂量，停止喂母乳，并要注意母婴隔离。

进行血清检测

孕期血清检测主要是对神经管缺损和染色体异常进行筛查。

（1）胎儿神经管缺损筛查

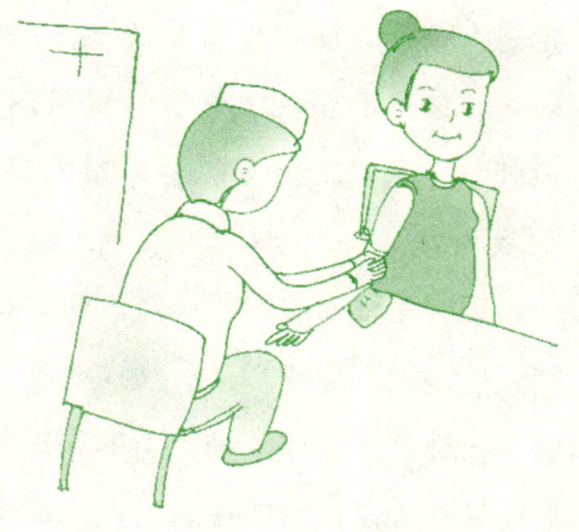

筛查疾病为开放性神经管畸形，即无脑儿和脊柱裂儿。神经管畸形是胎儿先天缺陷疾病发病率较高的一种疾病，始终占到胎儿畸形发病率的前四名，是一种严重的畸形，有的异常会致死。

正常母体血清甲胎蛋白在妊娠早期开始升高，并随着孕周的增加其浓度也随之增加，但升高是循着一定的规律升高的，当腹中胎儿有开放性神经管的缺损，甲胎蛋白就会从胎儿体内大量漏出，使母体血清中甲胎蛋白浓度明显增高，突破浓度升高的正常曲线。

孕期通过筛查孕母血清的甲胎蛋白，可以间接诊断胎儿神经管缺损情况，这种筛查既安全又经济，并为下一步的 B 超诊断提供了依据，降低漏诊概率，指向更加明确。

（2）胎儿染色体异常筛查

主要筛查唐氏儿、18 三体儿。胎儿染色体异常时母亲血清中某些数值会出现异常，如筛查唐氏儿是通过对孕妇血清甲胎蛋白、绒毛膜促性腺激素和雌三醇浓度值的检测，再结合孕妇年龄及妊娠时间计算唐氏综合征的发病风险，一般就可以作出风险评估。母亲血清筛查是产前筛查先天缺陷儿的重要手段。当风险概率大于1/270或1/380（检测方法不同风险值则不同）时，提示高危孕妇做羊水染色体诊断。

做好唐氏筛查

许多人当拿到唐氏筛查高危的结果后，非常紧张，忧心忡忡。这种紧张来源于对筛查高危结果的不理解，多少年来人们已经习惯了对医院各项检查结果的理解是只要结果阳性就一定是异常的，如当检查白细胞升高就一定是有炎症，病毒检查阳性一定是有病毒感染，转氨酶升高一定是有细胞破坏，尿检出现蛋白一定是肾脏出了问题等。所以如果唐氏筛查结果为高危就一定是胎儿出了问题，如果对于唐氏筛查的结果也按照旧的思路来理解就不对了。

现代医学对疾病的检查方法和检查手段已经出现了很大变革，所出示的结果应该说更加科学了。从疾病筛查和预防医学的角度看，对人类疾病的筛查很大程度是利用了统计学的原理，使用的是可能发生的概率来表示的。就唐氏筛查来说，世界各国都在采用相同的方式进行孕期筛查，筛查结果是根据几十万人群检查结果的数据，经过统计学计算而得出的数值。唐氏筛查风险值是根据母亲的血清检测、母亲年龄、妊娠时间及其他身体指标进行综合计算而得出的可能孕育唐氏儿的概率，根据概率的多少分出高风险值和低风险值。

临床统计唐氏综合征发病的平均概率是1/1000～1/700，而当这个发生概率变为1/380～1/270以上时，发生的风险是相对提高了，如果一位准妈妈筛查的结果是1/200，就意味着她的宝宝发生唐氏综合征的可能性是0.5%，当明白了这个道理以后，再看到高危的结果时还有必要紧张吗?

在发达国家，对大量人群进行某种疾病的筛查，人们已经习以为常了，体现着国家医疗水平发达的程度，各种各样的对人体疾病的筛查和预防都是采用这个方法操作的。

进行凝血测定

血小板是血液中的一种血细胞，有止血和凝血功能。当血管损伤时，血小板迅速黏着、聚集在破伤处，并释放促凝血物质，与血液中其他凝血因子共同作用形成血块，达到止血目的。当血小板减少或小血管功能不正常时，出血时间就会延长。血液中缺乏凝血因子，如严重肝炎使凝血因子出现生成障碍，羊水栓塞消耗大量凝血因子，都可引起不凝的出血，这是孕产妇死亡的主要原因之一。

妊娠合并血液病，如免疫血小板减少性紫癜、再生障碍性贫血、白血病等，会出现出血、凝血时间延长和血小板减少，而且大多有皮肤、黏膜出血和贫血症状，如不警惕，容易误认为缺铁性贫血或维生素 C 缺乏而延误诊治。产前常规检查出血、凝血时间及血小板，有助于发现凝血障碍，及早进行处理。

进行甲胎蛋白检查

甲胎蛋白是由胎儿肝脏及卵黄囊产生的一种蛋白质，只有胎儿期出现，出生以后逐渐减少，直至消失。成年人血液中无甲胎蛋白。随妊娠周数的逐渐增加，从妊娠 12 周孕妇的血中也逐渐出现一定水平的甲胎蛋白。20 世纪 70 年代初，有学者发现羊水中甲胎蛋白增加常合并胎儿神经管缺陷，同时母血中甲胎蛋白的含量也相应增高。

从受孕的第 29 天胚胎的肝脏即开始合成甲胎蛋白。羊水中甲胎蛋白的含量，低于胎儿体液中的含量。妊娠 13 ~ 16 周羊水内的甲胎蛋白可达2000 ~ 3000纳克/毫升，此后即急速下降，足月胎儿羊水中甲胎蛋白在20 ~ 30纳克/毫升。孕妇血液中的甲胎蛋白一般在妊娠16周时可测出，32周达高峰，为300～400纳克/毫升，以后逐渐下降。孕妇个体差异较大。

当胎儿发生先天畸形，如无脑儿、开放性脊柱裂、内脏外翻等，胎儿体内的甲胎蛋白溢入羊水，使羊水中的甲胎蛋白含量增多，所以进入母血中的甲胎蛋白也相应增加，因此甲胎蛋白的检查具有十分重要的意义。

进行无脑儿和脊柱裂的筛查

无脑儿和脊柱裂统称为神经管畸形，属于胎儿严重的结构异常，出生后不能生存，大多数会宫内死亡。

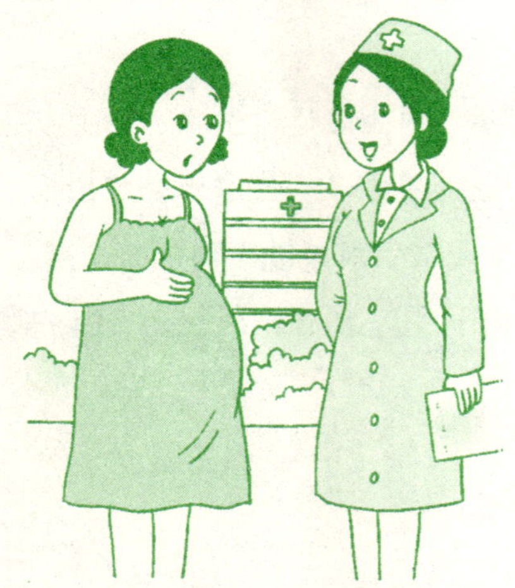

为了在妊娠期尽早作出无脑儿和脊柱裂的诊断，在妊娠16周左右对孕妇进行专项血清甲胎蛋白筛查，并进行风险评估，当胎儿发生开放性神经管畸形时，血清中甲胎蛋白值会明显升高，B超影像也会出现异常表现。

B超筛查是在妊娠中期，对胎儿进行脊柱椎骨排列及胎儿颅骨形态的仔细检查，神经管畸形的胎儿脊椎会出现不连续和颅骨形态异常，所以超声波对无脑儿的诊断率可达100%，而对脊柱裂的诊断率可达90%，这是由于脊柱裂的严重程度不同造成的。

做好先天耳聋、先天失明检查

先天性耳聋和先天性失明与先天智力低下都是属于功能的异常，这些异常的胎儿外观与正常胎儿没有差异，通过现行的产前诊断方法不能作出诊断，只能根据病因做间接筛查和诊断。

对于先天耳聋和先天失明来说，只能根据遗传规律计算发病的概率，如遗传性先天耳聋多有家族遗传病史，遗传性耳聋的后代发病概率是25%～50%，如家族发病人数多，后代的发病率就会高，目前尚无产前诊断方法。孕期病毒感染和药物致畸作用都会引起先天性耳聋和先天性失明，如风疹病毒感染、巨细胞病毒感染和弓形虫的孕期感染，大多会导致胎儿先天失明，故一旦确诊早孕期已感染，能做的只有终止妊娠。

做血糖筛查

经验告诉我们，90%妊娠合并糖尿病是通过血糖筛查发现的，绝大多数糖尿病早期患者自己是浑然不知的。

妊娠期第24～28周进行50克葡萄糖负荷试验，结果高于7.8毫摩/升则提示血糖升高，需要再做75克葡萄糖耐量试验，或糖化血红蛋白检测，以确认是否已经患有糖尿病。

孕期检测血糖升高，说明以下这些问题：

（1）日常饮食存在不合理性，甜食食入过多

许多孕妇都认为孕妇就应该随心所欲地吃，这样宝宝才会营养充足。所以不少孕妇就依着个人的喜好食入大量点心、饼干、巧克力和过多的主食，如米饭、馒头、面包，而不注意孕期饮食营养的合理搭配，特别是原本体形肥胖的孕妇，孕期更需要控制含糖高的食品摄入量。

（2）妊娠合并糖尿病的可能

糖尿病是糖代谢功能异常，特别对于有家族糖尿病史的孕妇，胰岛素分泌功能可能存在先天缺陷，如有Ⅱ型糖尿病家族史，这些孕妇妊娠前可能只是体形稍胖，无任何糖尿病迹象，但在妊娠时，葡萄糖代谢负荷加重，再加上不注意饮食调节，很可能就会出现血糖升高的现象。

（3）胎儿有潜在的致畸危险

胎儿在高血糖环境中会导致宫内发育异常，如先天性心脏异常、无脑儿、脑积水、肛门直肠闭锁和肺发育不全等。

（4）需要严格控制体重，改变饮食结构

如果血糖控制不佳，则需要注射胰岛素来帮助控制血糖了。

孕中期血糖筛查的意义：

（1）防止胎儿发育畸形，防止巨大胎儿的出生。筛查血糖浓度是出生缺陷筛查的手段之一，一旦发现孕妇血糖升高必须立即治疗，或者严格控制饮食的摄入量。

（2）发现潜在糖尿病高危人群，保障孕妇身体健康。如果孕期被诊断为糖尿病，不仅提示孕妇要在妊娠期积极治疗和控制饮食，还为其在中老年将发生的糖尿病敲响了警钟。

白带检查不可忽视

正常妇女阴道内有多种细菌存在而不发病。当阴道黏膜受到损伤、化学刺激或月经等血液分泌物淤积，破坏了阴道正常状态，细菌大量繁殖往往引起阴道炎。另外，阴道毛滴虫、霉菌引起的阴道炎也很常见。近年来，曾经绝迹的淋菌性阴道炎也屡见不鲜。

阴道炎可以没有症状，但大多有白带增多、脓性、臭味，外阴、阴道黏膜发红，并有瘙痒、灼热、疼痛等不适。

各种阴道炎对孕妇、胎儿均有危害。阴道滴虫可引起泌尿道感染；霉菌在阴道黏膜表面形成白膜、胎儿娩出时接触可引起霉菌性口腔炎（鹅口疮），因疼痛影响吸乳，还可发展成霉菌性肺炎；淋菌可迅速传染给新生儿，最常见为淋菌性结膜炎，治疗不及时可致失明。

孕期阴道炎还可以使宫颈处的羊膜和绒毛膜发炎，坚韧度下降，容易使胎膜早破而引起早产、流产、胎儿宫内感染，甚至于胎死宫内或新生儿败血症等，阴道伤口容易化脓、裂开或引起产褥感染。

白带检查发现异常要及时彻底治疗。

测量骨盆径线

分娩时胎儿通过的通道称为“产道”。其中子宫颈、阴道和外阴部，由于是肌层组成的柔软部分，所以分娩时有相应的伸缩性，但是骨盆是硬骨头，没有伸缩性。

由此可见，骨盆的大小对分娩有很大影响。测量骨盆可以估计骨盆腔的大小，预测分娩时足月胎儿能否顺利通过。

一般来说，高大的女子骨盆也大，胎儿也较大；瘦小的女子骨盆也小，胎儿也较小。但也不能一概而论，也会有个别特殊的情况。

骨盆是产道的重要部分，常称为“硬产道”。分娩的快慢、是否顺利，都与骨盆的形状和大小有密切关系。骨盆形态虽正常，但径线短，也可能发生难产现象；相反，骨盆虽异常，但径线长，分娩也不一定有困难。所以在分娩前对骨盆进行详细检查是很重要的。一般在第一次产前检查时医生就会测量骨盆的各径线，在孕妇记录卡上记录以便查考。

测量宫高、腹围

每次产前检查都要测量孕妇的宫高和腹围，这有什么意义呢？随着妊娠进展，孕妇的子宫高度和腹围也随之增长，根据增长速度，可了解胎儿宫内发育情况。

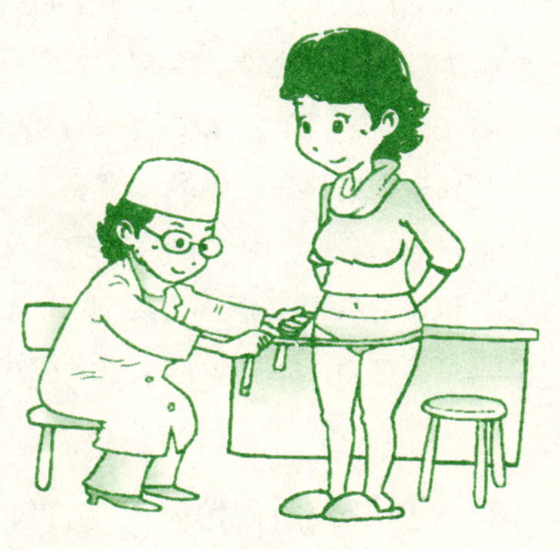

据国内统计，孕16～36周，宫高平均每周增加0.8～0.9厘米，36周后减慢，为每周增加0.4～0.5厘米。腹围因孕妇胖瘦不一，差别较大，宫高及腹围对照，可靠性加大。

宫内胎儿发育迟缓、畸形、羊水过少、横位、子宫畸形、死胎等，均可使宫底低于正常值或增长速度减慢、停滞。多胎，羊水过多、巨大儿、畸胎、臀位等，可使宫高高于正常值或增长速度加快。如综合宫高、腹围分析，宫高增长慢而腹围增长快可能为横位、悬垂腹；宫高增长快而腹围增长慢可见于臀位；而羊水过多、双胎、巨大儿均可超出正常范围；两者增长均慢者，90%生出低体重儿。结合B超测量胎儿，对鉴别胎儿正常和异常发育更有帮助。

用宫高、腹围的变化来监护妊娠，对提高围生质量有重要意义。

检查乳头

为了能够亲自喂哺母乳，所以有必要检查乳头是否凹陷或扁平。在医生指导下，可以利用正确的方法来矫正凹陷或扁平的乳头。

做好风疹检查

母体在妊娠初期（怀孕12周之内），如果患有风疹，很有可能生产先天性异常儿，其比例是非常高的，应特别引起注意。

如果曾经患过风疹，有了免疫力一般不会再患第二次。不过还是存在再度感染风疹的危险性。因此孕妇应尽可能在妊娠前进行风疹抗体检查，如果是阴性（－），应注射风疹疫苗，使妊娠后有此免疫力。

如果在妊娠后进行风疹检查，结果是阴性（－）的话，那是不能注射风疹疫苗的，只能加强预防感染的措施，这一点应特别注意。

如果已得了风疹，出现38℃左右的热度，并在身体上出现疹子，一般3~4天后便自然消失，成人患者症状多数比较重些。

高龄孕妇应直接做产前诊断

高龄孕妇，一般不必先做产前筛查，而是直接进入产前诊断程序。

染色体异常的发生与孕妇年龄密切相关，年龄越大，发生染色体异常的概率就越高。临床上将年龄35岁以上孕妇称为高龄孕妇。

人类最佳生育年龄在24～29岁，此时的身体各项生理功能都处于最佳时期，是人的一生中最具活力的美好时期，也是大多数人都选择的生育时期。在此时期人体的生殖器官功能最良好，生育力强盛，生殖细胞质量最高，妊娠失败率最低，产后身体恢复最快，宝宝身体也最棒。

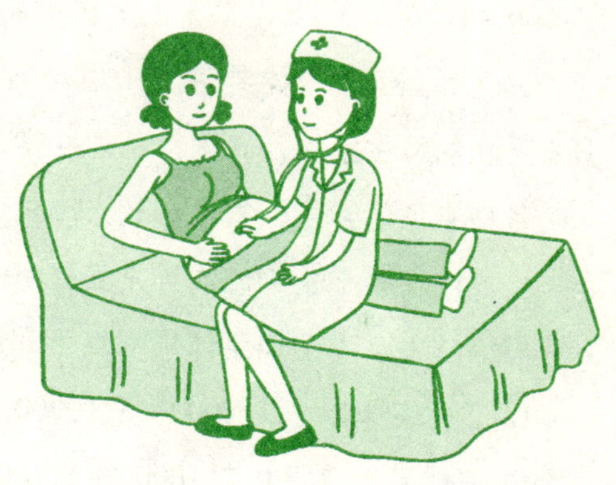

孕妇年龄一旦过了35岁后即为高龄孕妇。女性进入高龄后生殖细胞相对老化，细胞分裂时染色体不分离的现象就会增多，生殖细胞出现畸变的概率会明显增加，胎儿发生各类染色体异常的概率也会随之明显增加。

以唐氏综合征为例，大量的统计数据说明如下现象。

孕妇年龄与唐氏综合征发生率的关系

孕妇年龄	发生概率	孕妇年龄	发生概率
32	1/725	41	1/85
33	1/592	42	1/67
34	1/465	43	1/53
35	1/365	44	1/41
36	1/287	45	1/32
37	1/255	46	1/25
38	1/177	47	1/20
39	1/139	48	1/16
40	1/109	49	1/12

由此可以看出，随着孕妇年龄的增加，唐氏综合征的发生率也在增加。

由于唐氏综合征的发生率比其他染色体异常的发生率高，约占新生儿的1/1000~1/700，所以，临床上对唐氏儿的筛出研究也比较多。

其他类型的染色体异常发生也是与年龄成正比的，故高龄孕妇不只是产出唐氏儿的发生率高，其他染色体异常的发生率也会增高。

各种染色体异常的发生总和占出生活产儿的1/150~1/20。其中

女性性发育不全染色体异常发生率是1/3500~1/2500。

男性性发育不全染色体异常发生率是1/1000~1/800。

18三体发生率是1/1000~3/10000。

13三体发生率是0.7/10000~2/10000。

猫叫综合征发生率是1/50000。

所以，为保障母婴健康，降低个人产前检查费用，对高龄孕妇采取的是直接做羊水穿刺的产前诊断，而不必先做血清筛查。

年龄达到35岁即为高龄并不是绝对的，人与人之间本来就存在着个体差异。许多人尽管年龄已经35岁以上，但仍然活力四射，而有些人则会未老先衰。这种差异取决于每个人的生活方式、营养状况及遗传因素等。高龄只是人为制定的标准，是操作上的要求，要求高龄孕妇做产前诊断必须要征得孕妇本人的同意。

注意检查唇腭裂

唇腭裂的超声波产前诊断从理论上讲应该说是可以的，因为唇腭裂属于形态异常，超声波上会出现影像学改变，通过超声波检查，医生对单纯性唇裂、腭裂和复杂性唇腭裂等畸形都可以作出诊断。

但是，就像我们平日里挑选西瓜一样，隔着厚厚的西瓜皮，再有经验的瓜农也不能保证百分百的准确率，何况西瓜还是一种静态物体。对胎儿的超声波检查，隔着的是厚厚的肚皮，胎儿还在不停地变动位置，有时胎儿会将小脑袋深深地藏起来，在这种情况下，检查难度会很大。

超声波唇腭裂的检出与操作医生的经验和手法关系密切，与超声波仪器的分辨率成正比，分辨率高影像就清晰；也与孕妇腹壁脂肪厚度成反比，腹壁脂肪越厚，超声影像越差，所以唇腭裂的检出率从30%到80%不等。

进行弓形虫病检查

弓形虫病又叫血原虫病，属于原虫病的一种。在妊娠过程中如果感染，母体虽然不出现什么症状，可是对胎儿却有影响，会引起胎儿发育障碍、视力和听力障碍等。

感染的原因主要是由于孕妇没有注意卫生。弓形虫病的媒介是猫、狗等家畜，妊娠时最好远离它们。猪肉也要完全煮熟才可吃。一定不能接触猫狗的排泄物。

因此，妊娠期应进行血液毒性抗体检查。如果是阳性，但是是在妊娠前感染的，现已成为慢性患者，对胎儿则无影响，如果是在妊娠过程中感染的，那就有问题了。

宜做巨细胞病毒检测

育龄妇女孕前都应进行巨细胞病毒检测，否则有可能导致流产、胎儿畸形、死亡。这项检测对降低新生儿死亡率，提高人口素质有重大意义。

巨细胞病毒是一种古老的病毒，广泛存在于人体唾液、眼泪、宫颈分泌物、尿液等体液中，并可通过体液传染给他人。由于被感染者绝大多数无症状，即使有轻微症状也与感冒相似，因此往往得不到重视。事实上，它可能是妊娠期宫内感染的“罪魁祸首”。

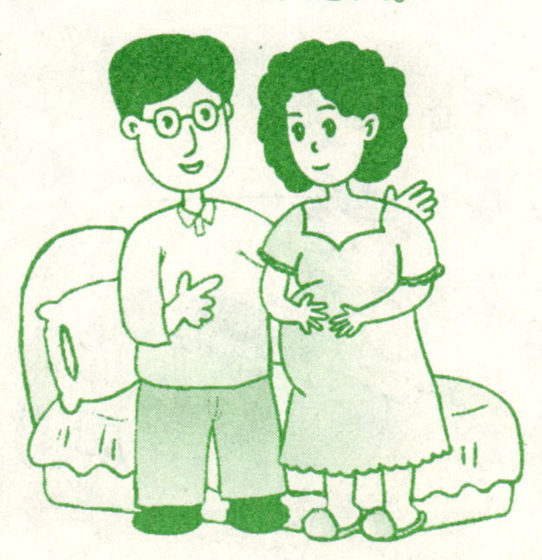

我国科学家通过对6000余名孕妇进行检

测，发现87.16%的孕妇在孕前已有细胞病毒感染，有流产、人流等异常孕产史的孕妇更容易受感染。追踪监测这6000余名孕妇发现，其中30%的孕妇可能将巨细胞病毒传染给胎儿，3%左右的胎儿在早期会出现流产、死亡、畸形，或在产后两年左右出现先天性智力低下、神经性耳聋等症状。

宫内巨细胞病毒感染是无法治疗的，因为药物会影响胎儿的发育，但若在孕前发现并进行治疗，感染可以控制。育龄妇女宜在准备怀孕前，检查有无巨细胞病毒感染，若孕前未检查，怀孕早期一定要检查。如果孕妇和胎儿均被严重感染且病毒处于活动期，就要考虑终止妊娠。这是防止弱智儿、畸形儿出生的有效方法。

进行尿液检查

尿液检查是每次产前检查必须进行的项目之一。检查尿中的尿蛋白及尿糖，是尿液检查的主要目的。

当尿液中的尿蛋白过高时，如准妈妈有高血压、脚部水肿等现象，很可能就会变成妊娠毒血症。尤其是过去有肾脏病的人，更要特别小心。

至于患有糖尿病的人，由于胎儿早产的概率相当大，所以也要特别小心。

平心静气地待产，并且控制盐分，吃些清淡的食物，是产妇们在日常生活中不能忽略的事情。

听清胎心音

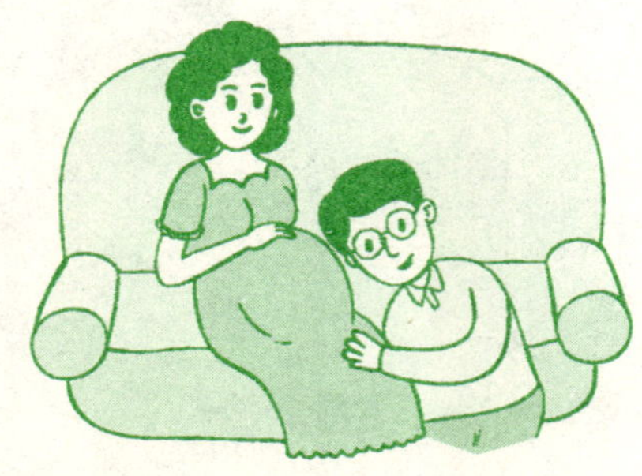

胎心音是指胎儿心跳的声音，是判断宫内胎儿健康状况的重要指标之一。一般在怀孕18~20周时，用听诊器经孕妇腹壁可以听到胎心音。应用多普勒胎心听诊仪，在怀孕12周左右即可听到胎心音。胎心音是双音，第一音和第二音很接近，似钟表“滴答”声，速度较快，每分钟 120 ~ 160 次。在怀孕 24 周以后，胎心音多在胎儿背侧听得最清楚。所以，若胎儿为头位，则在孕妇脐下偏右或偏左（根据胎背的朝向）位置听得最清楚，若胎儿为臀位，则在孕妇脐上偏左或偏右位置听得最清楚。

纠正“妇科检查会造成流产”的错误认识

妇女怀孕后要定期做产前检查，这有利于母婴的健康，有时为了弄清怀孕的情况，还需要做些妇科检查。不少孕妇对此不理解，甚至认为孕妇做妇科检查会引起流产，因而拒绝医生检查。其实这种认识是错误的。

早孕时做妇科检查是通过阴道、腹部双合诊了解子宫的大小和质地，以确诊是否早孕，也给以后子宫的变化提供基础情况。在有宫外孕或可疑肿块时，更必须进行阴道检查，以尽早诊断，及时处理。

医生在做妇科检查时，尤其在考虑到妊娠可能时，动作会很轻柔，所以妇科检查不会影响胚胎发育，也不会造成流产。医生检查时，孕妇应积极主动配合，精神不要紧张，腹部应当放松，这样可使检查顺利进行，以便准确查出可能的病变所在，如果已经存在某些变异和早产、流产因素，流产也是无法避免的。

第二节　孕期不适与疾病的防治

防治妊娠期感冒

我国大部分地区气温变化大，易患感冒，尤其是准妈妈因自身免疫力下降，较一般人群更易感冒，通常的感冒病毒如流感病毒、副流感病毒一般很少会引起宝宝的畸形，但是如果感染风疹病毒或巨细胞包涵体病毒，在妊娠早期引起宝宝畸形的概率就会明显增加，为防止出生缺陷，应该特别给予关注。

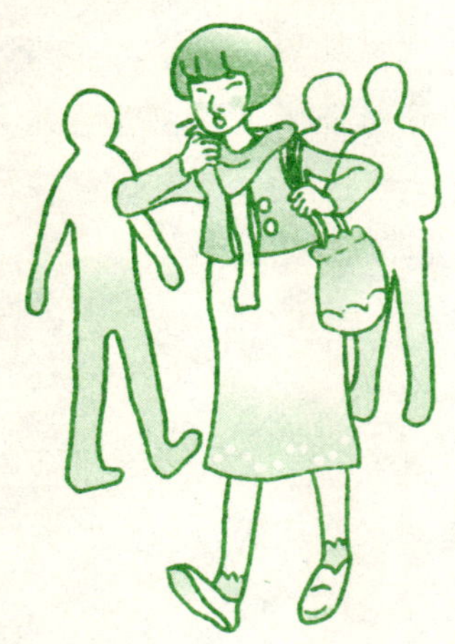

妊娠后，准妈妈体内酶有一定的改变，对某些药物的代谢过程有一定的影响。药物不易解毒和排泄，可造成蓄积性中毒，在孕早期胎儿器官形成时，药物对宝宝有一定的影响，故感冒最好不吃药。但一些疾病本身对宝宝、母亲的影响远远超过药物的影响，这时，就应权衡利弊，在医生指导下合理用药。准妈妈治疗感冒的原则是：控制感染，排除病毒，降体温。

对轻度感冒，仅有喷嚏、流涕及轻度咳嗽则不需用药，可注意休息，多喝开水，保暖，往往可以不治而愈。如果症状仍无改善，可口服感冒清热冲剂或板蓝根冲剂等中成药。

感冒较重且有高热者，除一般处理外，应尽快控制体温。可用物理降温法，如在额、颈部放置冰块，湿毛巾冷敷；用30%～35%浓度的酒精或白酒加水一倍，擦颈部及两侧腋窝等方法。在选用解热镇痛药物时，要避免采用对准妈妈、宝宝有明显不良影响的药物，例如阿司匹林之类药物。可在医生指导下使用对乙酰氨基酚、柴胡注射液等药。

感冒药物很多，准妈妈应该听取专业药师的建议，慎重选择。

(1) 抗感冒药

大多是复合制剂，含有多种成分，孕期不宜服用，特别是孕4周前要禁用。

(2) 抗病毒药

均对宝宝有不良影响，准妈妈不宜使用，若必须使用，则应在医生指导下服用。

(3) 退热药

感冒伴有高热，多预示病情较重应及时看医生。

(4) 消炎止痛药

是准妈妈的禁忌药品。

（5）退热药

也不宜使用。

（6）抗生素

准妈妈感冒如没明确的细菌感染证据，如扁桃体炎、血压高、咳黄痰、流浓涕等可不用抗生素。因为抗生素可通过胎盘直接作用于宝宝，有20%～40%的可能性对宝宝构成危害，若必须使用的话，则一定要在医生指导下选择安全的抗生素。

（7）祛痰、止咳药

一般比较安全，但含碘制剂的止咳药，准妈妈不宜使用。

孕早期发热的危害

发热是感染性疾病共有的症状。可以是低热（38℃以下）、中等热（39℃以下）和高热（39℃以上），重度感染，除了寒战、高热，还可发生毒血症、败血症，出现休克、昏迷等。

有的准妈妈在怀孕早期发热，怕胎宝宝受到影响。对此，首先要找出发热原因，短时间的低热对胎宝宝危害不大；长时间发热或高热，不但致准妈妈各器官功能紊乱，还可以刺激子宫收缩或引起子宫感染而流产。细菌毒素、病毒可以干扰器官的正常分化和发育，引起胎宝宝畸形或死亡。准妈妈单纯的高热也可致畸。

孕早期要预防各种传染病，避免能引起发热的各种原因。长时间高热时须征求医生意见决定是否人工流产。

发热不要盲目用药

妊娠妇女可发生各种感染性疾病，并均有体温升高的表现。最常见的是感冒，此外有急性扁桃体炎、肺炎、肺结核、胆囊炎、急性肾盂肾炎、急性

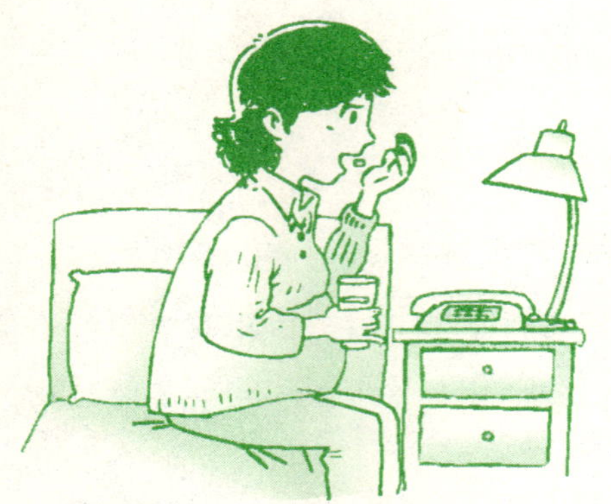

阑尾炎、绒毛膜羊膜炎等。这些炎症除了引起发热以外，还有相应的症状和表现。孕早期病毒性感染可致流产、胚胎停止发育或畸胎；晚期急性炎症可诱发宫缩而致早产、胎宝宝宫内缺氧等。因此，一旦准妈妈发热应立即去医院就诊，查明病因，并判断是否可继续妊娠，以及对症治疗。准妈妈切勿自己盲目用药，因不少药物对胎宝宝有不利的影响，如四环素、卡那霉素、链霉素、庆大霉素等，用药必须由医生决定。

防治妊娠合并心脏病

妊娠合并风湿性心脏病、冠心病、心肌炎、心律失常或由妊娠引起的心脏病都称为妊娠合并心脏病。

诊断：如果妊娠期发现有水肿、明显的心脏杂音，经过 X 线检查、心电图及超声心动图出现异常，那么孕妇有可能合并了心脏病，当然如果妊娠前有心脏病病史，发病的概率就更高些。

（1）妊娠合并心脏病对母体的影响

轻度的心脏病，心脏代偿功能尚好，在医生的指导下多数能耐受妊娠。对于严重的心脏病，易并发心力衰竭，危及孕妇和胎儿的生命。对于妊娠高血压疾病所致心脏病，如处理不及时，发生心力衰竭者较多。曾经有心力衰竭病史者，妊娠后发生心力衰竭的概率增加。凡 35 岁以上的妊娠合并心脏病者近期预后较差，因为心脏病的病变随年龄增长而进展，心脏的代偿功能随年龄增长而减退。无论哪一类妊娠合并心脏病，凡并发妊娠高血压疾病、严重贫血、严重感染或伴有其他疾病者，其预后均较差。妊娠合并心脏病者预后好坏与处理有一定关系。病情严重而复杂，如诊断正确，治疗及时，用药恰当，可争取到较为满意的结果。

（2）妊娠合并心脏病对胎儿的影响

孕妇心脏功能不良者，其胎儿发育落后，体重偏轻。孕妇因心脏病而长期慢性缺氧者，其胎儿生长发育迟缓。孕妇发绀型先天性心脏病或严重的风湿性心脏病者，可引起早产、死胎或临产时死产。先天性心脏病合并妊娠，其子女发生先天性心脏病的可能性较无先天性心脏病妊娠者高。如果出现妊娠合并心脏病症状，可以采取以下措施来应对：

1）早期发现，早期治疗。孕妇活动后咳嗽或夜间咳嗽，一到白昼就好转者，常为心力衰竭的先兆表现，切不可判断为上呼吸道感染，而延误治疗。

2）充分休息、充足睡眠及保持精神愉快。休息时孕妇取半坐位，严重呼吸困难者，暂时取双足下垂体位，以减少回心血量，减少心脏负担，每夜睡眠9～10小时，中午休息1～2小时。应有愉快的心情，以免引起心脏病发作。

3）加强营养及纠正贫血。摄取高蛋白饮食，保证每日蛋白质80克，少摄取糖类食品。食用铁剂或含铁丰富的食品，如猪血、瘦肉及豆制品。妊娠后期可口服硫酸亚铁，以维持血红蛋白正常水平。整个妊娠期体重增加不应超过10公斤，除有明显水肿，不需严格限制钠盐。

4）及早控制感染。妊娠期的任何小手术和外伤均应及早应用广谱抗生素，防止上呼吸道感染对预防心力衰竭有重要作用。

5）定期进行产前检查。早孕期最好每两周去医院检查一次，妊娠20周后应每周检查一次。加强对孕妇心脏及胎儿生长发育情况的监护，尽早住院分娩。或听从医生的建议决定是否继续妊娠。

妊娠合并病毒性肝炎的防治

病毒性肝炎有甲、乙、丙、丁、戊五种，临床上常见的有甲型、乙型、丙型三种。甲型肝炎病毒经过粪便、口等途径传播，发病较急，畏寒发热，经合理治疗后易于痊愈。乙型和丙型肝炎多通过血液、分泌物（唾液、精液、尿液）等途径传播，潜伏期和病程长，危害大，难以彻底痊愈。中国是肝炎大国，据统计，乙型肝炎表面抗原阳性率达到10%，即有10%的人有意或无意中感染过或曾经是、或现在是乙肝患者。所以妊娠期妇女中乙肝携带者、患者不在少数。

（1）什么情况下可以确认患了妊娠合并病毒性肝炎

1）妊娠后出现恶心、呕吐、乏力、食欲缺乏、厌油、腹胀、腹泻、腹痛、肝区疼痛等症状，无其他原因可解释者。

2）肝脏肿大，肝区有压痛，或伴有轻度脾肿大，又无其他原因可解释者。

3）实验室检查血清丙氨酸氨基转移酶升高。

4）血清乙型肝炎表面抗原呈阳性反应。

5）妊娠前曾有与病毒性肝炎患者密切接触史，或妊娠前有输血或应用血制品史，或工作单位、家庭中有病毒性肝炎患者。

（2）妊娠合并病毒性肝炎怎样处理

1）妊娠早期：妊娠合并轻型病毒性肝炎可继续妊娠，同时给予保肝治疗。若病情较重，应积极治疗肝炎，待病情好转后，可以考虑终止妊娠（人工流产），以免对妊娠不利，影响母子安全，又可防止肝炎进一步发展。

2）妊娠中晚期：手术引产危害较大，一般不考虑终止妊娠。但病情严重者，经过多种保守治疗无效的情况下，只能考虑终止妊娠。

3）分娩期：应配好新鲜血，做好抢救休克及新生儿窒息的准备。尽量采取阴道分娩，但要减少产妇的体力消耗。重点是防治出血。

4）产褥期：应用抗生素预防产后感染。严密观察产妇的肝、肾、心的功能变化。产后不宜哺乳，以减少体力消耗和防止肝炎病毒传染给新生儿。

（3）预防

孕妇应加强营养，食物要富含蛋白质、糖类和维生素等，以增强抵抗力。同时要注意饮食卫生，预防肝炎的发生。对有肝炎接触史的孕妇，应及早注射丙种球蛋白，可预防A型肝炎。孕期出现黄疸或谷丙转氨酶升高时，应进行详细检查，以便早期诊断，及时隔离和治疗，防止肝炎发展为重症型。

高危妊娠的概念

在怀孕过程中孕妇本身有病理因素，可能危害孕妇、胎儿及新生儿或发生难产的妊娠，称为高危妊娠。

高危妊娠经常在以下几种情况下发生：

（1）孕妇年龄小于16岁或大于35岁。

（2）有异常怀孕病史，如自然流产、异位妊娠、早产、死胎、死产、难产（包括有过剖宫产者）、新生儿死亡、新生儿畸形或有先天性、遗传性疾病等。

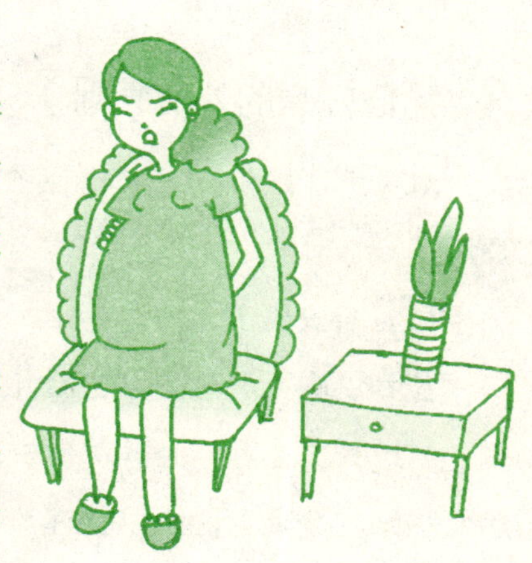

（3）患有各种妊娠并发症，如妊娠高血压综合征、前置胎盘、胎盘早期剥离、羊水过多或过少、胎儿宫内发育迟缓、过期妊娠、母儿血型不合等。

（4）有各种妊娠合并症，如心脏病、糖尿病、高血压、肾脏病、肝炎、甲状腺功能亢进、血液病（包括贫血）、病毒感染（包括风疹、水痘）等。

（5）胎位异常、巨大胎儿、多胎妊娠、骨盆异常、软产道异常等。

（6）妊娠过程中接触大量放射线、化学性毒物或用过影响胎儿的药物。

（7）曾有肿瘤或做过手术者。

监护好高危妊娠

高危妊娠监护的中心内容是早期发现胎儿窘迫，预测当时胎儿的成熟度，为临床处理提供条件。可以按以下几个方面对高危妊娠进行监护：

（1）通过详细了解病史，进行全面临床检查，以确定胎龄，了解胎儿发育情况和了解胎儿在宫内是否安适。

（2）通过超声波、胎儿心电图、羊膜镜，以及胎儿心率与子宫收缩的电子监护等仪器检查，以了解胎儿的生长发育、胎盘成熟度、胎心的活动和胎盘的功能等情况，从而可以掌握高危孕妇在当前所处的高危程度。

（3）通过胎盘功能测定、羊膜腔穿刺、血液化验及阴道细胞学等实验室检查，以了解胎盘功能，胎儿畸形、成熟度等情况。

高危妊娠的处理原则

对高危妊娠的孕妇，必须在妊娠后即应特别注意，可以遵循以下处理原则：

（1）补充营养

营养供应不足时可发生胎儿宫内生长迟缓、妊娠高血压综合征、胎盘早剥、早产和贫血等。尤其对蛋白质的补充尤为重要，因为蛋白质不足时可使胎儿脑细胞数减少，所以要注意营养，尤其是在孕期胎儿发育过程中的后3个月更为重要。

（2）卧床休息

可改善子宫胎盘血流、增加雌激素的合成和排出量。卧床时以侧卧为好，尤其在妊娠后期要改变体位（左侧卧）休息能减轻脐带受压，改善血液循环。

（3）间歇吸氧

每日3次，每次1小时，可减轻胎儿的低氧症。

（4）注射葡萄糖、维生素C

应在医院内由医生根据不同情况来决定其用量。

（5）病因治疗

针对引起高危妊娠的各种不同病因采取不同的治疗方法。如遗传性疾病、妊娠高血压综合征、妊娠合并糖尿病、慢性肾炎、心脏病、妊娠期感染、母儿血型不合等，以上都是引起高危妊娠的常见病因。若在孕期中对上述疾病予以精心治疗，大都可以降低胎儿畸形、早产及围生儿的死亡率。

妊娠合并贫血的防治

脸色苍白，稍事运动便心跳激烈，容易疲劳，这些都是贫血的症状。

贫血有些是因为血液中血红素不足而形成的现象。血红素具有运输氧气至全身各处的功能，若缺乏时除了会造成贫血、大量流血外，还会破坏红细胞、伤害骨髓（制造红细胞的组织）。此外，大部分的女性有贫血现象，并非生病所致，而是铁质不足所引起。铁质不足会使红细胞缩小、数目减少、血液浓度稀薄、运输氧气的功能减低，但只要稍作补充便可改善这种状况。怀孕后身体所需氧气增加，血液为适应生理需要而略增，红细胞数目自然随之增加，当然蛋白质和铁质的需要量也会增加，此时若未能充分补充蛋白质和铁质，血红素会不足且氧气无法完全供应时，贫血就会发作，这正是怀孕时贫血发生的原因。

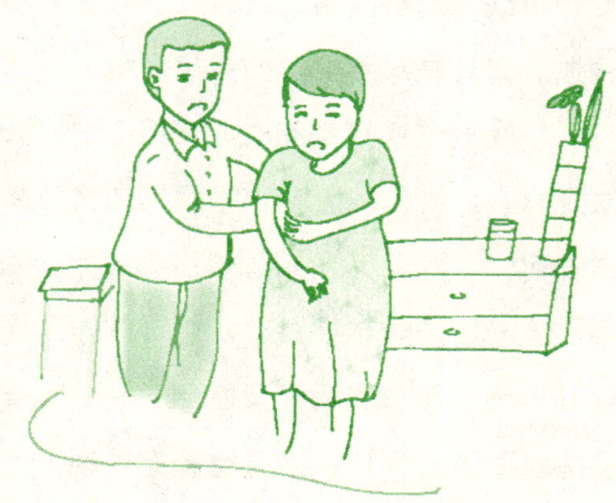

（1）妊娠贫血的预防与治疗

贫血特别容易于怀孕时发作，平时缺乏铁质的人，此时必须改善饮食习惯，若吃了大量含铁质的食物仍然无效时，就应请教医师，进行药物疗法补充铁质。

孕妇在怀孕期间应进行三次血液检查，即使平时没有贫血征兆，怀孕初期也很正常，到了后期仍可能发生，因此必须施行血液检查，并从饮食方面补充营养。

（2）如何防治孕妇贫血

在妊娠期间，血液总容量增加，而红细胞数目增加较少，造成血液稀释，医学上称为妊娠期生理性贫血。

孕期血红蛋白低于105克/升，红细胞数低于350万/立方毫米，则为贫血。在孕期贫血中，缺铁性贫血最为常见。随着胎儿的生长发育，铁的需要量不断增加，孕妇体内贮存的铁首先动用，如不及时补充，或摄入量低于需要量，就会逐步出现贫血。故在怀孕早期，由于孕妇厌食，早孕反应，孕期食物中缺乏足够的蛋白质、铁、维生素B_{12}、叶酸等，都会因营养不良而引起贫血。尤其是双胎的孕妇更易发生。

轻度贫血（红细胞在350万/立方毫米以下，血红蛋白在105克/升以下）对妊娠、分娩无大影响，重度贫血（红细胞在150万/立方毫米以下，血红蛋白在50克/升以下）则可能引起早产、死胎，生出的孩子比正常的小，产后容易感染。预防孕期贫血，整个妊娠期要注意铁和维生素B_{12}的摄人，可多进食肝、蛋、瘦肉、蔬菜及水果等。应定期检查血红蛋白、红细胞数目，发现贫血时要及时治疗，必要时补充铁剂。

预防妊娠高血压

妊娠高血压疾病是妊娠期妇女所特有而又常见的疾病，以高血压、水肿、蛋白尿、抽搐、昏迷、心肾功能衰竭，甚至发生母子死亡为临床特点。妊娠高血压疾病可分为：妊娠期高血压、子痫前期（轻度、重度）、子痫、慢性高血压并发子痫前期、妊娠合并慢性高血压。

（1）什么人易患妊娠高血压疾病

1）年轻初产妇及高龄初产妇。

2）体型矮胖者。

3）营养不良，特别是伴有严重贫血者。

4）患有原发性高血压、慢性肾炎、糖尿病合并妊娠者，其发病率较高，病情可能更为复杂。

5）多胎、羊水过多及葡萄胎的孕妇，发病率亦较高。

6）有家族史，如孕妇的母亲有妊娠高血压病史及家族史者，孕妇发病的可能性较高。

（2）妊娠高血压疾病对母体和胎儿的影响

1）对母体的影响。妊娠高血压疾病易引起胎盘早期剥离、心力衰竭、凝血功能障碍、脑出血、肾功能衰竭及产后血液循环障碍等。而脑出血、心力衰竭及弥散性血管内凝血为妊娠高血压疾病患者死亡的主要原因。

2）对胎儿的影响。重度妊娠高血压疾病是早产、宫内胎儿死亡、死产、新生儿窒息和死亡的主要原因。孕妇病情愈重，对胎儿的不良影响亦愈大。

（3）如何预防妊娠高血压疾病

1）实行产前检查，做好孕期保健工作。妊娠早期应测量一次血压，作为孕期的基础血压，以后定期检查，尤其是在妊娠36周以后，应每周观察血压及体重的变化、有无蛋白尿及头晕等自觉症状。

2）加强孕期营养及休息。加强妊娠中、晚期营养，尤其是蛋白质、多种维生素、铁剂的补充，对预防妊娠高血压疾病有一定作用。因为母体营养缺乏、低蛋白血症或严重贫血者，其妊娠高血压疾病发生率增高。

3）重视诱发因素，治疗原发病。仔细想一想家族史，孕妇的外祖母、母亲或姐妹间是否曾经患妊娠高血压疾病，如果有这种情况，就要考虑遗传因素了。孕妇如果孕前患过原发性高血压、慢性肾炎及糖尿病等，均易发生妊娠高血压疾病。妊娠如果发生在寒冷的冬天，更应加强产前检查，以便出现问题能及早处理。

预防下肢水肿与肌肉痉挛

（1）下肢水肿的治疗

在孕晚期，由于增大的子宫压迫下腔静脉，影响下肢静脉回流，孕妇容易出现踝部及小腿下半部轻度水肿，休息后便可消退，这属于正常现象。若水肿明显，且无缓解，则应进一步检查有无其他妊娠合并症，及时诊断与治疗。若为单纯性下肢水肿，在睡眠时应取侧卧位，下肢抬高15°，有利于下肢血液回流，可减轻水肿。

（2）下肢肌肉痉挛的治疗

下肢肌肉痉挛多见于妊娠后期，是孕妇缺钙的表现。出现痉挛时可行局部按摩，痉挛症状常能迅速缓解。已出现下肢肌肉痉挛的孕妇应及时补充钙质，多晒太阳。

妊娠合并糖尿病的防治

（1）妊娠期糖尿病的临床特点

妊娠合并糖尿病是临床常见的合并症之一，通常包含以下三种情况：

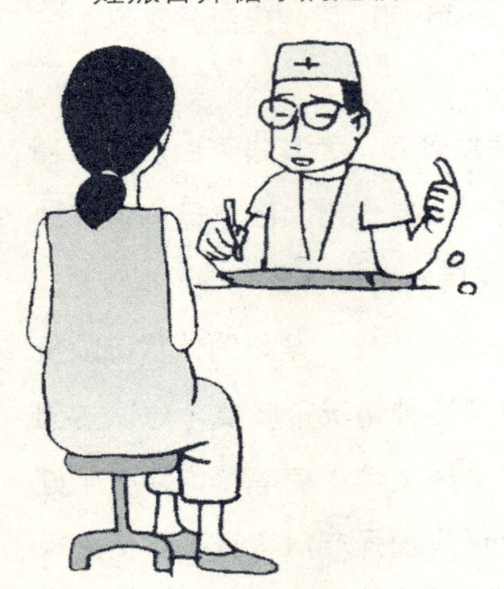

1）妊娠前确诊为糖尿病。

2）妊娠前是无症状糖尿病，妊娠后发展为有症状的糖尿病。

3）妊娠前无糖尿病，妊娠后患有糖尿病，而产后可恢复者。

大部分妊娠期糖尿病患者在分娩后糖耐量可恢复正常。但分娩后一部分患者有持续高血糖、糖尿及糖耐量减低者，有可能发展为糖尿病患者。妊娠合并了糖尿病，最明显的症状是“三多一少”，即：吃多、喝多、尿多，但体重减轻，还伴有呕吐。注意不要混同为一般的妊娠反应，妊娠合并糖尿病的呕吐可以成为剧吐，即严重的恶心、呕吐加重，甚至会引起脱水及电解质紊乱；另外一个常见的症状是疲乏无力，这是因为吃进的葡萄糖不能充分利用而且分解代谢又增快，体力得不到补充的缘故。

虽然吃了很多营养丰富的食物，但是由于体内胰岛素缺乏，食物中葡萄糖未被充分利用即被排泄掉了，而由脂肪供应热量，蛋白质转化为葡萄糖的速度也大大加快，于是体内糖类、蛋白质及脂肪均大量消耗，致使患者体质差、体重轻。由于葡萄糖的异常代谢加速，引起血液中、尿液中葡萄糖的含量增加。妊娠早期合并糖尿病易发生真菌感染，妊娠中期糖尿病症状可减轻。妊娠晚期分娩、引产、剖宫产也容易导致细菌感染，而使糖尿病症状进一步加重。

部分患者肾排糖阈值高，即使血糖浓度已经很高，尿中也没有排出葡萄糖。这样的患者因为掩盖了症状而显得更危险。一些患者缺乏糖尿病知识，误认为多吃、多喝是妊娠后正常的身体需要。还有部分患者则因为糖尿病并发症的症状被其他并发症（如：高血压、各种感染等）所掩盖，所以没有及时诊治。

（2）通过饮食和治疗预防妊娠期糖尿病

有妊娠期合并糖尿病的孕妇均需要控制饮食。由于空腹时极易出现饥饿感，故将全日食物量分为4～6次吃，临睡前必须进餐1次。每增加1个妊娠月，热量增加量控制在15%～40%。

轻度的糖尿病不需用胰岛素治疗。只有在空腹血糖异常、或妊娠前就有糖尿病、或者出现其他并发症时，要及时采用胰岛素治疗。糖尿病的孕妇，每日剂量为20～40单位，首次剂量为10单位，采用3～4次注射法。随妊娠月份的增加，胰岛素用量也随之增加。饮食亦应采用少吃多餐。治疗时应在有经验的产科医生监护下按时检测血糖和尿糖。

妊娠合并结核病的防治

近年来，全世界结核病的发生率有所回升，其主要与人类免疫缺陷病毒（HIV）感染及多重耐药结核杆菌的迅速增长有关。

20世纪50年代初，有效抗结核药物在临床应用后，结核病的发生率以每年5%的速率递减。但近年来，全世界结核病发生率有所回升，孕产妇这一特殊人群，同样面临结核病的威胁。

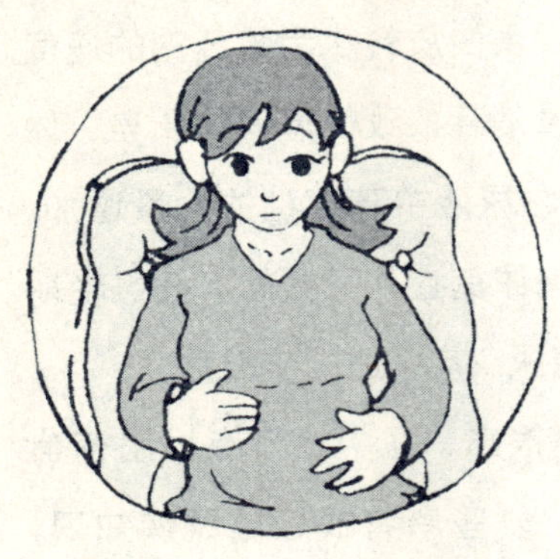

（1）结核病对妊娠的影响

文献报道，患有活动性结核病的妇女妊娠结局不良，可致流产、胎（婴）儿感染、宫内死亡。患结核病的孕产妇在产前、产时及产后可将结核菌传染给胎婴儿，引起围生期感染。妊娠期结核杆菌感染胎盘，引起绒毛膜羊膜炎，从胎盘到脐静脉经血源传给胎儿，或经吸入、摄入污染的羊水而感染胎儿。血源性传播可在胎儿肝或肺形成1个或多个原发感染灶，而经羊水感染者则只在肺或肠内形成感染灶。先天性感染病例中，血源性和羊水传播的感染各占一半。产时感染为分娩时吸入或摄入感染的母体生殖道液体而感染。产后感染为新生儿经飞沫吸入结核杆菌，或摄入污染的乳汁，及皮肤黏膜损伤后感染。

围生期结核病受累最严重的部位依次是肺（肺坏死，粟粒结核）、肝、脾、肠、肠系膜淋巴结、骨髓、浆膜等。患儿可有呼吸窘迫、呕吐、发热、进食差、肝脾肿大、贫血、黄疸、肝功能衰竭。腹部症状为坏死性小肠结肠炎症状，慢性肺疾患症状。

（2）妊娠性结核病的处理

妊娠期结核病对母儿有极大危害，但经恰当治疗预后良好。因此，尽早诊断及时治疗至关重要。孕产妇的结核病诊断与普通人群一样，通过病史了解临床表现、皮肤结核菌素试验、X线摄片及痰或其他体液细菌培养、涂片检查来综合判断。但孕妇的诊断易被延误，产科医师须熟练掌握结核病临床症状、体征及筛查方法。因患病孕产妇有时无临床症状，学者们主张对所有孕产妇，至少对具有发病高危因素孕妇（来自结核病高发区、居住条件差、拥挤、通风不良、HIV感染、药瘾者等）用Mantoux结核菌素皮肤试验筛查。对于未进行孕期检查或产前没有进行过筛查的产妇，于出院前或接触新生儿前应常规摄胸片，现已有用此法发现了肺结核患者的病例。

预防泌尿系统感染

泌尿系统感染多指肾盂肾炎、膀胱炎和尿道炎。妊娠期由于特殊的生理环境，易患泌尿系统感染。

（1）原因

1）妊娠期肾脏对葡萄糖、氨基酸及水溶性维生素等营养物质过滤增多，所以尿液中这些物质含量增加，为细菌生长提供了物质条件。

2）妊娠期输尿管增粗、变长并屈曲，蠕动减少，排尿后输尿管中仍留有一些尿液，使细菌有繁殖的条件。

3）排尿时由于膀胱收缩，使膀胱内压增大，可致部分尿液逆流而进入输尿管中，又不易排回膀胱，导致上行性感染。

4）临产时，由于胎头挤压，使膀胱底部充血、水肿，极易导致局部损伤和感染。

5）孕妇不注意性生活卫生，分泌物增多，不注意清洗大小阴唇及阴道前庭部，极易污染尿道口。

（2）预防措施

1）保持外阴部清洁、干爽，用中性皂液清洗外阴。

2）内衣内裤用天然材料，如棉、丝等制品。

3）多饮水、多排尿，尽量不憋尿，减少膀胱压力。

4）睡眠和休息应取左侧卧位，减少增大的子宫对输尿管的压迫。

防止子痫的发生

已患有妊娠高血压者，应该怎样防治子痫的发生呢？

首先是早期诊断。这就要求孕妇积极、主动地进行产前检查，在妊娠早期应测血压一次，以了解其基础血压，孕期应密切注意血压、水肿、体重和尿蛋白的变化。若发现有妊娠高血压综合征征象者，及时确诊，早期治疗，以减少子痫、先兆子痫的发病率。

对于已发现的妊娠高血压综合征者，除积极治疗外，要做好监护工作，中度妊娠高血压综合征患者应住院治疗监护，密切注意血压、水肿、蛋白尿变化，注意有无头痛、头晕等症状出现。患者要卧床，避免强光、高尖声的刺激。适当减少盐的摄入量，保持精神安定，防止情绪波动，在医生指导下应用镇静剂。

前置胎盘的概念

在正常情况下，胎盘应附着在子宫的前、后及侧壁上，但是在某种情况下，胎盘像小帽子那样附着在子宫颈内口的上方，恰好戴在胎儿的头上或臀部，这种情况称为前置胎盘。根据前置胎盘的位置，可归为三种类型：若子宫颈内口全部被胎盘组织所遮盖，称为完全性（或中央性）前置胎盘；若子宫颈内口仅一部分被胎盘遮盖，称为部分性前置胎盘；若胎盘下缘恰恰在子宫颈内口边缘处，称为边缘性或低位性前置胎盘。

前置胎盘的危险信号

孕妇前置胎盘出血，常常是在妊娠晚期突然发生，有时一觉醒来，自己竟睡在血泊之中！那么，前置胎盘为什么会在妊娠晚期突然发生无痛性、无诱因的流血呢？原来，孕妇在妊娠7个月以后，子宫上部肌肉开始收缩，下段肌纤维会被动伸展，但紧附于子宫下段或子宫颈口上的胎盘不能跟着相应地扩张，因此，胎盘前置部分与其附着处发生错位，导致部分胎盘剥离而发生出血。剥离处血液凝固，可暂时止血，然而子宫下段的伸展，不可能因此而停止，胎盘可能继续剥离，故可反复出血。出

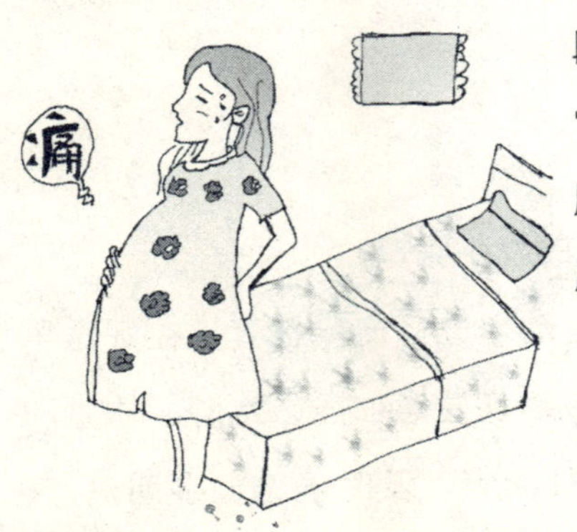

血的迟早、出血量的多少和出血的时间等，与前置胎盘类型有十分密切的关系。一般是完全性前置胎盘流血较早，出血量也多；低位性前置胎盘出血较迟，有时在生产时才发生出血，出血量也较少；部分性前置胎盘介于二者之间，一般来说，前置胎盘不会直接影响胎儿发育，也不一定会直接威胁胎儿的生命。当然，如果孕妇出血严重，就不得不及时终止妊娠，以抢救孕妇的生命。严重出血者，还可能导致早产，或因出血而致孕妇休克，需要及时抢救，使母子化险为夷。

前置胎盘的治疗

前置胎盘的治疗原则是止血补血，应根据阴道流血量、有无休克、妊娠周数、产次、胎位、胎儿是否存活、是否临产等作出决定。可以用以下方法治疗前置胎盘。

（1）期待疗法

出血期间强调住院观察，孕妇应保持心态平静，绝对卧床休息，取左侧卧位，以改善子宫、胎盘的血液循环。住院期间应纠正贫血，每天吸氧3次，每次20～30分钟，应用宫缩抑制剂也非常必要。若因反复出血需提前终止妊娠时，应用地塞米松促进胎儿肺成熟。在期待治疗过程中，应进行辅助检查，以确定诊断。

（2）终止妊娠

1）终止妊娠的指征。孕妇反复多量出血导致贫血甚至休克者，不论胎儿成熟与否，为了母亲的安全，应终止妊娠。胎龄达到36周后，胎儿成熟度检查提示胎儿肺成熟者，亦应终止妊娠。

2）剖宫产术。剖宫产能迅速结束妊娠，达到止血的目的，可相对确保母婴的安全，是目前处理前置胎盘的主要手段。完全性和部分性前置胎盘的处理，约70%～90%采用剖宫产。前置胎盘行剖宫产时，一定要做好防止和抢救出血的准备，强调有备无患。术前通过B超检查进行胎盘定位，以利选择应变措施。积极纠正贫血，预防感染，在输液备血条件下做好抢救母婴的准备。

前置胎盘患者因子宫下段肌层菲薄，收缩力弱，胎盘附着面的血窦不易闭合止血，因而出血较多，宫缩剂往往不能奏效。当患者因大量出血而处于休克状态或系完全性前置胎盘时，应立即行子宫全切术或低位子宫次全切除术。

若胎盘部分植入，可行梭形切除部分子宫肌层组织；若大部分植入，活动性出血无法纠正时，应行子宫全切术。同时，应积极抢救出血与休克，注意纠正心衰、酸中毒，并给予抗生素预防感染。

3）阴道分娩。仅适用于边缘性前置胎盘、枕先露、流血不多，估计在短时间内能结束分娩者。

4）紧急转送的处理。患者阴道大量出血而在当地无条件处理时先输血输液，在消毒状态下进行阴道纱布填塞和腹部加压包扎，以暂时压迫止血，并迅速护送转院治疗。

宫外孕的治疗

宫外孕是指受精卵不是在子宫腔着床，而是在输卵管、卵巢、腹腔等处着床。最常见的宫外孕是输卵管妊娠，约占全部宫外孕的95%。

宫外孕是一种常见的严重危害孕妇身体健康的疾病。大约有3%的妊娠为宫外孕。有资料表明，实际上宫外孕的发生率比这个数字还要高。

（1）宫外孕是怎么发生的

原来，卵子在输卵管里和精子相遇受精成为受精卵后，它一边发育，一边依靠输卵管的蠕动和输卵管内膜上皮纤毛摆动，逐渐向子宫腔里移动，如果输卵管因为粘连或先天性发育不良，发育畸形或其他原因使管腔变窄时，受精卵运行受阻，在没有到达子宫腔之前就已经发育到了具备坐胎能力的阶段，这时它就会在输卵管的某一部分着床发育。这种情况在医学上叫输卵管妊娠。输卵管与子宫相比，在构造上和功能上都不一样。输卵管管壁薄、管腔细小，根本不适于受精卵的坐胎和发育。因此，多半在怀孕四五十天时，胚胎胀破了输卵管，致使血管破裂。这样突然的变化，可使患者感到剧烈腹痛，起初是下腹部疼得不敢碰，接着是整个腹部都疼得厉害，伴有恶吐、呕吐、头晕、眼花、出冷汗并且脸色苍白、手足发凉等症状。若不及时抢救，就会很快血压下降、脉搏细弱以至摸不到，甚至死亡。这就是破裂型宫外孕。有的尚未穿破管壁，致使胎膜从着床部位剥离，经输卵管收缩压到腹腔里，有少量流血也出现腹痛、恶心、头晕等症状。血流往低处，积存于子宫与直肠之间的子宫后陷窝，压迫刺激直肠，使患者有大便感觉，内出血多或腹痛重时都能引起休克。这称为流产型。有的反复流血，下腹有包块，再突发出血、腹痛，这称为再破裂型。

（2）宫外孕的治疗

方法有手术和中西医结合非手术治疗两种，确诊之后可根据病情决定具体治疗方法。一般情况下，如能及时治疗，预后很好。关键在于早期发现和及时治疗。治疗盆腔炎和输卵管炎，对预防宫外孕有一定积极意义。

防治妊娠水肿

妊娠期孕妇常发生下肢水肿，一部分是由于胎儿发育、子宫增大，压迫下肢，使血液回流受影响，这样的水肿经过卧床休息后就可以消退，如果卧床休息后仍不消退，称为妊娠水肿，是不正常的现象，应该引起重视。

妊娠期发生水肿，开始时可以是隐性的，也就是孕妇体内水分已经增加，但不表现水肿，而是表现体重增加过多、过快，每周增长超过500克以上，这是由于水分潴留在各器官间隙和深部结缔组织中，再进一步就可出现可凹性水肿，也就是水肿的部位，压之出现凹陷而不能很快复原。这种水肿一般由踝部开始，逐渐上升至小腿、大腿、腹部至全身。妊娠水肿有时是妊娠期全身疾病的一种症状，应引起注意。

妊娠水肿的原因有以下几种：

（1）妊娠期下肢毛细血管压力升高，滤过率增加，加上静脉压力升高，影响组织液回流，尤其站立或走路时间过长，可使水肿加重。

（2）毛细血管通透性增加，尤其是患妊娠高血压疾病时，全身小动脉痉挛使毛细血管缺氧，血浆蛋白及液体进入组织间隙导致水肿。

（3）内分泌影响，使肾小管对钠的重吸收增加，使体内水钠潴留，也引起水肿。

（4）血浆胶体渗透压降低。也就是血浆白蛋白下降，在蛋白质摄入不足或吸收不良时尤其是劳动负荷量过大时，都容易出现水肿。

无论什么原因引起的妊娠水肿，药物治疗都不能彻底解决问题，必须改善营养，增加饮食中蛋白质的摄入，以提高血浆中白蛋白含量，改变胶体渗透压，才能将组织里的水分带回到血液中。另外应减少食盐及含钠食品的进食量，如少食咸菜，以减少水钠潴留。还要增加卧床休息时间，以使下肢回流改善，肾血流量增加，增加尿量，减轻水肿。有全身疾病的孕妇应该积极治疗。

减轻妊娠纹和妊娠斑的方法

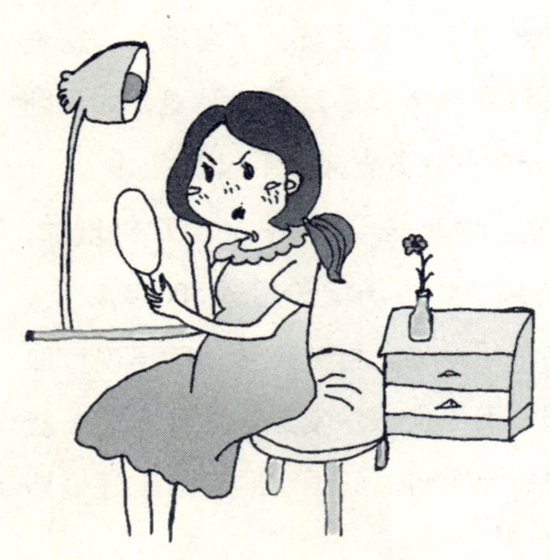

注意以下几个方面会对减轻妊娠纹和妊娠斑有所帮助。

（1）怀孕前应注意皮肤护理和体育运动，如果皮肤具有良好的弹性，将有利于承受孕期的变化。

（2）可选用对皮肤刺激性小的护肤品，更不要浓妆艳抹。

（3）怀孕期间应避免体重增加过多，一般不要超过9～15千克。

（4）沐浴时，坚持用冷水和热水交替冲洗相应部位，促进局部血液循环。沐浴后，在可能发生妊娠纹的部位涂上滋润霜。

（5）日光的照射会使妊娠斑加重，因此孕期应注意避免日光的直射。

不要轻视皮肤瘙痒

（1）重视孕期皮肤瘙痒

一些孕妇在怀孕中晚期出现皮肤瘙痒，认为是皮肤病或是对某些物品过敏引起的，并不予以重视。其实，这是不正确的。因为在怀孕中晚期出现的皮肤瘙痒，大多数患者在皮肤上可以找到病变，如疥疮、湿疹、荨麻疹、药物疹等，而且还有 ICP 妊娠肝内胆汁淤积综合征的可能。所以，当孕妇遇到皮肤瘙痒时，应当引起足够的重视。

（2）发生的原因

发生妊娠性皮痒的真正原因还无定论，但有学者认为，这与怀孕后期胎儿快速长大造成孕妇肚皮张力过大有关，怀双胞胎或多胞胎的孕妇易患此病。由于这种瘙痒会影响孕妇日常生活，因此一定要找医生帮助解决。

（3）什么是 ICP

ICP 又称妊娠肝内胆汁淤积综合征。是一种妊娠期出现的以瘙痒和黄疸为特征的并发症，可引起早产、胎儿宫内窘迫、死胎、新生儿死亡及产后出血，使围生儿患病率和死亡率增加。

当确诊为 ICP 后，首先应加强对胎儿监测，如胎监、脐血流、孕期常规吸氧、自数胎动，严重者收治入院、定期监测血清胆汁酸等。其次为药物治疗，以达到改善母体症状与胎儿预后的目的。ICP 只要早发现、早治疗，多数母儿愈后良好。

减轻便秘的方法

（1）孕期便秘成因

孕期便秘的发生，以怀孕后期最为严重，主要是因为孕期分泌大量的黄体酮，它可以使子宫平滑肌松弛，同时也使大肠蠕动减弱。由于子宫不断增大，重量增加，压迫到大肠，造成血液循环不良，因而减弱了排便的功能，这也就是为什么孕妇比常人更容易便秘的原因。

另外，孕妇便秘的发生也与腹痛、运动不足、担心用力排便影响胎儿、饮食习惯不良、精神压力、睡眠质量问题、体质差异等因素有关，想想看，如果这些因素加在一起，造成的后果将是多么严重！有30%～50%的孕妇会因此得痔疮。

（2）减轻便秘的五大良方

准孕妈发生便秘，最好的改善方式是从生活方式着手，靠自己的努力来克服，而非用药解决。例如：生活规律、多摄取纤维素食品和水分、适量运动、维持规律的排便习惯等，这些都是减轻便秘的好方法。具体说来就是：

1）三餐饮食正常。特别是早餐一定要吃，避免空腹，并多吃含纤维素多的食物，比如糙米、麦芽、全麦面包、牛奶，还有新鲜蔬菜、新鲜水果，尽量少吃刺激辛辣食品，少喝碳酸饮料。

2）多补充水分。体内水分如补充不足，便秘就会加重，所以，每日至少喝1000毫升水。因为水分不足，粪便就无法形成，而粪便太少，就无法刺激直肠产生收缩，也就没有便意产生。所以，补充水分是减轻便秘的重要方法。

3）切忌忍着不排便。也就是说一有便意就去厕所排便。因为粪便在体内积存久了，不但造成排便不易，也会影响食欲。建议有便秘问题的孕妇每天多喝凉开水或牛奶刺激大肠蠕动，或是早晨起床后马上喝一杯凉开水或牛奶，这都是帮助排便的好方法。

4）养成每日定时排便的习惯。最好早餐过后排便，不要排便时阅读书报，应养成“专心”排便的好习惯。

5）充足睡眠，适量活动。多活动可增强胃肠蠕动，另外，睡眠充足、心情愉快、精神压力得到缓解等都是减轻便秘的好方法。

万一孕妇的便秘无法减轻，就必须立即就医，遵医嘱服用通便药物，但是解决问题的关键还是上述良好生活习惯的建立。

预防痔疮的好方法

（1）孕期痔疮成因

有些孕妇是因子宫增大，直肠、肛门受压而发生痔疮，还有些孕妇是因便秘引起痔疮。因为排便用力，或排便时间太久，导致肛门周围的静脉充血、肿胀，形成痔疮。当痔核暴露在外面收不回去的时候，就会非常疼痛，连坐下来都困难。这时候，求助于医师是个好方法。不过，孕期的痔疮有时候是暂时性的，等分娩过后就会自然消失了。只要不是太严重，都不用过于紧张。

（2）预防痔疮的好方法

预防痔疮的首要条件，就是设法使排便顺畅，养成规律的排便习惯，尽量缩短如厕的时间。此外，要避免喝酒、摄入刺激辛辣的食物，并经常注意肛门部位的卫生清洁。如果排便时太用力，有可能造成小血管破裂，所以要做好局部清洁，避免感染。

总之，怀孕的过程是非常辛苦的，常常会伴有许多不适，准妈妈要掌握正确的方法来避免或减轻这些不适，顺利度过妊娠期。

阴道炎的防治

滴虫性阴道炎和真菌性阴道炎为孕期常见病。

（1）滴虫性阴道炎的防治

为防治妊娠期滴虫性阴道炎，妊娠前应进行妇科病普查，如发现滴虫，应积极治疗。

1）尽量不要使用公共浴池、浴盆、游泳池、坐厕及衣物等，减少间接传染。

2）可用灭滴灵阴道栓剂。每晚睡前清洗外阴后，置入阴道深处 1 枚，10 日为一个疗程。

3）治疗期间，应防止重复感染，内裤和洗澡用的毛巾、浴巾应煮沸 5 ~ 10

分钟，以消灭病原菌。在妊娠早期，孕妇不宜口服药物，否则对胎儿有致畸的可能。

（2）真菌性阴道炎的防治

在妊娠期，孕妇尿糖含量增高，如果合并糖尿病，尿糖会更高。尿糖的增高会使真菌迅速繁殖，所以孕妇特别容易患真菌性阴道炎。

1）真菌性阴道炎的症状：孕妇如果患了真菌性阴道炎，会感觉外阴和阴道瘙痒、灼痛，排尿时疼痛加重，并伴有尿急、尿频，性交时也会感到疼痛或不舒服。真菌性阴道炎的其他症状还有白带增多、黏稠，呈白色豆渣样或凝乳样，有时稀薄，含有白色片状物，阴道黏膜上有一层白膜覆盖，擦后可见阴道黏膜红肿或有出血点。如果进行涂片检查和培养，便可发现真菌。

2）选释正确的药物和用药方法：首先要彻底治疗身体其他部位的真菌感染，注意个人卫生，防止真菌感染经手指传入阴道。口服酮康唑和氟康唑有导致胎儿畸形的危险，最好采用制霉菌素栓剂和霜剂局部治疗。

尖锐湿疣的防治

（1）症状

尖锐湿疣是一种常见的性病，是由人乳头瘤病毒感染引起。孕妇患病后，有以下症状：

①白带明显增多，可有血性白带。

②在阴道黏膜、宫颈及外阴、肛门周围皮肤出现菜花状或鸡冠状赘生物，可单发或成片出现。

③通过性交传染给丈夫，分娩时可传染给胎儿，在产后与婴儿的密切接触中传染给婴儿。可在婴儿的喉头、气管处长出湿疣，随着湿疣的增加，可引起呼吸困难，从而危及婴儿生命。

因此，孕妇患尖锐湿疣应及时处理。

（2）产前治疗

去条件好的医院请专科医生做正规治疗，而不要讳疾忌医，乱看乱治。一般来说，对病灶较小的，可以用洁尔阴洗液，每天洗外阴部，用三氯醋酸外涂。由于孕期易复发，应做持续性治疗，一直到病灶全部消失。对病灶较大者，可以用激光、微波等治疗。

（3）分娩处理

分娩时一定要向医生讲明情况，提请医生注意保护胎儿，必要时可行剖宫产分娩。

（4）观察新生儿

产后密切观察新生儿呼吸情况，如婴儿出现哮鸣音或呼吸困难，应及时请耳鼻喉科医生治疗。如在婴儿咽喉部见到菜花样赘生物，即可确诊，必要时可取活检送病理诊断。

（5）加强隔离措施

产妇的内裤不要接触婴儿，浴盆、浴巾与婴儿的分开，喂奶前要洗手、擦洗乳头等。未治愈前禁止性生活，必要时可用避孕套，产后 42 天应复查或做局部治疗。

防治妊娠合并淋病

淋病是由革兰氏阴性淋病双球菌引起，通过性交传播。女性可由男性感染淋病后通过性交传染，也可经污染的用具间接传染。

淋菌感染后，多在 2 周左右发病。早期出现尿道口红肿、痒、刺痛、白带增多，出现尿道炎、尿道旁腺炎而有尿频、尿急、尿痛及尿不尽感。前庭大腺受侵时，可出现外阴红肿、疼痛及破溃流脓。感染淋病后于行经期向上扩散，引起宫颈炎、子宫内膜炎或输卵管及卵巢炎。妊娠期感染淋病，极易引起血行播散，发生菌血症或脓毒血症，轻者全身不适及四肢关节酸痛；重者发生寒颤、高热、全身肌肉关节疼痛，四肢和躯干相继出现丘疹、脓疱及坏死性皮损等，过一段时间可自行痊愈。患播散性淋病时，膝、腕、肘等关节肿胀、疼痛及活动受限，甚至发生脓毒性关节炎。多数可自行或经治疗后痊愈。

感染严重者可伴发心肌炎、心内膜炎及淋菌性脑膜炎等。

（1）以下特点用于诊断妊娠合并淋病

1）本身或配偶有性滥交史。

2）宫颈及尿道口红、肿及刺痛，白带增多。

3）出现四肢关节肿胀、疼痛及活动受限。

4）肢体和躯干相继出现各种形态的皮疹。

5）凡出现上述 4 项时，均应检查淋菌。如查出淋菌即可确诊。

（2）淋病对妊娠的影响

1）妊娠早期，可发生淋菌性盆腔炎，且病情多严重，主要表现为下腹痛、低热及白带多。

2）妊娠中晚期，极易发展成播散性淋菌感染。

3）播散性淋菌感染的孕妇，其胎儿及新生儿围生期死亡率增高，易生出低体重儿，甚至引起新生儿淋菌性败血症。

4）妊娠合并淋菌感染约有 1/3 流产、早产及死产。

（3）妊娠合并淋病的防治

1）注意个人卫生，配偶应严格避免婚外性行为。

2）孕妇有淋菌感染，应早诊断、早治疗。青霉素是首选的。

3）防治新生儿淋菌感染，与母体隔离观察，用硝酸银或弱蛋白银点眼。

葡萄胎的治疗方法

（1）清宫

因葡萄胎随时有大出血可能，故诊断确定后，应及时清除子宫内容物，一般采用吸宫术。在内容物吸出的过程中，子宫体逐渐缩小，变硬。吸出物中虽含血量较多，但大部为宫腔原有积血，故患者脉搏、血压一般变动不大。不少人主张如子宫超过脐，应施行经腹剖宫取葡萄胎，认为这样可在直视下彻底清除，并能较好地止血。但在实践中，即使子宫胀大至七八个月妊娠大者，应用吸宫术亦能顺利清除。如需要切除子宫，可在吸宫后立即进行。剖宫取葡萄胎反而会有使葡萄胎种植、转移的可能。无吸宫设备者，可在扩张宫颈后，钳夹葡萄胎。第一次清宫不必过于追求完全，以致损伤较软的宫壁。可于1周左右，再做第二次刮宫术。

往往患者经过清宫治疗，仍有子宫出血而就诊者，可根据当时情况处理。疑为葡萄胎不全流产（吸刮不全或有新的水泡状物产生），可慎重进行全面刮宫，如仍出血者，应考虑病变侵入宫壁，可能发展成恶性葡萄胎及绒癌。

葡萄胎自然流产者亦应清宫。清宫时是否静脉滴注子宫收缩剂，有不同的看法。反对用者认为宫缩剂促使子宫强烈收缩可迫使葡萄胎绒毛大量进入血循环中，造成栓塞或葡萄胎绒毛大量进入血循环中，造成栓塞转移。因此，在手术过程中，如子宫收缩良好，即不必常规应用宫缩剂，只有在出血较多而子宫收缩不良时应用。

（2）子宫切除

年龄在40岁以上，或经产妇子宫长大较速者，应劝告切除子宫，年轻的可考虑保留卵巢。子宫大于5个月妊娠者在切除之前，应经阴道清除宫腔内大部分水泡状胎块，以利于手术处理。

（3）输血

贫血较重者应给予少量多次缓慢输血，并严密观察患者有无活动出血，待情况改善到一定程度后再施行清宫术。遇有活动出血时，应在清宫的同时，予以输血。

（4）纠正电解质紊乱

长期流血、食欲缺乏者往往有脱水、电解质紊乱情况，应检查纠正。

（5）控制感染

子宫长期出血，或经过反复不洁操作者，容易引起感染，表现为局部

（子宫或附件）感染或败血症。应予足量抗炎药物；并积极纠正贫血和电解质紊乱。

（6）化疗

对良性葡萄胎是否予以预防性化疗，目前尚无一致意见。据文献报道，葡萄胎做预防性化疗后其恶变率与对照组无大区别，或虽有些降低，但无足够病例经统计学处理证实有益。有不少学者试图从临床和病理检查找出一些恶变的高危因素，以便预测葡萄胎恶变。其为：①年龄大于40。②子宫明显大于停经月份。③患者有咯血史。④病理组织检查增生程度已不列入易恶变的参数。故清宫组织DNA（脱氧核糖核酸）和RNA（核糖核酸）的FCM（流式细胞术）测定是预测恶变很好的客观指标。这样指导葡萄胎预防性用药针对性强。

羊水过多的概念

正常足月妊娠时羊水量约为1000毫升。羊水多于2000毫升为羊水过多，羊水超过3000毫升，即可出现压迫症状。羊水在胎膜内剧增称急性羊水过多，孕妇多伴有急性压迫症状，如呼吸困难，不能平卧，腹部膨胀难忍，下肢、外阴水肿，但此类较为少见。临床多见慢性羊水过多。由于羊水在较长时间内缓慢增多，孕妇已逐渐适应，因而压迫症状并不明显。此外，双胎妊娠发生羊水过多者为单胎羊水过多者的10倍。

羊水过多的危害

由于产生羊水过多的原因尚不明了，孕妇一旦发现腹部增大明显时即应去医院检查，以明确是否为羊水过多，羊水过多的孕妇约25%合并胎儿畸形，其中以神经管和上消化道畸形最常见，如胎儿脑膨出、无脑儿、脊柱裂、食管闭锁、小肠高位闭锁等，也可见胎儿泌尿系统畸形，羊水过多也常见于母儿血型不合，孕妇糖尿病者。若胎儿畸形，应尽早终止妊娠；若胎儿正常，可根据羊水多少，孕妇症状轻重，予以适当限盐，口服利尿剂等治疗，并注意避免胎膜早破。

治疗羊水过少或过多

羊水过少是胎儿危险的重要信号。怎样治疗羊水过少呢？若妊娠已足月，应尽快破膜引产，破膜后如羊水少且黏稠，有严重胎粪污染，同时出现胎儿窘迫的其他表现，估计短时间内不能结束分娩，在排除胎儿畸形后，应选择剖宫产结束分娩。剖宫产比阴道分娩可明显降低围生儿死亡率。

近年来应用羊膜腔输液防治妊娠中晚期羊水过少取得良好效果。方法之一是临产时羊膜腔安放测压导管及头皮电极监护胎儿，将37℃的0.9%浓度的氯化钠溶液，以每分钟15～20毫升的速度灌注羊膜腔，一直滴至胎心率变异减速消失，羊水指数（AFl）达到8厘米。通常解除胎心变异减速约需输注0.9%浓度的氯化钠溶液250（100～700）毫升。若输注800毫升变异减速仍不消失为失败。通过羊膜腔输液可解除脐带受压，使胎心变异减速率、胎粪排出率以及剖宫产率降低，提高新生儿成活率，是一种安全、经济、有效的方法，但多次羊膜腔输液有发生绒毛羊膜炎等并发症的可能。

如果临床发现羊水过多，为了避免羊水过多带来的危害，需进一步做B超检查，明确是否有胎儿畸形。如果急性羊水过多孕妇压迫症状明显，B超提示胎儿畸形，应及时终止妊娠。孕妇无压迫症状，B超未提示胎儿畸形者，不必过早干预。可采用低盐饮食，服用镇静药、利尿药及中药，等待足月自然分娩。由于羊水过多常合并胎儿畸形，因此即使B超未提示明显胎儿畸形，只要无头盆不称，无胎心异常，估计能自然分娩者，应鼓励孕妇尽可能选择阴道分娩，以免胎儿发育异常，手术产对产妇损伤太大。

羊水过多的孕妇临产时，为避免破膜后羊水在短时间内大量涌出，子宫内压骤降，引起胎盘早剥、脐带脱垂、或因腹压骤降引起孕妇休克等，应采取早期高位人工破膜，缓慢放出羊水。破膜前后做好输血、输液等抢救准备，破膜时要在腹部裹腹带或放置沙袋，胎儿分娩后及时应用宫缩剂以防产后出血。

重视多胎妊娠

一次妊娠同时有两个或两个以上的胎儿称为多胎妊娠，其中以双胎妊娠最为多见，三胎少见，四胎及四胎以上罕见。其发生率1:66。近年来由于促排卵药的应用，发生率有所上升。一般胎次愈多，孕妇年龄愈大，发生多胎妊娠的概率越大，孕妇家族中有分娩多胎者，多胎的发生率亦增加。多胎妊娠为高危妊娠，其母婴围生期发病率高，因此，应加倍重视孕期保健和分娩期处理。

（1）多胎妊娠的病因

1）遗传因素：多胎妊娠有家庭性倾向，凡夫妇一方家庭中有分娩多胎者，多胎的发生率增加。单卵双胎与遗传无关。双卵双胎有明显遗传史，若妇女本身为双卵双胎之一，分娩双胎的概率比丈夫为双卵双胎之一者更高，提示母亲的基因型影响较父亲大。

2）年龄及产次：年龄对单卵双胎发生率的影响不明显。单卵双胎发生率在20岁以下妇女为3‰，大于40岁者为4.5‰。双卵双胎发生率随年龄的增长显著升高，在15～19岁年龄组仅2.5‰，而30～34岁组上升至11.5‰。产次增加，双胎发生率也增加。

3）内源性促性腺激素：自发性双卵双胎的发生与体内促卵泡激素（FSH）水平较高有关。分娩双胎的妇女，其卵泡期早期血FSH水平明显高于分娩单胎者。妇女停服避孕药后1个月受孕，发生双卵双胎的比率升高，可能是脑垂体分泌促性腺激素增加，导致多个始基卵泡发育成熟的结果。

4）促排卵药物的应用：多胎妊娠是药物诱发排卵的主要并发症。与个体反应差异、剂量过大有关。应用人类绝经期促性腺激素（HMG）治疗过程中易发生卵巢过度刺激，以致多发性排卵，发生双胎的机会将增加20%～40%。

（2）临床表现

1）早孕反应重，子宫增大明显，比相应妊娠月份大，体重增加过多、胎动频繁。

2）孕晚期可有呼吸困难、下肢水肿、静脉曲张等压迫症状，常伴有贫血。

3）腹部可见多个小肢体和两个胎头，听到两个不同速率胎心音，每分钟相差10次以上，两胎心间隔有无音区。

（3）孕期指导

1）妊娠期：定期产前检查，及早确诊多胎妊娠，增加营养、补充铁剂、钙质、维生素、孕晚期避免过度劳累、多卧床休息，及时防治并发症。

2）分娩期：根据胎产式选择分娩方式，可听从医师建议。

3）产褥期：增加营养，预防感染，促进子宫复旧，纠正贫血。

4）孕晚期注意休息：左侧卧位卧床休息可增加子宫、胎盘血流量，减轻膨胀子宫对子宫颈的压迫，有助于准妈妈安全妊娠达足月，并喜获健康婴儿。

早破水的概念

早破水学名应为胎膜早破，指胎膜在临产（规律性腹痛）之前破裂，羊水流出，表现为一次性大量流出，也可少量间断性排出。腹压增加时如咳嗽、打喷嚏等羊水也可流出。

早破水的原因很多，值得注意的是，妊娠后期性交产生机械性刺激或引起绒毛膜羊膜炎是早破水的一个常见原因。

早破水可诱发早产、宫腔感染、宫缩乏力、胎儿缺氧，还可随羊水的流出，脐带脱出于宫颈外造成脐带脱垂而引起胎儿死亡。

早破水的处理

妊娠期间任何时间发生阴道流水，均应引起注意。流水的量少、时间短，流水可能是妊娠期宫颈的分泌物；阴道有中等量或大量液体外流，则要到医院急诊，此时孕妇应保持臀部卧位，以免脐带脱垂，并应保持会阴部清洁。

凡足月妊娠在临产前持续或阵发大量阴道流水，要用试纸诊断法诊断，如试纸变暗绿色，则可确诊为早破水，需要入院处理。如果破水 12 小时尚未自然临产者，应进行引产，同时给用抗感染药，以预防感染。产程中要注意观察先露部分是否已定，有无胎儿缺氧或感染可能，如发现脐带脱垂、胎儿宫内窘迫，需紧急做剖宫产，结束分娩。

妊娠尚未足月即发生破水时，可采用期待疗法，在加强监护措施情况下进行保胎，以期延迟分娩时间。

发生早破水后，应让孕妇平卧，垫高臀部，在送往医院途中，亦应尽可能保持孕妇臀高头低位，防止脐带脱出，尽量不要站立、走动。

流产的概念

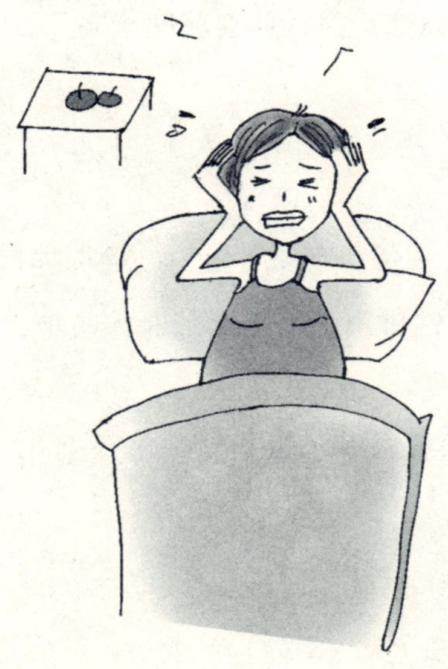

孕期不足 28 周而胎宝宝提前产出称为流产。如发生在孕期 12 周前称为早期流产，如发生在 13 周及以后称为晚期流产。流产的胎宝宝一般均不能存活。引起流产的主要原因是由于精子或卵子缺陷或二者均有缺陷所致，也不排除外界因素的影响。属于母体方面的原因有：内分泌失调，早期妊娠时如果卵巢黄体功能不全，以致产生的孕激素不足，可使子宫蜕膜发育不良而影响受精卵着床及发育；甲状腺功能减低时甲状腺素分泌不足，细胞的新陈代谢降

低，从而影响胎宝宝发育。生殖器官疾病如子宫畸形（双角、纵隔子宫等），子宫肌瘤尤其是黏膜下子宫肌瘤也可影响胚胎生长的环境而致流产。如患有子宫颈内口松弛，由于胎囊、胎宝宝逐渐长大，而增加了对子宫颈的重力和压力，使原来松弛或较为松弛的子宫颈内口不能承受，引起胎膜早破而发生晚期流产。急性传染病如流感、肺炎等的细菌毒素或病毒可通过胎盘进入胎宝宝血内引起胎宝宝中毒、感染而死亡，高热也可引起子宫收缩以致流产。母体严重慢性疾病如严重的心、肝、肾疾病或引起胎宝宝缺氧，或引起胎盘损害而发生晚期流产。母子血型不合时，由于母体产生抗胎宝宝抗体以致胎宝宝无法在宫内继续生长而流产。

确诊为妊娠的妇女，如发生下腹痛或阴道流血则应该考虑流产的可能。由于流产的胚胎中有不少属于受精卵染色体不正常，因此自然流产实际上是一种自然淘汰现象，对于可能流产的患者应及时去医院就诊以确定是否会流产。腹痛愈重，阴道流血愈多的患者其流产的可能性愈大。若仅有流产先兆，则应注意休息，适当采用保胎药物如黄体酮及镇静剂等。但也不必盲目无限期保胎，必要时应到妇科检查，做尿妊娠试验及 B 超检查，以确定胎宝宝发育情况，然后再决定进一步的处理。

习惯性流产的防治

连续自然流产 3 次或以上称为习惯性流产。习惯性流产妇女大多很苦恼，企盼能生育一个健康的孩子。那怎样才能防止连续发生流产呢？主要应看其产生的原因。

产生习惯性流产的重要原因之一是夫妻一方或双方的染色体异常，导致受精卵的不正常。这种与遗传有关的原因是难以预防的。而且由于这些胚胎不能发育为正常健康的胎宝宝，终将被自然淘汰，故一旦被查出则应终止妊娠。胚胎在发育过程中因受外界影响（如放射线等）而引起异常，如再次妊娠时则应避免接触这些有害物质。引起习惯性流产原因若是由于内分泌失调致卵巢黄体功能不足，通常可给用一些药物，如氯米芬、人绒毛膜促性腺激素、中药，或在排卵后适当肌内注射黄体酮等。多数患者经过治疗可达到促进黄体发育、改善黄体功能的目的。如果引起流产的原因是母亲生殖器官疾患，例如某些子宫畸形（如子宫纵隔），可行手术切除，合并子宫肌瘤可行肌瘤剔除，以适当改善胎宝宝生长的子宫腔环境。子宫颈内口松弛可引起晚期流产，应在孕前或孕期行子宫颈内口修补或结扎，部分患者可以将胎宝宝保至可活期。习惯性流产妇女为使下次妊娠胎宝宝健康发育，在已有两次早或中期流产时，应在非孕期做如下一些检查：男方应查精液，注意数目多少、活动能力、畸形情况及有无炎症；女方应做基础体温测定，以了解黄体功能，检查有无生殖器疾病，有无慢性高血压、糖尿病、甲亢等易引起流产的内科疾患。夫妇有无血型不合，有条件时应检查夫妇的染色体，并应针对检查所发现的异常，尽可能进行治疗或纠正后再妊娠。这些也是预防习惯性流产的重要措施。习惯性流产妇女前次流产后至少应间隔半年方可再次妊娠，以便子宫能够得到充分的休息。再次妊娠一定要测定基础体温，做早孕检查以尽早确定妊娠，并进行保胎，保胎的时间以不晚于既往流产的最早月份为宜。

慢性肾炎的防治

妊娠合并慢性肾炎应被视为高危妊娠。在产前门诊应重点随访。因妊娠期新陈代谢率增加，肾负荷增加，因此应给予正确处理，以免病情恶化。

应指导孕妇遵守适当的医疗生活制度，避免湿冷、过度疲劳、链球菌感染及避免用对肾脏有刺激的药物和避免精神创伤。

治疗上除对症治疗，如降压，限制盐、水摄入，纠正低蛋白血症之外，应根据病情轻重不同，区别对待。如早孕时属蛋白尿型和高血压型，孕前肌酐 132.6 微摩尔/升、尿素氮 4.64 微摩尔/升，孕期该值不升高，可在严密监测下补充蛋白等治疗，并采用左侧卧位，继续妊娠。在妊娠过程中，要反复监测胎儿胎盘功能、肌酐及尿素氮，防治妊娠高血压综合征，对已有子女者应终止妊娠。

对有氮质血症、肾功能不全的重症患者，母、儿预后均不佳，必须及时终止妊娠。

阑尾炎的特点

妊娠期阑尾炎主要有以下特点：

（1）阑尾位置改变：怀孕早期阑尾位置无明显改变，随着妊娠的进展，子宫不断增大，阑尾会逐渐向上、向外移位。

（2）妊娠期盆腔器官充血，阑尾也充血，因此炎症发展快，容易发生阑尾坏死、穿孔。

（3）由于大网膜被增大的子宫推移，难以包裹炎症，一旦穿孔，容易造成弥漫性腹膜炎。

（4）若炎症波及子宫浆膜，可诱发子宫收缩，引起流产、早产或强直性子宫收缩，其毒素可导致胎儿缺氧甚至死亡，威胁母婴安全。

阑尾炎的治疗方法

妊娠期发生急性阑尾炎比较多见。由于孕期妇女的生理变化和阑尾位置随子宫的增大而相应上移，压痛点也上移。因此，诊断有一定困难，且孕期阑尾炎穿孔的发生率较高，因此孕妇应充分重视。那么，该如何治疗妊娠期的阑尾炎呢？

妊娠期发生阑尾炎，常常缺乏典型的症状，腹肌紧张多不明显，但存在右侧腹痛。由于孕妇患病时易考虑到用药对胎儿的影响，因此爱子心切的母亲经常采取忍一忍的对策，其实这是非常有害的，患急性阑尾炎一般靠“忍”是顶不过去的，其后果常常是发生阑尾穿孔、腹膜炎、流产或者早产，威胁母子的安全。因此，妊娠期发生阑尾炎时应及早就医，这样医生有更大的选择余地根据情况采取保守治疗或早期手术等方案，以保证母婴的安全。

做好口腔卫生保健

健康的生活需要健康的牙齿。每个人都应该保护好自己的牙齿。准妈妈在怀孕期间，由于生理的变化，更应该注意口腔卫生保健。准妈妈应从以下几方面做好口腔卫生保健：

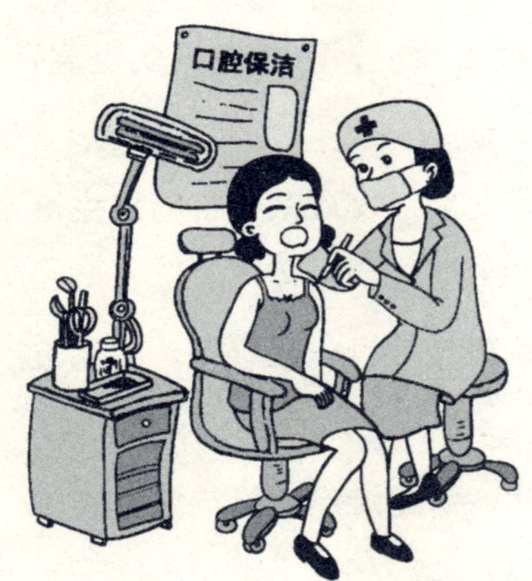

（1）定期进行口腔健康检查

通过检查以期达到早发现、早预防、早治疗口腔疾病的目的。

（2）掌握治疗口腔疾病的适当时期

准妈妈容易发生流产的时间，一般是在妊娠后的前3个月，而怀孕3~7个月则是治疗口腔疾病最适当的时期。

（3）保持口腔清洁卫生

特别是加强进食后的口腔卫生，这对防止发生牙齿和牙周组织疾病尤为重要。要坚持做到早晚刷牙，饭后漱口，并经常使用口腔含漱清洁剂。

（4）注意营养

准妈妈比平时更需要丰富的营养，以确保母体和胎宝宝的需要，多吃一些水果、蔬菜、豆制品和其他富含营养的物质。

（5）防治牙龈炎

据统计，妇女妊娠期牙龈炎发病率为50%，其临床表现为全口牙龈有炎症，妊娠期牙龈炎一般在怀孕后2~4个月出现，分娩后逐渐消失。有些妇女在妊娠前已有牙龈炎，妊娠期则可使症状加剧。妇女若患有妊娠期牙龈炎应及时到医院进行诊治。

预防静脉曲张的方法

不少准妈妈发现，随着妊娠月份的增加，自己的两条腿变成了小萝卜腿，这是因为宝宝的重量使得腿部承受了过大压力，导致腿部血液循环系统受损而造成静脉曲张现象。这样的问题多半在产后的几个月内就会改善。只是对于血管的伤害却已经造成。所以我们要从妊娠一开始就对双腿进行很好的保护。

各位准妈妈可从生活习惯上，改善腿部水肿与静脉曲张的状况。平时保持运动习惯、避免长时间站立或久坐。挑选具有缓和腿部疲劳、消除腿部水肿的腿部保养品，在腿部感到不舒服时，随时使用，并于每晚洗完澡后，再配合双腿按摩，可以有效舒缓酸痛及肿胀感。而晚上入睡时，多拿一个枕头垫在脚下，也可以帮助血液回流。其实，准妈妈专用的弹性袜也可预防静脉曲张。

据专家介绍，弹性袜可提供腿部肌肉支撑力，以物理性辅助施压，帮助血液回流，是准妈妈的必备用品。准妈妈专用的弹性裤袜不只是丹尼系数加强，而腰部的松紧调整设计，可以随着准妈妈腹部的变化调整大小；并加强包腹包臀效果。而大腿部位采取防扩张性压力织法；小腿至脚板则是加强回流的织法。

每个准妈妈可依体型及身体状况，选择使用不同弹性程度与款式的弹性袜，建议从怀孕开始，应穿上140丹尼弹性裤袜，作为预防静脉曲张之用。怀孕中后期换穿180丹尼以上的裤袜，可预防亦可治疗轻微症状：若出现水肿、静脉曲张，就要改用210丹尼的裤袜，以加强疗效。而怀孕后期大腿粗肿的准妈妈，可选择半统型裤袜，帮助小腿血液回流。

但是，很多准妈妈都有这样的疑问，就是弹性袜的正确穿法是什么？

早上起床前，平躺于床上，将腿抬高过心脏，15分钟后再穿着。要将弹性袜整个外翻，脚趾先套进去，再慢慢往上卷；必须注意平顺、均匀，注意位置是否正确。如果一切正确，再拉至腰部。每天脱袜后需抬高上肢，数分钟后再下床走动，并检查腿部状况，如果下肢发生水肿、发痒、疼痛或红肿，甚至受伤的情形，请尽快与医生联络。

其实，品质较好的弹性袜不但轻、薄、舒适，也较少发生皮肤过敏或刺激性反应。清洁保养方面，用中性肥皂或冷洗精清洗，最好避免放在强转速的洗衣机内清洗，只要用双手轻轻搓揉数下即可，不可用力过猛，会伤害其弹性纤维；然后以清水冲涤，洗净后，吊挂凉干或平放于有吸水性的布料上或压平即可。最好同时准备两双以上交替穿着，这样可以延长裤袜的寿命。

应对头晕目眩

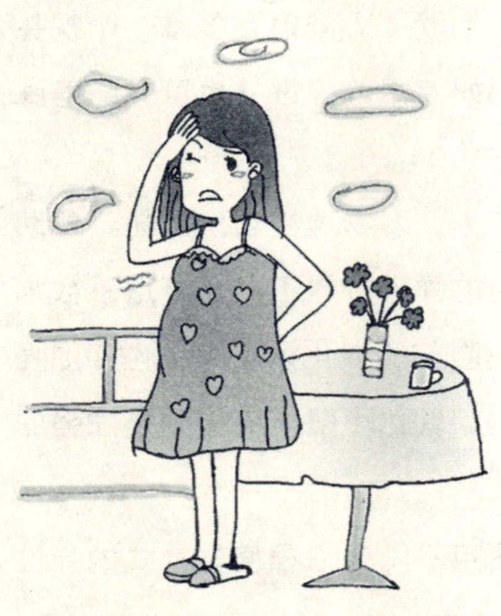

有些孕妇从怀孕初期开始，站立的时间稍微长一些，就会出现头晕和昏眩；有些孕妇也会因恶心导致冒冷汗而出现昏眩。遇到这些情况用不着服用药物，坐下以后坚持一会儿就会自然好转。

随着妊娠的发展，腹部变大后，在仰卧时有时会发生脑贫血，也会头晕和昏眩。这是因为变大了的子宫会压迫大静脉，影响血液向心脏的循环。当侧卧以后，这种不适就会减轻或消失，所以孕妇要避免仰卧。

患甲亢不宜怀孩子

甲状腺功能亢进症（简称甲亢）是一种内分泌疾病，它经常造成女性月经异常和无排卵，所以，身患甲亢的妇女可能很难怀上小孩。

患甲亢的妇女怀孕后，对自己和胎儿都不利。因为胎盘激素会促进甲状腺功能更加亢进，甲亢妇女怀孕会加重病情。心悸、心动过速、气短、畏热、多汗、食欲亢进、神经过敏等症状可能加重，造成胎儿畸形、体重过低、发育停滞等。

甲亢比较重的妇女在怀孕期间，必须服用一些药物，这些治甲状腺的药物如果通过胎盘，就易导致孕妇流产、早产、胎儿畸形、胎儿生长迟缓、胎儿产生代偿性甲状腺增大。

要想生一个健康的宝宝，甲亢妇女一定要慎重，最好是治疗痊愈后再怀孕。具体的说应在停药3个月后再怀孕比较好。如果甲亢妇女怀孕在3个月以内的，最好听从医生指导，决定是否采用流产。如果甲亢妇女怀孕期间需要用药，应采用不通过胎盘的药物来治疗。目前有的医生认为甲亢比较重的孕妇，应采用剖宫产，这样可以缩短产程，不会对孕妇的心肺造成过多的影响。

下肢痉挛的特点

妇女在怀孕以后，特别是第一次怀孕的妇女，往往有可能发生下肢痉挛，即所谓小腿抽筋，并多发生在夜间。准妈妈下肢痉挛，主要原因是缺钙造成的。当人体内血钙过低时，神经肌肉兴奋性就会增加，容易被“激动”。当肌肉被“激动”时，其表现就是收缩，而肌肉的收缩效果呈持久性状态就叫作痉挛。

胎宝宝在生长、发育过程中，特别是胎宝宝的骨骼生长，需要大量的钙质，而这些钙质需要从母体摄入的食物中供给。如果母体食物中给钙不足，就要动用母体贮备的钙来补充胎宝宝所需要的钙。而如果母体贮备钙不足，或者准妈妈本身吸收钙质的能力低弱（如缺乏维生素D），就会造成血中钙质含量降低，以致引起肌肉痉挛。如果母体缺钙比较严重，不但会影响胎宝宝的骨骼发育，而且还可引起准妈妈发生手足抽搐和骨质软化症。

准妈妈发生下肢痉挛的特点主要有以下几个方面：

（1）发生痉挛的轻重程度不一样。在整个妊娠期可有症状减轻的时候，或者呈间断性发作，也有自然痊愈的。体质弱的准妈妈容易发病。

（2）妊娠期下肢痉挛与准妈妈的缺钙程度密切相关。什么时候准妈妈缺钙，什么时候就可发生下肢痉挛。一般在妊娠早期比较轻，可随着妊娠月份的增加而逐渐加重。如果准妈妈及时适量补钙，痉挛就会减轻或消除。

（3）痉挛一般多发生在晚上或睡觉的时候。这主要是因为夜间，特别是睡眠时，大脑皮质处于休息的状态，而受大脑皮质管理的各种神经系统（尤其是迷走神经）相对地呈现兴奋状态，因而下肢痉挛在晚上容易频繁发作。一般夜间发生4~20次不等，每次持续时间可达1~3分钟。

（4）也有的准妈妈在久坐、疲劳或受寒时，更容易发病。此外，妊娠后期子宫增大，使下肢血液循环运行不畅，也可引起下肢痉挛。

孕妇补钙，可从以下几点进行调理：

（1）为了更好地补钙，准妈妈要多吃大豆、河虾、虾米、紫菜、海带、发菜、黑豆、老豆腐、白木耳、芝麻酱、豆腐丝、榛子仁、西瓜子、南瓜子等。有条件的，可每日饮用牛奶250毫升。怀孕晚期可口服钙片，每日3次，每次1片。

（2）少吃含磷酸盐多的食品。有人认为，磷酸盐过多时，能在肠道中与钙结合成难溶性的正磷酸钙，从而降低钙的吸收。

（3）少吃含草酸多的食物，如老菠菜、红苋菜、竹笋、牛皮菜、茭白、芋头等。因草酸含量过高，可以和钙结合成不溶性植物钙，影响钙的吸收。

引起腹痛的疾病

怀孕时期的腹痛，大都可归因于子宫早期收缩。但需要提醒的是，很多疾病也会引腹痛。此外，由于怀孕时逐渐胀大的子宫会使得腹腔内的器官受到推挤移位，让怀孕时期一般腹痛与因怀孕而引起的腹部不适难以区别，所以，很容易让孕妇将二者混淆。因此，即使是小小的不舒服也不应该掉以轻心！正确认识与了解腹痛，让准妈妈们更能安心度过孕期。

（1）一般腹痛

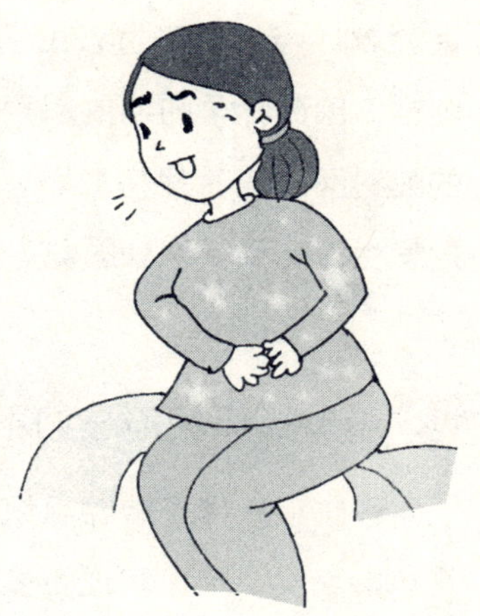

最常见的一般腹痛当属肠胃炎。准妈妈也会和平常人一样，偶尔会吃坏肚子，出现下腹痛、恶心、呕吐和腹泻等一般肠胃炎症状。在此提醒准妈妈，此时可别自行到药房买药，原因有二：一是药物对宝宝安全与否不确定；二是有时肠胃炎也会出现引起早产的风险。因此，及时到医院检查与治疗才是最正确的选择。

（2）急性阑尾炎

急性阑尾炎是怀孕期间常见的腹部急症，其发生率大约介于万分之三至万分之十二间。由于受到子宫推挤的影响，阑尾的位置会随怀孕周数向上推挤，因此疼痛的位置也会随之改变，有时会不易诊断。初期症状包括右下腹部压痛、恶心、呕吐、发热、食欲缺乏和腹部肌肉紧绷等。然而随着怀孕月数增加，急性阑尾炎的典型症状会不明显。据统计，因误诊或延误治疗所导致的阑尾肿胀破裂，使准妈妈发生机会较一般人高出约2～3倍。因此必须格外小心谨慎才行。

（3）肠阻塞

肠阻塞常发生在之前曾做过腹部手术的准妈妈，或因肠沾黏，或因肠扭结的关系，造成腹部绞痛、恶心、腹胀等症状。肠阻塞的治疗以药物为主，同时在饮食上尽量避免暴饮暴食，少食用产气食物、豆类和油炸食物等。

（4）胆囊结石

根据估计，大约有3%～4%的准妈妈患有胆囊结石，胆囊结石常是没有症状的，最常见的初期症状包括胃部不适、右上腹疼痛，有时会痛到背部、恶心、呕吐、发热，且疼痛会因饮食引起或加剧。

（5）卵巢肿瘤

怀孕时期合并卵巢肿瘤约占0.17%，常见的并发症包括“肿瘤扭转”及“肿瘤破裂”等。而怀孕时期绝大多数的卵巢肿瘤几乎都是良性，恶性肿瘤只占约2% ~5%。不过，由于在怀孕的中后期以后，要发现卵巢肿瘤有一定的困难，因此怀孕初期的超声波检查有其必要性。一旦发现有卵巢瘤，请与你的妇科医生随时保持联系，一有绞痛、腹部不适、腹部异常膨大、腹水等情形发生时，请尽快就医。

重型红斑狼疮孕妇不宜继续妊娠

红斑狼疮属于结缔组织病或自身免疫性疾病。病因至今不明，好发于生育年龄妇女，临床表现为多个器官受累，血中可测得高滴度的自身抗体。

一般来说，结缔组织病本身对患者的生育力无影响，妊娠后结缔组织病大多可缓解，但产后可能恶化。轻型红斑狼疮对妊娠及分娩影响不大，可在严密监测下继续妊娠；或疾病经控制长期稳定，处于缓解期，又无其他合并症者，也可继续妊娠。

重型患者，特别是有免疫复合物性肾改变者，胎儿死亡率偏高，孕妇也可能病情恶化，故不宜妊娠。

高危儿的定义范围

具有下列情况之一的围生儿，可以定为高危儿。

（1）胎龄不足37周或超过42周。

（2）出生体重在2500克以下。

（3）小于胎龄儿或大于胎龄儿。

（4）兄弟姐妹有严重新生儿病史，或新生儿期死亡，或有2个以上胎儿死亡史者。

（5）出生过程中或出生后情况不良，Apgar评分0 ~4。

（6）产时感染。

（7）高危妊娠产妇所生的新生儿。

（8）手术产儿等。

早产的先兆

早产是指未足月分娩，即从末次月经第一天算起，妊娠在28足周后至37周前的阶段内，也就是少于259天终止妊娠者称为早产。在此阶段内分娩的新生儿，各器官的发育均不够成熟，体重小于2.5千克，称为低体重儿。

早产占所有分娩的5%～15%，早产儿约有15%在新生儿期死亡，另有8%的早产儿虽能存活，但留有智力障碍或神经系统的后遗症。

早产常有胎膜早破、羊水外流、腹痛阵阵、阴道少量流血等主要征象。痛觉敏感的孕妇在妊娠晚期往往将子宫正常的收缩误认为临产宫缩，约有1/3的所谓先兆早产病例，并非是真正临产，而是假临产，因为区别两者有时非常困难。如果每5～10分钟内就发生一次宫缩，每次持续30秒以上，同时伴有阴道血性分泌物排出，并在观察过程中子宫颈口有进行性的扩张，且宫口已开，大于2厘米者，应属于临产；如果子宫有规律性收缩，子宫颈口扩张至4厘米以上，或胎膜已破裂者，则早产不可避免。

易发生早产的原因

在以下几种情况容易发生早产：

（1）一般情况

孕妇年龄过小（小于18岁）、过大（大于40岁），体重过轻（小于45千克），身材过矮（低于150厘米）；有吸烟、酗酒习惯者；过去有流产、早产史者；

（2）子宫畸形

如双角子宫、双子宫、子宫纵隔等。

（3）孕妇患有急性感染或慢性疾病

急性病毒性肝炎、急性肾盂肾炎、阑尾炎、慢性肾炎、严重贫血、心脏病、原发性高血压、妊娠高血压综合征、性传播疾病、妊娠晚期肝内胆汁淤积症、甲状腺功能亢进等。

（4）胎儿、胎盘因素

如双胎、羊水过多、胎位不正、胎膜早破、前置胎盘、胎盘早剥等。

（5）其他

孕妇有内科、外科合并症或产科并发症，必须提前终止妊娠者；产前3个月有房事活动者，亦容易发生早产。

早产的危害

妊娠满28足周至不满37足周分娩称早产，所生的新生儿叫早产儿。早产儿体重小于2500克，身长小于45厘米，发育不成熟。

近年来，虽有一些胎龄不满28足周，体重低于1000克的胎儿娩出后经过精心喂养可存活，但早产儿的死亡率仍较高，占新生儿死亡率的75%，且多发生诸如肺透明膜病、颅内出血、低血糖、硬肿症、败血症等病症，即使生存，也常有智力低下，视力、听力障碍等后遗症。

怎样预防早产

预防早产是降低围生儿死亡率、残疾儿发生率的重要环节。预防早产，首先要弄清楚引致早产的原因，然后对症下药。由于一些疾病会引致早产，因此妇女在怀孕前应该先接受适当的治疗，控制病情。假如妇女患有高血压或肾功能欠佳，便要小心饮食和注意日常生活，预防会引致早产的妊娠毒血症。这些孕妇应进食低盐的食物，若孕妇一直患有糖尿病，便应该遵照医生的指示，按时服药，并要严格控制饮食。

日常生活方面，曾经早产或流产的妇女，在准备怀孕前，应该安排和分配好工作，以免怀孕后难以应付沉重的工作。属于容易早产的妇女，在怀孕期间不宜太过操劳，工作量要分配得宜，以减轻工作压力。足够和适当的休息，能够预防早产。

假若孕妇的生殖器官有问题，例如子宫颈管无力，便应该在怀孕初期进行手术，把子宫颈口缝合，矫正生殖器官的缺憾，可大大减低早产的可能。

要预防早产，孕妇必须了解自己的健康状况，加上均衡营养和良好的生活习惯，并要保持心境开朗平和。当然，孕妇要定期到医院检查胎儿，以便知道胎儿的发育情况。

应对子宫肌瘤的办法

有子宫肌瘤的妇女怀孕以后，妊娠和肌瘤要发生如下的相互影响：

（1）妊娠对子宫肌瘤的影响。妊娠后由于盆腔、子宫的血液供应增多，可使肌瘤生长加快，体积明显增大；还可以使肌瘤发生红色变性，出现急性腹痛、发热等症状；由于子宫底的升高，位置发生改变，可使浆膜下子宫肌瘤发生蒂扭转。

（2）子宫肌瘤对妊娠的影响。子宫肌瘤，使胎儿的血液供应不足，可发生流产、早产；如果肌瘤位于子宫下段，会发生胎位不正，阻碍胎儿的下降，导致难产；子宫肌瘤还可使子宫收缩乏力，造成产程延长、产后出血等。

由于以上的不良后果，子宫肌瘤妇女怀孕后应该特别注意以下几点：

（1）及时到医院检查，密切观察肌瘤的生长情况。

（2）如肌瘤位置高，不影响胎儿分娩，则可以不处理，待产后再做进一步检查。

（3）产时、产后应注意宫缩情况，防止产后出血。

（4）如果肌瘤发生红色变性，则应尽量行保守治疗，止痛，抑制宫缩，防止感染。

（5）如果肌瘤位置低，影响胎儿下降，则应行剖宫产。剖宫产术中，可根据情况挖除肌瘤或暂不处理，因为有时挖除肌瘤会导致大量出血。

（6）产后进一步检查肌瘤情况，必要时再做处理。

患有血小板性紫癜应注意的问题

孕妇患有血小板减少性紫癜时必须注意以下几个问题：

（1）妊娠期要细心监护，即经常检查，定期化验血小板计数。当病情缓解，血小板大于 50×10^9/升，一般不需治疗。

（2）对于妊娠期首次发病、妊娠期复发、妊娠期血小板减少性紫癜未得到控制者，应用肾上腺皮质激素。

（3）病情严重者，可输新鲜血或浓缩血小板悬液。

（4）妊娠期不宜施行脾脏切除术，因为妊娠期施行切脾手术的死亡率为10%。脾切除术只用于激素失效不可控制的大出血危及生命时，最好在孕6个月前施行，因妊娠晚期手术困难，不宜采用。

（5）胎儿娩出时产道撕裂应注意缝合止血，细查伤口有无血肿，并加强产褥感染的防治。

（6）很多药物如噻嗪类、阿司匹林、青霉素、链霉素等，皆可为抗原诱致血小板减少性紫癜，故孕妇用药要慎重，一旦发生应及时停药。

（7）血常规查新生儿血小板计数，如血小板低于 50×10^9/升，应给予激素治疗。新生儿应人工喂养，避免乳汁内抗体进入儿体使血小板减少。

患有心脏病的孕妇应注意的问题

患心脏病的妇女怀孕后，从孕早期即应注意身体的反应。随着妊娠的进展，负担越来越重，应在医生的监护下，注意以下几方面的问题：

（1）充分休息

保证充足的睡眠和充分的休息，适当活动，避免劳累过度。

（2）适当限制盐的摄入

吃过多的盐，会引起水分过多，增加血容量，使心脏负担过重，还会引起水肿，但也不能禁盐，否则会引起四肢无力，每日吃盐应控制在9克以内为宜。

（3）适当应用利尿剂

可在医生指导下，适当口服利尿剂如氨苯喋啶，以消除过多的水分，减轻心脏负担。

（4）尽量避免感冒

心脏患者如果发生上呼吸道感染，引起肺循环压力升高，很容易发生心力衰竭。

（5）定期产前检查

可以及早发现孕妇和胎儿的异常，从而做到早期处理。

孕后不宜做心脏手术

由于怀孕期间血流动力学发生改变，使心脏的血储备能力下降，影响心脏手术后的恢复，加上手术中的用药和体外循环对胎儿均可产生不利影响，因此一般不主张在怀孕期间做心脏手术。若怀孕早期出现循环障碍，孕妇又不愿意做人工流产终止妊娠，内科治疗效果又不好，且手术操作又不复杂，可考虑手术治疗。手术应选在怀孕早期即怀孕 12 周以前进行，手术以前及手术后应注意保胎和预防感染。

心脏病孕妇应终止妊娠的情况

心脏病患者能否妊娠，应根据其心功能状况决定。具有以下情况者应劝其避孕或者绝育（以男性为宜）；如已妊娠，则应及早终止，以免由于妊娠的发展而危及生命。

（1）心功能不全达Ⅲ～Ⅳ级，经治疗后不见好转，或一度好转随妊娠月份增加又升至Ⅲ级者。

（2）有心衰史，且伴有其他内科合并症。

（3）近期内有心内膜炎或活动性风湿热。

（4）先天性心脏病有严重发绀，具有严重右向左分流症状者。先天性心脏病患者生出的婴儿约2%为先天性心脏病，为正常人群先天性心脏病发生率的6倍，故须慎重考虑患者能否妊娠或能否继续妊娠。

第三节　孕期药物的使用与注意事项

看懂药物使用说明书

一般人看药物说明书只看能治什么病，每天吃几次，每次吃多少，或者再看看药物的不良反应，而对其他内容就不大关心了。而准父母除此之外还应注意到药物与妊娠的关系，该药是否会影响妊娠的安全性。负责任的药品生产商会根据食品、药品管理部门的规定，将药品的孕期安全等级标注在药品说明书上。

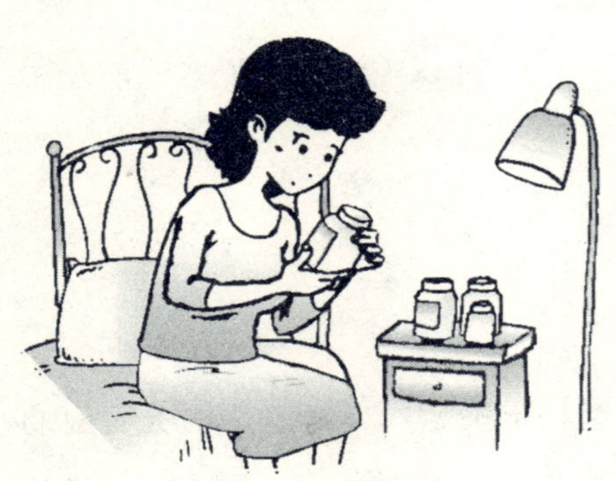

药品安全等级是将所有药物对人类的致畸的风险进行A、B、C、D、X分级，并将其标明在说明书上。通过药品的分级，人们就会知道哪些药品对胚胎是安全的，哪些药品孕期是不能服用的，将药品安全性尽可能地告诉消费者，以使药物的致畸可能降到最小。

A类药物，为孕期可以安全服用的药品，并已经过人类实验证明对胎儿无害的药物，例如常用的营养类药，如各种维生素类药、钙片、保健品等。

B类药物，经动物实验证实无害，但没有做过人类的实验，或未经人类实验证实无害的药物；当妊娠期患病需要治疗时，首先选择这类药，如头孢类抗菌药、青霉素类及妇科常用的甲硝唑等。

C类药物，动物实验证实有一定的致畸危险，或者可能致胚胎死亡，但没有在人类中发现证实有同样作用。大多数的常用药都为此类药。医生们在临床上为妊娠女性选择这类药时，都是要经过仔细斟酌、权衡利弊的，如抗菌药、镇静药、治疗高血压药、抗病毒药、治胃病药、退热药等。

D类药物，确实证实对人类胎儿有害，这类药是到万不得已时才冒险使用。当孕妇出现病症，孕妇的生命重于胎儿生命时可以使用。

X类药物，人类和动物实验都显示可以致胚胎畸形，或对胎儿有害、孕妇应禁用的药。如果使用必须要做引产处理。

在药品说明书中还会讲明药物进入人体停留的时间，一般用半衰期表示。

半衰期所指的是，药物在血液中最高浓度降低一半所需要的时间。半衰期一般用小时表示。每种药的半衰期都不一样，如一个药物的半衰期是6小时，那么过了6小时血中药物的浓度经代谢就为最高浓度的一半，再过6小时又减去了一半，再过6小时又减去了一半，就只剩下药量的1/8了。依此类推到最后，体内的剩余药量就微乎其微了。根据药品半衰期，可以大致推算出药物在体内停留的时间长短。

不可轻易用的药

孕期不能轻易用的药有：

（1）激素类药

激素类药物大多为人工化学合成，都会具有某些不良作用，有些甚至可以致命。临床上必须应用时医生都会很小心调整药量，为的就是防止不良作用的加重。而女性性激素类药，如果孕期使用不当就会引起胎儿性别错乱或生殖器官发育异常，甚至还会导致生殖器官恶性肿瘤，还有的可引起染色体畸变，如雌激素、人工合成的黄体酮、避孕药和男性激素等孕期使用要格外小心，不能超量使用。

（2）镇静安眠药

如地西泮和巴比妥类，与胎盘细胞有很好的亲和力，容易通过胎盘到达胎儿体内，对胎儿同样产生镇静催眠作用，孕妇如大量使用可引起胎儿生长受限、呼吸抑制、心率减慢。

（3）抗肿瘤药

大多指的是抗癌药，因有较强的致畸性，这类药物直接影响细胞的生长代谢，对癌细胞有强烈的杀伤性，一旦与胚胎细胞接触，毫无疑问同样起到杀伤作用，如孕期不慎用了抗癌药，必须终止妊娠，癌症患者治疗期间也要禁止妊娠。

（4）抗微生物类药

四环素、多西环素等可以通过胎盘并进入乳汁，造成胎儿牙釉质发育不良，四环素的荧光物质沉积在牙齿表面，会使牙齿变黄；影响胎儿骨骼发育，导致胎儿生长发育减慢；抗病毒药，如病毒唑有较强致畸作用，氯霉素可以通过胎盘，孕期和哺乳期均要禁用。

（5）抗癫痫药

具有较弱的致畸性。由于癫痫病患者的治疗是长期用药，结果会在体内产生药物的蓄积，而增加了对胎儿的作用，所以癫痫病女性妊娠需权衡利弊。

上面所提到的药物只是很少的一部分和比较常用的类型。

合理用药

目前，在对待妊娠期用药问题上人们普遍存在着两个极端，一种为吃药满不在乎，大大咧咧，这种极端现在越来越少；另一个极端是恐药症，视一切药物为毒药，得了病不管多难受，就是一个字——“忍”，错误地认为只要是药就一定致畸。尽管我们人体自有抵抗力，有些小毛病可以抵抗过去，但有些感染性疾病是抗不过去的，搞不好还会引起感染蔓延到全身，到最后就不是保护胎儿的问题，而是孕妇保命的问题了。临床上曾有孕妇患了肺炎不治疗，最终导致全身感染，不治身亡，结果失去了母婴两条性命。

药物应该是为人类服务的，尽管服用药物会有一些不良反应，但只要使用合理，一般来讲安全系数还是大于危险系数的，所以妊娠期完全没必要抗拒一切药物。

合理用药，躲避药物风险，应该做到以下几点：

（1）总有一个适合于你

林林总总的各类药品，相同作用的药物有很多种，总有一种适合的药物可供选择。例如治疗盆腔炎的药物很多，B 类、C 类、D 类都能治疗，应该首选 B 类的甲硝唑，还可以选择作用温和的中成药。

（2）根据药物安全等级选择药品

每种药物都会标明药物致畸风险等级，最好选择 B 类为首选，C 类最好经医生同意后再用。一般头孢类消炎药、青霉素类药、退热药、清热解毒的中药都可以选用。大多数药物其实是较安全的。

（3）使用药物的最小有效量

即达到治疗效果的最小用量。药物用量只要有疗效，吃 1 片有效，就不吃 2 片，而且用药时间要尽量缩短，做到见好就收。

（4）尽量使用外用药

只要不是大面积全身性的，如局部涂抹的外用药和滴眼药水等。

（5）尽量选用中药

中药多为植物，除少数含毒外，有清热解毒作用的消炎药可以服用。

（6）药物使用权衡利弊，关键时候以保护孕妇为主

医生为孕妇选择用药，其实就是一个权衡利弊的过程，建议孕妇患病后一定要及时咨询医生。

不宜服的一些中药

我们已经知道，有些西药能够致胎儿畸形或导致流产、死胎等，那么孕妇服用中药是不是就比较安全呢？这个问题的答案是“不能一概而论”，要具体情况具体分析。

总体来讲，中药一般没有致畸作用，与西药比较而言是较安全的。但是，由于某些中药有一定毒性或有一些不利于母子的特点，所以，也不是所有中药孕妇都能服用。如用于活血、利尿的白花蛇舌草和用于解热透疹、生津止渴的葛根被列为孕妇慎用药。又如具有消炎利尿和清热解毒功能的一点红(羊蹄草)、土牛膝被列为孕妇忌服药，草乌和水蛭分别因为有毒性以及具有收缩子宫的作用，也被列为孕妇忌服药。

总之，因药性猛烈、毒性较强而被列为孕妇忌服的中药有：巴豆、牵牛、大戟、斑蝥、商陆、麝香、三棱、莪术、水蛭、虻虫等，因有行气破滞、辛热滑利特点而被列为慎用的药有：大黄、枳实、附子、桃仁、红花、肉桂、干姜等。

孕妇比较保险的做法是，一旦生病，马上去医院看中医，在医生指导下，谨慎服用中药。

停药后多久可以妊娠

很多人可能过度地估计了药物的作用，停药以后迟迟不敢怀孕，总觉得药物还会伤害胎儿。也有很多人又太不在乎药物的存在了，稀里糊涂就怀孕了。到底怎样做才会合适又合理呢？

例如最多见的感冒，发热，嗓子痛，一般用药不会超7天，停止用药后一个月就可以妊娠了，或者来一次月经后就可以妊娠。

常见的妇科病，如阴道炎用药时间不定，但多是阴道局部用药，停药后来一次月经，月经血可以起到冲刷阴道的作用，经后再妊娠较好。急性盆腔炎的治疗多采用中西结合的方法，治疗结束后最好等一两个月经周期再妊娠。

慢性病的治疗，如结核、癫痫、精神病等停止用药后需要较长的时间可以妊娠，因为长期用药体内会有药物的蓄积，为安全性考虑，建议停止用药半年后再妊娠。

孕妇不宜接触免疫预防注射

免疫接种是将生物制品如疫苗或类毒素等接种到人体内，使人体产生对传染病的抵抗力，达到预防疾病的目的。但这些生物品是异种蛋白质，能使接种部位发生红、肿、痛等等反应，或发生全身反应如高热、头痛、寒战、腹泻等。

孕妇接受免疫接种的反应与非孕妇并无多大差异。如局部反应及高热等不适在某些免疫接种中较为明显时，可引起流产、早产。因此，凡有流产史的孕妇，为安全起见，均不宜接受任何预防注射。某些免疫接种如风疹疫苗可致胎儿畸形，孕妇禁用。其他如流行性腮腺炎、骨髓灰质炎、麻疹、水痘、黄热病等疫苗亦忌用，因为他们都是活疫苗，可以通过胎盘到达胎儿体内，造成不良影响；狂犬病与伤寒疫苗孕期应慎用，但必需接种时还是可以进行接种的。

生活在乙肝高发地区的孕妇，孕妇的家庭成员有乙肝阳性及 e 抗原阳性者，从事有高度感染乙肝危险工作的孕妇应该注射乙肝疫苗。如果孕妇本人乙肝阳性，尤其伴 e 抗原阳性，给孕妇注射乙肝病苗则收不到效果，可以在分娩后给婴儿注射乙肝疫苗。

人血或人胎盘血丙种球蛋白适用于已经受到或可能受到甲型肝炎感染的孕妇。

孕后用错药的补救方法

经常遇到一些孕妇咨询：在不知已经怀孕的情况下服用了某某药物，要不要紧？怀孕后由于生病使用了有损胎儿的药物，对胎儿有什么样的影响，应该继续妊娠还是应终止妊娠？

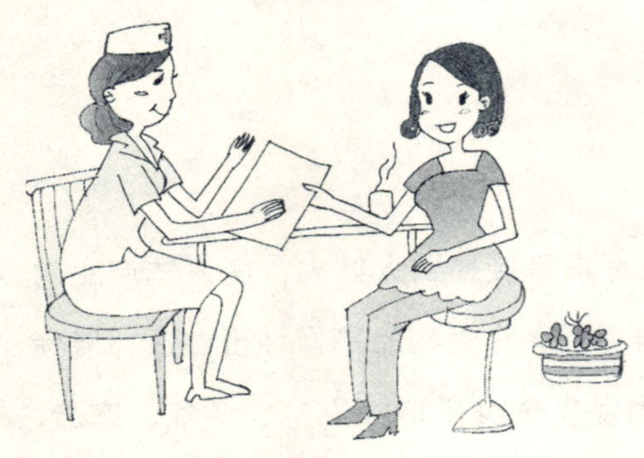

其实，即使是一些老药，对胎儿的影响，迄今也不能完全肯定。而且，由于胎盘屏障的影响，可以阻止某些有害的大分子药物进入胎儿血液循环。因此，药物对胎儿的实际致畸作用及潜在影响，是难以估计和预料的。

惟一的一条大概的预测途径，就是不要完全从药物的药理作用及作用机制出发，而主要从服药时间及有关症状来加以考虑。

一般而言，服药时间发生在孕3周（停经3周）以内，称为安全期。此时囊胚细胞数量较少，一旦受有害药物的影响，细胞损伤则难以修复，不可避免地会造成自然流产，不必为生畸形儿担忧；若无任何流产现象，一般表示药物未对其造成影响，可以继续妊娠。

孕3~8周内称高敏期，是胚体的主要器官分化发育时期。此时胚胎对于药物的影响最为敏感，致畸药物可产生致畸作用，但不一定引起自然流产。此时应根据药物毒副作用的大小及有关症状加以判断，若出现与此有关的阴道出血，不宜盲目保胎，应考虑终止妊娠。

孕8周至5个月称为中敏期。此时为胎儿各器官进一步发育成熟时期，对于药物的毒副作用较为敏感，但多数不引起自然流产，致畸程度也难以预测。此时是否终止妊娠应根据药物的毒副作用大小、有关症状、今后生育情况以及生病儿的社会心理因素及家庭因素等全面考虑，权衡利弊后再行决定。继续妊娠者应在妊娠中、晚期做羊水、B超扫描或胎儿镜检查，若是无脑儿、脊柱裂等畸形儿，应予引产；若是染色体异常或先天性代谢异常，应视病情轻重及预后，或及早终止妊娠，或给予宫内治疗。

孕5个月以上称低敏期。此时各脏器基本已经发育，对药物的影响敏感性较低，用药后不常出现明显畸形，但可出现程度不一的发育异常或局限性损害，如甲丙氨酯引起胎儿生长发育迟缓，氯霉素引起肝损伤，苯巴比妥引起脑损伤，链霉素、卡那霉素、奎宁、奎尼丁引起耳聋等，因此也须引起足够的重视。

应对排卵期用药后妊娠

排卵就是卵子成熟后从卵巢排出，进入子宫等待受精孕育胚胎的过程。排卵期大约为3~4天，处于两次月经的中间。因为排卵是瞬间的事情，这个瞬间通过自我感觉或者间断性做B超监测也很难被发现，通常只知道大约会在3~4天内。

卵子在排出后的几天内是处于游离状态的，好比水中的小鱼，在独自游向子宫，即使中途遇到精子受了精也会继续向子宫腔移动，在这几天里受精卵是独立的，接触不到母亲的血液。生命是如此的神奇，它的开端就是在这静悄悄的时刻自我绽放，这一独自的过程对小小的受精卵本身就是一种保护，它完全游离在世外桃源之中，除了辐射，一般不会受到其他物质的伤害。

排卵过程的浑然不知有时也会搞得我们很被动，母体的用药和受精往往都发生在这一刻，而又是事过之后才知晓，每到这时，找医生咨询就是必不可少的了。医生和孕妇需要坐下来仔细计算着排卵和受精的时刻，都特别希望这个胚胎没与药物发生接触。

排卵期最常用的药是避孕药，服药目的是为了避孕。但有时由于药物使用不当而怀孕了，小小生殖细胞和受精卵的生存能力强大无比。受精卵细胞是多功能的细胞，每个细胞都是全能性的，一个细胞死掉了，其他细胞可以取而代之，继续完成分裂、分化功能。但如果这个胚胎受伤严重，整个胚胎也就死亡了，这就是临床上常常见到的胚胎停止发育。所以，流产的胚胎是不需要保的。

在排卵期服用避孕药，不仅要考虑到对胚胎的影响，还要考虑到对女性内分泌的整体影响。另外，有的事后避孕药的剂量较大，从体内完全排出需要较长的时间，所以从安全性考虑，排卵期用避孕药后妊娠还是有风险的，需要慎重处理。

患感冒及时服药

感冒可以分为普通感冒和流行性感冒。

绝大多数妊娠期发生的感冒为普通型感冒，是上呼吸道的急性炎症，又称为上呼吸道感染，90%由病毒感染所致，少数为细菌性炎症，好发在冬春季节。人体着凉后抵抗力下降，就很容易发生感冒，常见症状有咳嗽、嗓子痛、流鼻涕、发热等。

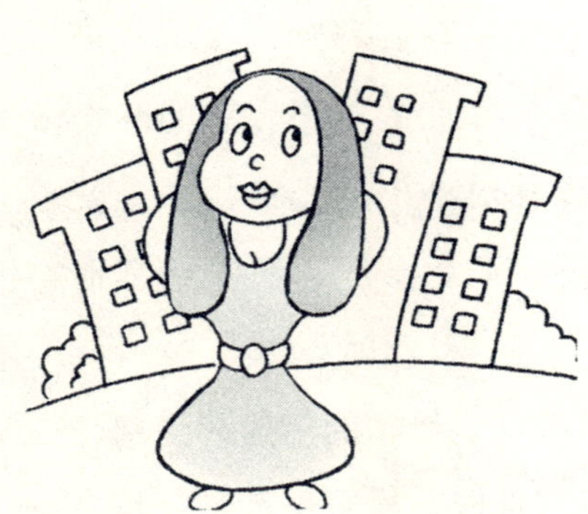

流行性感冒是一种由感冒病毒引起的呼吸道传染病，传染性强，往往症状较重，严重时可危及生命。例如我国近年发生的“甲流”，孕妇也多为感染者。

孕早期患了感冒应该及时积极治疗，控制炎症扩散，在起病早期大量喝水，起到抑制病毒繁殖的作用，服用清热解毒药物，提高上呼吸道的抗病能力，如果出现高热应尽快做降温治疗，如服退热药，炎症厉害时服用头孢类抗菌药。头孢类抗生素是孕期较安全的药物。另外，保持上呼吸道清洁也很必要，可喝些淡盐水，吃清淡易消化、刺激性小的饮食，都对治疗上呼吸道感染有利，经过短期治疗，感冒可以很快得到控制并痊愈。

妊娠后的感冒，也要积极早期治疗，防止病情加重影响胎儿。

很多人妊娠合并感冒后不敢用药，这样做其实非常错误。尽快控制感冒不但不伤害胎儿，还会对胎儿起到保护作用，一旦上呼吸道炎症治疗不及时，孕妇容易发展为气管炎或肺炎，不仅治疗时间长，用药量增大，病情不易控制时还必须加用更强劲的抗生素，而这些抗生素对胎儿的毒性是会增加的。另外，严重的炎症本身也可能伤害到胎儿。

由于流行性感冒具有高度的传染性，孕妇和儿童往往又是易受感染人群，所以更需加强自身防护，一旦有流感的流行，药物要用在被传染之前，及时口服清热解毒的预防感冒中药，多喝水，保持上呼吸道清洁，提高自身防御能力。

治阴道炎用药期间要避孕

阴道炎是阴道局部的常见炎症，治疗以阴道上药为主，口服用药为辅。上药后的阴道中总会残留一些药物，这些药物会随着阴道的分泌物排出体外，阴道黏膜的吸收率极低。在阴道用药期间，精子进入阴道直接与药物接触，或与药物相混合，此时的精子难免会受伤害，同时，在药物的作用下还可能死掉很多精子。所以，阴道炎治疗期间必须采取避孕措施，夫妻同房最好使用安全套，不能让精子进入子宫内，用物理方法阻隔精子与卵子相遇。如果希望近期妊娠，一定要经过一次月经期的，让经血彻底冲刷干净阴道中的残留药物，而且月经后不再用药，这样对精子才是安全的。

慎用保胎药

保胎药的主要成分是孕激素，孕激素对妊娠起着重要的作用，如果妊娠期孕激素不足，会造成流产和其他不良后果。

然而保胎药并非多多益善，更不是人人都需要用保胎药。一般情况下妊娠期孕激素的量是足够的，不必补充，若出现异常情况，必须先经医生检查诊断，需用孕激素保胎时，应在医生的指导下使用。倘若自行滥用，不仅无益反而有害。

妊娠末期孕激素过多，可使妊娠延期，造成过期妊娠。过期妊娠不仅给母亲造成产伤及痛苦，更重要的是使胎盘老化，对胎儿供氧及养料不足，胎儿容易缺氧而窒息，会使新生儿死亡率增高。

孕激素过多还可造成胎儿生殖器畸形，使女胎男性化，男婴则可能引起尿道下裂等畸形。

妊娠后孕妇的消化功能减退、胃酸减少，出现烧心、腹胀、便秘等不适，也是孕期孕激素增高使胃肠道平滑肌收缩减慢造成的后果。

中药不可随便服用

中药是用各种动、植物制成的，中成药是经特殊方法提炼加工而成，添加的多为蜜制成分，相对于西药来说，对人体和胎儿的安全性较高，毒性作用相对较小。

一般中药的作用多数较温和，不会造成人体的剧烈反应。所以普遍认为妊娠期服用中药相对是安全的。而且中医的治疗讲究的是辨证施治，可以适当调整药物成分，妊娠期的用药可以减去药物中的毒性成分。

妊娠期孕妇一旦患病，在病情许可时，医生往往用中药进行治疗。比如，孕早期的感冒、发热，甚至炎症都可以服用清热解毒的中成药，如感冒清热冲剂、清开灵等。有的保胎药也是中药，为防止夫妇血型不合而发生的新生儿溶血症，也可用中药来降低免疫反应。

即使如此，中药也不能随便过多地服用，甚至有的食物，如大蒜、生姜、人参等，当摄入量过多时都可能影响到胎儿。如果孕妇吃入过量大蒜后，羊水中就会有大蒜的味道，说明大蒜是可以通过胎盘的，可能会对胎儿产生微小的不良影响。

生姜对人体也有药性，它可以制成驱风剂、强心剂和抗血栓的药物，还有抗感染作用。但动物实验显示，服用一定量的生姜后可使流产率增加。

人参对人体具有生理调节的作用，也是用来养生的良药，但妊娠期间不宜大量服用人参。有资料显示，孕期服用人参有可能引起胎儿多毛或体重超标。

有些中药的药性峻猛，可能会对妊娠及胎儿生长不利，有些是孕期禁用的，如水银、砒霜、雄黄、斑蝥、蟾酥、麝香、牛黄、水蛭等，有的中药的药性是行气、攻下和活血的作用，使用后可以产生堕胎的作用，有的则可能对母体产生毒性作用。

对胎儿有影响的西药

10 个月怀胎期间，孕妇难免因生病需要用药。很多孕妇怕药物对胎儿产生不良影响，不敢使用，结果延误了治疗，使病情得不到控制；也有孕妇因为用了药，坚决要求人工流产。这些作法都太极端。应该了解哪些药物对胎儿有不良影响。

（1）抗生素类

四环素、土霉素能抑制骨胳发育，使乳齿变黄，可致先天性白内障；链霉素、庆大霉素可引起听觉障碍及泌尿系统损害；氯霉素抑制骨髓造血并能引起以呼吸循环衰竭为特征的“灰婴综合征”；磺胺类可致新生儿高胆红素血症；此外，新霉素、红霉素、呋喃妥因等对胎儿均有不利影响。

（2）激素

性激素、黄体激素可引起男胎女性化或女胎男性化；肾上腺皮质激素可致兔唇、腭裂；糖皮质激素在妊娠早期可引起死胎、早产；胰岛素可致胎儿畸形。

（3）镇静催眠药

利眠宁、地西泮、巴比妥、苯巴比妥等，可致四肢畸形、兔唇、腭裂、心脏病。

（4）解热镇痛剂

早期服用阿司匹林可致腭裂及心血管、神经系统和肾畸形，晚期可引起胎儿出血。

（5）降压利尿药

氢氯噻嗪可致血小板减少，利舍平使胎心变慢、新生儿鼻塞。

（6）维生素类

过量维生素 A 可致胎儿骨骼异常、先天性白内障，过量维生素 D 使新生儿血钙过高。

（7）其他

抗肿瘤、抗甲状腺、抗癫痫、抗凝血、抗过敏药，均可致胎儿畸形。

以上药物对胎儿的影响大多有文献报道，有的还需进一步肯定。须知并不是服药后都会有同样的损害，这与用药剂量、途径、时间，以及胎龄、母亲体质均有关。因此，有病时应该及时选用合适的药物。有病不用药，不但孕妇有危险，胎儿也一样危险。

口服避孕药对胎儿的影响

有些妇女长期服避孕药，如果没按规定服用或者漏服，就可能在不知不觉中怀孕，怀孕后往往还继续服着避孕药，等到确定妊娠后，顾虑重重，担心避孕药对胎儿有损害。

孕妇服药，药物可从母血通过胎盘到达胎儿血内发挥作用。人工合成的性激素对胎儿和新生儿均有毒性，并能致畸、致癌。我国常用的口服避孕药多为人工合成的雌激素、孕激素和睾丸酮类衍生物的复方制剂。合成孕激素如避孕 2 号中的甲地孕酮，睾丸酮衍化来的合成孕激素如避孕片 1 号中的炔诺酮，都可以引起女胎男性化、外生殖器异常等，如阴蒂肥大、阴唇融合粘连等。人工合成雌激素不仅可引起男胎女性化，也可以因增加了雄激素分泌量，使女胎男性化，以它保胎还可使女婴到青春期患阴道腺癌，出生男婴睾丸发育不良、隐睾等。有人提出，服避孕药时受孕或受孕后继续服避孕药，均可增加胎儿细胞染色体畸变，从而发生脊柱、肛门、心血管、食管、四肢畸形。但国内调查的结论说明用药是安全的，这与药物的种类、剂量、应用的时间，以及停药的时间有关。不管怎样，孕妇都会因此承受很重的心理负担，所以最好终止这次妊娠。如果想要孩子，必须停服避孕药，半年以后再要孩子。

服用维生素要适量

许多孕妇都喜欢服用各种各样的维生素药剂，认为这对胎儿的成长有帮助。然而，美国亚特兰大疾病控制中心经研究证明：孕妇盲目多服维生素药剂，会对形成胎儿中枢神经系统的神经管造成恶劣影响，使其不能与大脑完全通合。这种后果在怀孕的第一个月晚期就可察觉。如果神经管顶部张开，大脑的发育就会受阻；如果在靠近脊柱的一端张开，就会造成脊柱裂症及控制骨盆和下肢活动的神经系统失灵。这种病一般来说还与先天和后天因素有关，发病率为1‰。

美国有位医学博士曾对347名生有该类病症患儿的母亲进行了一次统计，结果和他的观点相符。60%的孕妇在怀孕前后3个月内都不同程度地服用过多种维生素药剂。所以，他警告妇女，只有与医生协商后，才可使用适量的维生素，以免发生不测。

用药不可伤害到精子

临床上曾经有一位反复流产的女性，带着丈夫一起来医院做染色体检查，结果发现，丈夫的血液中有10%以上的细胞染色体都有严重的断裂和缺失，而女性的染色体是正常的。经分析医生认为，丈夫的这种染色体畸变不是先天发生的，而是与后天接触有毒物质有很大关系，经过调整生活方式和改变工作环境应该可以恢复正常。经过仔细地询问病史，结果发现，这位男士的工作环境可能存在有害物质（自己说不清），并且还有长期酗酒的习惯，这些可能就是他的染色体畸变的原因。讲明道理后，这位男士为了能正常生育，经过4个月的自觉戒酒，辞掉了工作，同时注意增加营养，改变生活方式，4个月后复查时就没再发现畸变染色体了，最后这对夫妇终于有了正常的宝宝。

这个事实说明了男方的身体健康同样影响胎儿，不良的外界环境可能更容易伤害精子。男方的孕前工作重点就体现在对精子的保护上。我们常说精液检查结果是动态变化的，精液质量的好与坏可以看做是男性身体健康的晴雨表，如果最近没有休息好，或者抽烟喝酒了，精子异常的比例就会增加，如果及时得到了纠正，那么精液很快又会恢复正常。

要知道，进入子宫受精的精子有可能是两个月前生产的精子，在这段时间内精子暂存于附睾中，每次射精不一定完全排出，所以进入子宫受精的精子可不一定是刚刚生成的。

精子是陆续生产的，精子成熟是随时发生的，在成熟的过程中对环境很敏感，药物、烟酒、温度、炎症及射线都可能伤到精子，所以保护精子免受伤害应该是时时刻刻的。

从正常男性的精液中可以看出，20%以上的精子都会出现畸形或活力很差，这其中有老化的精子，也有的是不良环境因素影响的结果。对不育症男性的精液进行分析，往往能见到大量畸形的精子和活力很差的精子，正常精子仅占20%以下，甚至有的人全部都是死亡的精子。

女方孕前一切的用药注意事项都同样适用于男方，在妻子怀孕前，丈夫也要服用叶酸，除此以外，精子的质量还与男性高龄有关，而高龄男性用药及吸烟饮酒的机会大大多于女性。

慢性病治疗期妊娠需考虑的因素

慢性病是一种长期存在的疾病状态，随着年龄的增加，慢性病的发病率也会随之增加。年轻女性朋友常见的慢性病有精神类疾患、癫痫症、甲状腺功能亢进或低下、慢性肾炎、先天性心脏病等，这些病症病程较长，多需要长期用药甚至需要终生用药，无形之中给生育宝宝带来了困难。

慢性病治疗期间妊娠需要考虑的因素有：

（1）选择合适的时机

当所患疾病进入稳定维持阶段，疾病不会加重妊娠给身体带来的负担，或者疾病本身对妊娠的影响很小时可以考虑妊娠，如癫痫病患者病情已经得到控制，或很少发作，所用抗癫痫药量已经降到对胎儿的影响不大时。

（2）更换安全性较高的药物

与医生协商能否更换毒性小、基本不影响胎儿的药物，而且这个药还可以帮助稳定病情，如糖尿病患者应该停止服用降糖药，更换成对胎儿无害的胰岛素后再怀孕；甲状腺功能低下患者服用甲状腺素制剂后可以怀孕；但精神性疾病的治疗药物致畸性强，在不能停止用药时则不能怀孕。

（3）疾病本身能否承受妊娠负担

妊娠后心脏的负担大大增加，未经手术治疗的先天性心脏病必须在医生指导下妊娠，否则后果不堪设想；慢性肾炎患者妊娠后肾脏工作量增加，必须有内科医生对肾功能做评估后再考虑妊娠；精神疾病在妊娠的状态下有可能加重病情，如癫痫症病的大发作，会造成胎儿子宫内缺氧，严重时会发生胎死宫内；甲亢患者需经治疗至甲状腺功能正常后才可妊娠，未经控制的甲亢患者合并妊娠的流产率会增加，且增高的甲状腺激素可抑制胎儿甲状腺腺体发育。

（4）患有慢性病不宜生二胎

已经有了健康宝宝的慢性病患者，原则上不宜再生育了，因为每妊娠一次就会增加疾病加重的概率，会严重伤害母亲身体健康。

不要自行服药

孕妇用药不当，不仅对自己有害，还可能引起胎儿畸形。据调查，绝大多数孕妇在妊娠期间或多或少用过药，其中有一部分孕妇是未经医生开处方而自行服药的。对这些非处方用药，医务人员无法控制，孕妇自己也不知其害，故无法避免有害作用的发生。孕期服药最常见的原因是因感冒、头痛、发热而服阿司匹林、APC（复方阿司匹林）或复方扑尔敏等退热止痛药。这类含有阿司匹林的药物如果在怀孕早期服用，可能引起胎儿骨骼畸形或导致心血管、神经系统及肾脏的先天性缺陷；如在妊娠晚期或临产前服用，可使预产期延后、分娩期出血、宫缩无力及死胎、死产率增加。此外，适当地服用维生素C和叶酸，可以预防和减少先天性畸形的发生，但如果大剂量或长期服用，尤其是使用过期、变质的维生素C，可影响生殖功能或引起死胎。其他如过量使用维生素A、维生素D、维生素K或不适当地服用四环素、镇静药以及抗过敏药，甚至止咳药等均可能对胚胎或胎儿造成损害。

所以，孕妇应该尽量避免用药，必须服药时，一定要遵医嘱使用。

打防疫针应注意的问题

孕妇打不打防疫针，必须从有利于母子健康方面考虑。

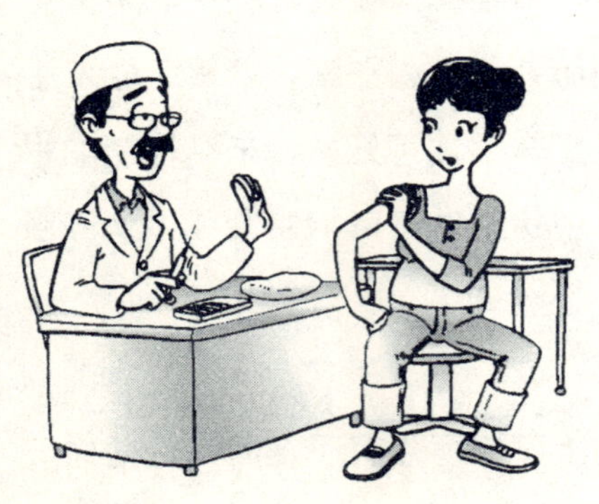

（1）不应打和不需打的预防针

如麻疹疫苗、卡介苗、百日咳疫苗、乙脑疫苗和流脑疫苗等。

（2）必须打的预防针

①狂犬病疫苗。孕妇一旦被疯狗咬伤，很可能发生狂犬病，因此，必须立即注射狂犬疫苗，否则死亡率很高。②白喉疫苗。

当某地区白喉暴发流行时，孕妇若与白喉患者有过密切接触，为防止染上白喉，孕妇应紧急接种白喉疫苗。③破伤风疫苗。2/3 的产妇和新生儿对破伤风没有免疫力，因此，一旦受到破伤风杆菌感染，就可能发病。而分娩对于母亲和新生儿都是一个容易感染的机会。为此，孕妇应注射破伤风疫苗。

打预防针的时间除了立即注射者外，一般应在预产期之前 1 个月注射，因为抗体产生于注射后的 2 ~4 周。

第五章

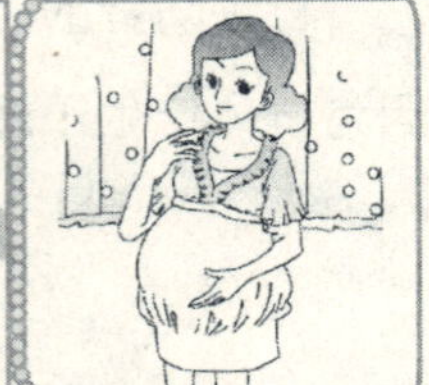

美好胎教，为宝宝打好人生第一桩

第一节　胎教小百科

胎教的概念

现在，大家都很重视胎教问题。那么，什么才是胎教呢?

所谓胎教，广义上讲就是在妊娠期间，孕妇除了要重视自身的健康和营养条件外，还要重视周围环境的影响，努力培养积极的心理状况和情绪体验，以便让胎儿在胎内环境中受到良好的感应，使他们出生后健壮而聪明。

妊娠6个月左右，胎儿的脑细胞数已接近成人，各种感觉器官也趋于完善，对母体内外的刺激能做出一定的反应，尤其能识别母亲情绪的变化。母亲情绪安定时，胎儿就产生安全感；母亲焦躁、盛怒时，胎儿就处于不良状态。这种不良状态对胎儿和新生儿的发育极为不利。

为了给胎儿营造一个和谐的环境，孕妇必须注意自己的精神卫生以及母子之间的心理感应，这就是胎教的实质。

狭义的胎教是指通过一定的手段，如对话、抚摸孕妇腹部、听柔和的音乐、适当的锻炼等对胎儿进行早期教育。

正确认识胎教

目前，人们对胎教的认识还存在许多的“误区”。有人根本不相信胎教，认为胎儿根本就不可能接受“教育”。这是因为这些人还不了解胎儿的发育情况，不了解胎儿的能力。我们说5个月的胎儿就已经有能力接受教育了。但这里所说的“教育”不同于出生后的教育，主要是指六感的训练，即：皮肤的感觉、鼻子的嗅觉、耳的听觉、眼的视觉、舌的味觉和躯体的运动觉。胎教的目的，不是教胎儿唱歌、说话、算算术，而是通过各种适当的、合理的信息刺激，促进胎儿的各种感觉功能的发育成熟，为出生后的早期教育打下一个良好基础。这样来理解胎教，您是否认为胎儿有能力接受呢？

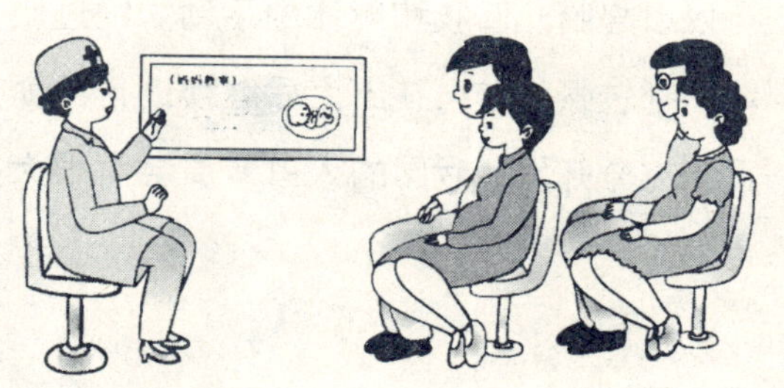

还有一些人认为：经过胎教的孩子也不一定个个都是神童。是的，这种说法不无道理，我们提倡胎教，并不是因为胎教可以培养神童，而是胎教可以尽可能早地发掘个体的素质潜能，让每一个胎儿的先天遗传素质获得最优秀的发挥。如果把胎教和出生后的早期教育很好地结合起来，我们相信，人类的智能会更加优秀，会有更多的孩子达到目前人们所认为的神童程度。

也许还有人会说：以前并没有搞胎教，不也照样有科学家和伟人吗？科学不是也在不断进步吗？是的，但要知道，许多事实证明，在科学家和伟人的成长过程中，都包含着许多当时没有被人们所意识到的胎教与早教因素。如果人类能更早一些地认识胎教的重要性，世界的科学水平会比现在更先进。

怎样正确地认识胎教呢？首先，应该了解胎儿的正常生理发育和胎儿的能力。3个月的胎儿皮肤已经有压觉和触觉了；4个月的胎儿有冷觉；5个月的胎儿有温热觉；7个月的胎儿对痛觉已十分敏感。4个月的胎儿就有了听觉，6 个月时的听力几乎与成人相等。5 个月的胎儿有味觉；7 个月的胎儿有嗅觉；胎儿的视觉发育较晚，8 个月的胎儿才能够凝视光源。胎儿的能力是惊人的，从 2 个月起胎儿就可以在子宫里运动了，胎儿有习惯也有情绪，更惊人的是胎儿还有记忆，他会对反复的信息刺激产生固定的条件反射，这就是胎儿的记忆。胎儿的发育和能力为胎教提供了生理基础。狭义的胎教，就是根据胎儿各感觉功能发育的实际情况，有针对性地、积极主动地给予适当合理的刺激，使胎儿建立起条件反射，进而促进其大脑功能、躯体运动功能、感觉功能及神经系统功能的成熟，为出生后的早期教育奠定基础。目前推荐的音乐、对话、拍打、抚摸等胎教方法都是有科学根据的。实验证明：声音可以传入子宫，胎儿可以听到声音，并对不同声音产生不同反应；触动腹壁可以引起胎儿四肢和躯体的活动。经过胎教训练后出生的孩子，生活和学习能力都较强。如果在出生后继续进行早期教育，每一个孩子的素质潜能都会得到充分开发，我国的人口素质会有很大提高。这就是胎教所要达到的主要目的。

胎教的意义

天下所有的父母都希望自己的宝宝健康、聪明、活泼。特别是在当今竞争激烈的信息社会，更希望自己的孩子才能出众，以便将来在社会上立足。

而人才的培养不是短时间内所能完成的，必须从胎儿做起。胎儿具有惊人的能力，为开发胎儿这一能力而施行的胎教，愈来愈引起人们的关注。据美国著名的心理学家对千余名儿童的多年研究，得出的结论是：人的智力获得，50% 在 4 岁以前，30% 在 4 ~8 岁之间，另 20% 在 8 岁以后。4 岁以前获得的 50% 就包括胎教。婴儿出生前形成的大脑旧皮质，是出生后形成的大脑新皮质的基础，只有在大脑旧皮质良好的基础之上才能使大脑新皮质得到更好的发育，以达到超常的智商水平，发挥其非凡的才能。而且能够感受母亲的情绪变化。在妊娠期间，采取适当的方法和手段，有规律地对胎儿的听觉和触觉实施良性刺激，通过神经系统传递到大脑，可促进胎儿大脑皮质得到良好的发育，不断开发潜在能力。使一个优秀人才所具备的丰富想象力、深刻洞察力、良好记忆力、敏捷的思维能力和动手能力等在胎儿期通过胎教得到潜在的培养。古今中外大量事实也表明，胎教对促进人类智商的提高是至关重要的。为此，许多国家在胎教方面都做了大量研究，并成立了胎儿大学或胎教指导中心，推广普及胎教知识，以培养更多的早慧儿童。

西方的胎教学

1000 多年前西方用科学方法创建了“生前心理学”、“胎儿心理学”的理论，从而形成西方的胎教学。在胎教的过程中，最重视的是孕育胎儿的母亲的身体与心理两方面的健康。胎教是利用言语和音乐等听觉刺激信号来促进胎儿的言语能力的发育；利用抚摸孕妇腹部的动作刺激信号去诱导胎儿的各种动作，促进其动作能力的发育。

英国心理学家克利福德·奥茨经过多年研究后发现，音乐能帮助胎儿“治病”，使胎儿的心脏脉搏跳动更有规律，当胎儿的心脏跳动出现紊乱现象的时候，聆听音乐会使胎儿转危为安。

东方的中医胎教学

远在 2000 多年前，中国就出现了胎教理论，这个理论的观点，与其后的现代西方“胎儿心理学”的理论完全一致，两者对胎儿的成长发育情况的说法亦是完全一致的。

中医学认为，人的心神意志活动能影响脏腑的气血功能，并通过母亲而影响胎儿。中国唐代名医孙思邈在他的医著《千金要方》中描述了胎儿的成长发育过程：“儿在母腹中，受其精气，一月胚，二月胎，三月有血脉，四月形体成，五月能动，六月筋骨成，七月毛发生，八月脏腑具，九月谷神入胃，十月百神备而生。”并提出了“逐月养胎法”，对孕妇的饮食起居做了详细指导，怀孕早期要“饮食精熟……无食腥辛”，到了妊娠中期宜“食稻麦，牛羊，调五味，食甘美”。《达生篇》中还强调：“受孕后最宜节欲，不可妄动致扰子宫，怀孕后苟不知戒，即幸不坠，生子亦必愚鲁而多疾患矣！”

胎儿在母腹中并不是“两耳不闻宫外事”的，中国宋代名医陈自明总结前人经验，提出了“子在腹中，随母听闻”的观点，母亲心平神安，气血调顺则胎安，怀孕时“无悲哀，无思虑惊动”、“无大言，无号哭”。若惊恐忿怒则气血逆乱，胎失所养则会发生畸形或流产，正如孙思邈所说的“不如此者，身不平尔”。

“子在腹中，随母听闻。”胎儿和母体是血肉相连的，母亲的营养、情绪、健康状况，不仅能改善自己血液中的生化成分，同时，影响着胎儿赖以生存的子宫内环境，如压力、温度、羊水中离子浓度等。孕妇的外界环境，除了直接作为物理因素作用于胎儿外，还能通过母亲的心理活动影响胎儿，带来好或坏的作用。这些正是东、西方胎教学融为一体的心理和生理学的依据。由此可见，中医胎教学是可行的、科学的。

胎教需要的时间

胎儿是没有思维能力的，因此胎儿是什么也学不会的，那么胎教还有什么意义呢？许多人以为胎教就是教育胎儿，或者说让胎儿接受教育。实际上这是一种误解。所谓胎教实际上是给胎儿创造一种更加良好的发育环境，使胎儿的神经系统发育得更加完善。

胎儿发育5个月以后才开始出现对外界“刺激”的神经反应。孕妇抚摸腹部，或在孕妇腹部放置小型收音机，播放优雅动听的音乐，胎儿会出现心率加快，胎动次数增多等反应。这些接受优雅动听音乐“刺激”的胎儿，其中枢神经系统发育比较快而完善。根据妇产科医生的研究，接受过胎教的婴儿，在出生后的前6个月内，比未接受过胎教的婴儿发育的快一些，如果出生后继续让婴儿听悦耳的音乐，并接受母亲的抚爱，其身体整体发育水平和反映智力的微笑、语言方面明显高于未接受过胎教的婴儿。如果出生后停止胎教时的“刺激”内容，那么胎教所产生的作用会逐渐消失。

一些妇产科医生认为，胎教对胎儿发育是有好处的。孕妇应该在怀孕后期开始进行胎教，早期胎教没有任何作用。一般从孕后6个月时，孕妇要经常抚摸腹部，与胎儿进行“交流”，在腹部播放悦耳动听的音乐。待孕妇分娩后，让婴儿继续听胎儿期所听过的音乐，一直持续到婴儿6～8个月龄，这样可以保持胎教的作用，使婴儿全身发育更加完善，为婴儿的将来获得较高的智商和健壮的体魄打下基础。

不要急于实施胎教

有的孕妇实施胎教，有时期望过高，心太切，使得物极必反，收不到好的效果。比方有的孕妇在进行语言胎教时，长时间将耳机放在腹部，造成胎儿烦躁。胎儿生下来，变得十分神经质，以致对语言有一种反感和敌视态度。听音乐时，也不能没完没了地听，连孕妇本人都感到疲惫不堪，那胎儿的感觉也绝对不会好。某些父母盼子成龙心切，想把胎儿培育得更出色一些，这种心情是可以理解的，但任何事情都有个度，一旦过度其结果就会适得其反，不仅达不到预定的目的，而且会导致不良结果。同样，胎教的每项内容都会使胎儿受益，但如果不能适度地对胎儿实施，恐怕胎儿不但不能获益，还会受害。因此，孕妇对胎儿进行胎教，不能热情过度，心也不能太切。

生育一个健康聪明的孩子，是每一位孕妇的心愿。胎教正是帮助孕妇实现这一心愿。为了正确实施胎教，使胎儿真正受益，孕妇必须认真学习胎教内容，准确掌握胎教的正确方法。在实施胎教过程中，严格按胎教的方法去做，不要认为任何方法比规定的多做一些，就会更有效。孕妇生活要有规律，这既是胎教的一项内容，也是对每位孕妇的起码要求。每项胎教内容，需按一定规律去做方能成功。如抚摸胎教，一天两天不足以和胎儿建立起联系，需坚持长久地、有规律地去做，才能使胎儿领会到其中的含义，并积极地响应。母亲和胎儿相互配合，相互协作，乐趣无穷。在这种乐趣中，胎儿的发育得到激励，胎儿的心智发展得到激励，孕妇的信心和持之以恒，是胎教成功的保证。

胎教的基本内容

总的来说，胎教是指妊娠期间，孕妇本身的情绪及外在的环境，对胎儿生长发育所产生的影响，并试图利用这两方面的因素，促进胎儿身体与智力方面的良好发育。

因此，胎教的基本内容可以简单地概括为以下几点：

（1）孕妇要保持轻松愉快的心情。

（2）用声波、触摸等方式刺激胎儿。

（3）用特定的音乐声波对胎儿进行听觉的刺激。

传统胎教要求孕妇不看不美好的东西，言行举止都端庄守礼，平时多听美好言词，保持思想纯洁，精神健康等等。其实一句话，就是要孕妇本身保持平静的情绪和创造一个美好的胎外环境。

胎教的进行

胎教是一项系统工程，就是控制母体内外环境，避免不良刺激对胚胎和胎儿的影响，利用胎儿生理上发育特点，使孩子的大脑形成与将来的智力发展有一个良好的基础。

人们日常生活中常用的胎教法其实就是利用外部刺激，对胎儿进行早期智力开发，可以根据以下几种方法进行胎教：

（1）音乐胎教法

孕妇应经常欣赏一些轻音乐和古典音乐，但不要播放摇滚乐和迪斯科舞曲，它们很可能会使胎儿紧张不安。母亲在怀孕期间听的音乐节奏应该与自己的心率相符（心率每分钟大约跳动60次）。节奏过强、力度过大的音乐，会导致胎儿听力下降。曾有报道说，从市场购买的劣质胎教音乐磁带“教”出失聪宝宝。因此，选购胎教磁带时千万慎重。

（2）对话胎教法

孕妇用扩音器把字句向腹内的胎儿一再重复，或者向胎儿反复播放胎教录音磁带等。以语言为内容的胎教可于孕32周开始。

（3）触摸胎教法

母亲用手掌有规律地、轻柔地抚摸腹部，让胎儿感受到母亲的关怀。胎儿喜欢踢妈妈的肚子，母亲可经常用手轻拍胎儿爱踢的地方，与胎儿联络感情，慢慢地，胎儿就会踢母亲手按的地方。

（4）光照胎教法

白天，当胎儿醒的时候，用亮光（如手电筒等）照射母亲的腹部，让胎儿对光有反应，促使胎儿更为活跃。

应注意，胎教是母亲和父亲双方的事情。做父亲的应戒酒忌烟，因烟酒的气味会导致胎儿缺氧和中毒，甚至会使胎儿畸形；父亲还应多做家务，减轻妻子的负担；注意家庭卫生，防止妻子感冒。

另外培养良好的情绪，补充丰富的营养，有规律地休息，都是胎教不可缺少的一部分。要注意，胎教还需与婴儿早期教育相联系，不能以分娩而结束，否则前功尽弃。

从胎儿期考虑育儿

一般人通常都认为育儿工作是在婴儿出生后才开始的。事实上，就在母体受孕的瞬间，胎儿已经由于受到母体的生命之气——意识的波动，而开始成长了。

当医生告知母亲确定已怀孕时，如果母亲持有一种怀孕的喜悦感，胎儿在知道这一“信息”后也会觉得相当安心。相反，如果母亲对于怀孕一事所持的是否定的情感，则婴儿也会满怀不安地成长，如此当然就无法成长为心绪平静的孩子。也就是说，心绪安详的孩子的学习过程自然比较顺利，而不安定的孩子则会成为无法好好学习的孩子。

根据美国史丹佛大学的研究，当孩子还在胎内时，母亲就经常对胎儿诉说梦想的孩子，与母亲没有这么做的孩子相比，出生后一年就会产生很大的差异。

当孩子还在胎内时，母亲即很认真地阅读书籍，同时常常对孩子说：“希望你以后成为很会阅读的好孩子。”以这种方式来进行胎教，结果生下的孩子真的对书本有着浓厚的兴趣。待其长大成人后，有些甚至成为优秀的文字工作者。

某位母亲知道自己怀孕时，经常告诉家人、朋友：“希望能生下一个运动能力杰出的孩子。”并持续持有这种想法，结果随着孩子的成长，果然表现出杰出的运动才能，最后真的成为成功的棒球选手。

父母传送给胎儿的波动，具有决定孩子未来的作用。

胎教可以将个人爱好和才能传给孩子

大多数人认为，能够把个人爱好和才能通过胎教传给孩子的主要是音乐才能。加拿大密尔顿交响乐团指挥博利顿·希罗特曾经被记者提问：“你是怎样对音乐产生兴趣的?”希罗特的答案是：“在我出生之前音乐就已经是我的一部分了。”他解释说：“那是我年轻的时候，我就发觉自己有异常的才能，我感到疑惑不解。初次登台就可以不看乐谱指挥，大提琴的旋律不断地浮现在脑海里。有一天，当母亲正在拉奏大提琴的时候，我向她诉说了此事。母亲问我脑海里浮现出什么曲子时，谜被解开了。原来我初次指挥的那支曲子，就是我还在母亲腹内时她经常拉奏的那支曲子。”类似的话不仅是希罗特这样说过，著名钢琴家阿瑟·鲁宾斯坦、著名的小提琴家胡迪·梅纽因也曾说过。这说明，音乐爱好能够通过胎教传给孩子。国外出现过不少音乐世家，如巴赫、海顿家族出过好几代音乐家，其原因很可能和有意或无意的音乐胎教有关。

由于胎教可以将音乐爱好和才能传递给孩子，有人推测，经常对胎儿唱歌、讲故事、朗诵诗歌，也有可能增加胎儿的艺术细胞。胎儿既然能听到音乐，那么，理所当然也能听到唱歌、讲故事和朗诵诗歌。

大脑发育与胎教

人的大脑是逐渐发育成熟的，早在胚胎时期大脑便开始发育。那么在胎宝宝大脑逐渐发育成熟的过程中，脑细胞发育的关键阶段是在什么时候呢？实验表明，宝宝的大脑细胞增殖旺盛期是在宝宝出生之前3个月到出生后半年之间，这期间大脑体积增大与脑细胞增殖是同步进行的，而且增殖数量也一次完成。

（1）早在受孕后的第20天左右，胚胎中已有大脑原基存在。

（2）怀孕第2个月时，大脑里沟回的轮廓已经很明显。

（3）到了第3个月，脑细胞的发育进入了第一个高峰时期。

（4）怀孕第4~5个月时，胎宝宝的脑细胞仍处于迅速发育的高峰阶段，并且偶尔出现记忆痕迹。

（5）从第6个月起，胎宝宝大脑表面开始出现沟回，大脑皮质的层次结构也已经基本定型。

（6）第7个月的胎宝宝大脑中主持知觉和运动的神经已经比较发达，开始具有思维和记忆的能力。

（7）第8个月时，胎宝宝的大脑皮质更为发达，大脑表面的主要沟回也已经完全形成。

视觉发育与胎教

人们以为，胎宝宝生活在子宫内，即使到后期眼睛已发育成功，但两眼还是一抹黑，什么也看不见。因为胎宝宝生活在羊水的海洋里，外面的世界层层设防，除了羊水、羊膜外，还有绒毛膜，最后又加上子宫。如此“深宅大院”，一般光线自然很难透过。因此，子宫世界充满了黑暗。胎宝宝在这黑暗的条件下没有看东西的需要，也不可能看见什么东西。然而，事实并非如此，胎宝宝的眼睛并不是完全看不见东西。

在怀孕第2个月时，胎宝宝的眼睛就已开始发育，到了第4个月时，对光线已经非常敏感。为了证实这一点，有人曾用手电筒的光线有节奏地照射准妈妈的腹部，发现胎宝宝会睁开双眼，把脸转向光亮的地方，胎宝宝的心率也随之发生有规律的变化。

这就说明，胎宝宝在准妈妈的子宫里是有视觉能力的，对其实施胎教能激发其视觉发育潜能。

听觉发育与胎教

胎宝宝的听觉在怀孕过程中得到不断完善，并能很快发挥作用。

早在受孕后第4周，胎宝宝的听觉器官便已经开始发育，第8周时耳郭已经形成，这时胎宝宝的听觉神经中枢发育尚不完善，所以还不能听到来自外界的声音。到了第25周，也就是怀孕第5个月的后期，胎宝宝的传音系统基本发育完成。到第28周时，即第7个月的中旬，胎宝宝的传音系统已充分完成并可以产生听觉反应，至此，胎宝宝就已经具备了能够听到声音的所有条件。准妈妈和准爸爸们应及时抓住怀孕26周以后的有利时机，每天有计划地对胎宝宝进行听觉训练，以培养胎宝宝灵敏的听力和对外界事物的反应能力。

在胎宝宝的几种感觉器官中，最为发达的就是听觉系统了。在怀孕的前半期，由于其听觉器官尚未发育完善，胎宝宝宛如生活在一个几乎没有任何声音干扰的平静世界中，“两耳不闻宫外事”地过着平静安闲舒适的生活。终于有一天，原本恬静安宁的小天地经常被一些奇妙的声响所干扰。最初只是模模糊糊的感觉，终于有一天清晨，胎宝宝在甜美的酣睡中渐渐地被种种新奇的声响所唤醒，惊奇又欣喜地发现能听清声音了，从此外来的声音开始闯入了胎宝宝的耳膜。其间，除低音能被过滤外，妈妈子宫的血流声、心脏的搏动声、淋浴的水流声、爸爸的说话声以及来自外界的收音机、电视机的声音，统统都被胎宝宝的耳朵所接收。这时胎宝宝已经能对传入耳中的强音产生身体紧张的对应反应，引起胎动和心率的变化，并能对声音的强弱、音调的高低产生不同的反应。

噪声对胎儿的影响

在都市生活中，无可避免地会遇到噪声。比如：从窗外传来的摩托车声、嘈杂的引擎声或救护车的声音，会惊吓到腹中的胎儿。经常听到这种声音，会使胎儿的情绪不稳定。但是，不可能因此而搬家。虽然胎儿很容易适应周围的环境，然而准妈妈也要注意尽可能不要使胎儿受到惊吓。如果准妈妈真的太过于神经质、恐惧，出生后的胎儿情况就很糟糕了。

准妈妈可以注意防止在家中产生的噪声。比如开门、关门的声音，东西突然掉落的声音，玻璃破裂的声音等，对胎儿都会是一瞬打击，使胎儿脑部因受到强烈刺激而收缩。

通常，习惯于快节奏的准妈妈要为胎儿着想，一定要不慌不忙地从事日常活动，不要让胎儿受到惊吓。

音乐胎教的方法

父母若要对孩子进行音乐胎教，可以采用下面的方法：

（1）哼歌谐振法

准妈妈每天哼唱几首歌，最好是抒情歌曲，也可以是摇篮曲。唱时应心情愉快，富于感情，通过歌声的和谐振动，使胎宝宝有一种“世界很美好”

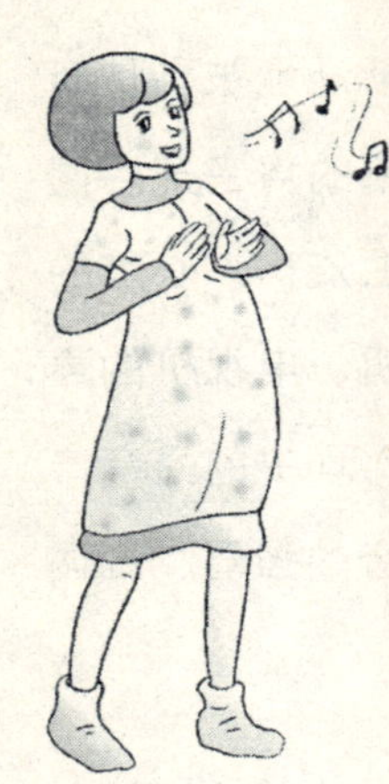

的感觉，能获得感情、感觉上的满足。

(2) 音乐熏陶法

准妈妈每天多次的音乐欣赏会产生许多美好的联想，如同进入美妙无比的境界，而这种感受可通过孕妇的神经体液传导给胎儿。

(3) 器物灌输法

将耳机放在准妈妈腹部，播放胎儿喜爱的乐曲，也能收到良好的效果，但每次不要让胎儿听得过于疲乏。

(4) 母教子“唱”法

胎儿虽有听觉但毕竟不能唱，准妈妈可以想象自己腹中的小宝宝会唱，可以从音符开始，然后教一些简单的乐谱，通过反复教唱，使胎儿产生记忆印迹。研究已证明胎儿在6个月时已具备听觉，声音能经母腹传入子宫被胎儿接受，并能引起胎心率以及胎动的变化。科学家们研究发现，孕妇在怀孕6个月后反复朗读某一故事或重复听一支乐曲，新生儿在其出生后数小时居然表现出能辨认此故事或音乐的特殊反应。声音的振动、母亲情绪和呼吸的变动，都能对体内某些激素物质及有关的神经介质的分泌产生影响，这些激素物质可经过胎盘进入胎体，构成了“胎教”的物质基础。换言之，并非胎儿懂得音乐及故事，而是外环境改变（包括声音）可对胎儿大脑发育产生间接性影响。

选用不同的胎教音乐

孕妇在不同的孕期，对宝宝进行音乐胎教时，要选用不同的胎教音乐。如下所示：

(1) 1~3个月的孕早期

胎儿的器官正在逐步形成，孕妇往往会感到不适，胃口不佳，甚至恶心呕吐。此时，可听一些抒情、优美的曲子，比如柴可夫斯基的《如歌的行板》、舒曼的《梦幻曲》等。这样可使孕妇分散注意力，使早孕带来的不适随着优美的音乐而缓解或消除。

（2）4～6个月的孕中期

此期间胎儿发育很快，活动增多，孕妇可与宝宝一起听一些活泼欢乐的音乐，如圆舞曲等，对于陶冶孕妇情操、促进胎儿发育大有收益。

（3）7～9个月的孕晚期

胎儿已逐渐成熟，由于不久将分娩，准妈妈在欣喜之余，会感到紧张和担心。此时，胎教音乐可选择轻松动听的曲子，如肖邦的《降E大调小夜曲》、贝多芬的《G大调小步舞曲》等，使准妈妈的心灵得到安慰，心情放松，宝宝有更良好的生长环境。

营养胎教的作用和要点

营养胎教是根据孕早、孕中、孕晚三个时期胎宝宝的发育特点，合理指导准妈妈摄取食物中的各种营养素，以食补、食疗的方法来缓解孕期不适并保证胎宝宝的营养。

（1）营养胎教的作用

1）为母婴补充营养：人的生命从受精卵开始，从一个重为1.505微克的受精卵，到出生时约3千克的婴儿，这个成长发育的过程全依赖于母体供应营养，准妈妈如果不及时摄取营养，胎宝宝为了完成自身的发育会吸收准妈妈体内储存的营养，久而久之，就会造成孕妈妈营养不良，从而出现多种不良症状。所以说，准妈妈要注意均衡补充营养，以供自身及胎宝宝的营养所需，避免出现营养不良等问题。

2）为分娩储备能量：准妈妈及时补充营养能为分娩储存力量，等到分娩时，准妈妈能更有力量将胎宝宝娩出。

3）为哺乳打好基础：产后母乳的多少，与孕期营养补充的量有直接关系，为了能让胎宝宝吃到营养丰富且充足的母乳，准妈妈一定要注意补充营养。

（2）营养胎教的要点

1）孕早期的营养胎教：孕早期即怀孕后至怀孕12周，此段胎宝宝的各器官正处于分化形成阶段，胎宝宝成长速度较不显著，生长所需的热量和营养物质较少，因此不用急于补充太多的特殊营养成分。但由于这一阶段的准妈妈受孕吐影响，食欲往往不好，容易恶心、呕吐等，影响正常进食。所以建议本阶段的准妈妈要少量多餐、重质不重量，以吃高蛋白、少油腻、易消化吸收的食物为原则。

2）孕中晚期的营养胎教：从怀孕中期开始，胎宝宝迅速成长，准妈妈身体代谢速度增加，对营养成分的需求量较孕早期要多很多。所以孕中期和孕晚期需要补充丰富的营养，如蛋白质、维生素、糖类、矿物质等。因此，必须适量增加这些物质的摄入，多吃一些蛋类、奶类、肉类、五谷杂粮、蔬菜及水果，以保证胎宝宝的正常发育。

（3）营养胎教的注意事项

准妈妈应合理、科学地补充营养，多吃营养价值高的食物，但需注意体重的增长量，适当地调整饮食。

1）准妈妈忌盲目服用保健品。市场上五花八门的营养品常常吸引准妈妈们的眼球，而铺天盖地的营养品广告更是让准妈妈们心动。究竟价格昂贵的营养品能给准妈妈带来多少好处呢？这就要考虑到自己的身体是否需要进补，千万不要盲目听从销售商的花言巧语，更不要被那些诱人的广告所蒙蔽。许多营养品的吸收效果并不会比食物好，有些营养品甚至根本不适合准妈妈食用。所以，准妈妈在决定购买营养品前最好先咨询一下产科医生。

2）不要单靠喝骨头汤补钙。很多准妈妈都知道孕期补钙的意义，为了补钙，有的准妈妈便按照老人的指点猛喝骨头汤。其实，喝骨头汤补钙的效果并不理想。因为骨头中的钙并不容易溶解在汤中，也不容易被肠胃吸收，喝多了反而可能因为油腻引起不适，而影响对其他营养成分的吸收。

3）准妈妈不要只吃菜不吃饭。许多准妈妈认为所有的营养成分全部包含在菜里，应该把肚子留下来多吃菜，这种观点是极其错误的。饭、米面等主食，是热量的主要来源，孕中期和孕晚期的准妈妈一天应保证摄入400～500克的米面及其制品才能满足身体对热量的需求。

4）不要以保健品代替食品。为了加强营养，一些准妈妈每天要补充很多营养品，诸如蛋白粉、复合维生素片、钙片、铁剂、孕妇奶粉等。补充了这些营养品后，一些准妈妈认为自己所需的营养已经足够了，一日三餐不及时吃也没有关系。其实这样做反而对身体不利。因为营养品大都是强化某种营养素或改善某一种功能的产品，单纯使用并不能达到均衡补充营养的目的。所以，准妈妈要意识到这一点，提高对一日三餐的重视程度。

5）准妈妈不要持有一人吃两人补的观点。有些准妈妈在得知怀孕以后便开始加大饭量，希望借此来满足胎宝宝的营养需要。几乎所有的准妈妈都相信只要自己吃得多，胎宝宝就能摄取到足够的营养成分，一定会健康发育。其实，准妈妈即使进食量加倍，也不等于胎宝宝可以将准妈妈多吃的那部分营养全部吸收。所以，准妈妈要适量进食，这样才能保证自身及胎宝宝的健康。

抚摸胎教的益处和方法

每个孩子都喜欢父母的爱抚，胎宝宝也不例外哦。经常受到父母爱抚的孩子长大后遇事更冷静沉着、反应更机敏。

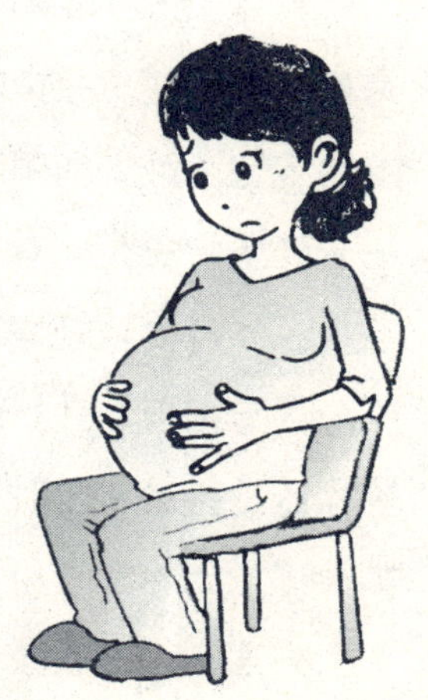

抚摸胎教是准父母与胎宝宝之间最早的触觉交流，通过抚摸准妈妈的腹部，使腹中的宝宝感觉到父母的存在并做出反应。

（1）抚摸胎教的益处

1）抚摸胎教可以锻炼胎宝宝皮肤的触觉，并通过触觉神经感受体外的刺激，从而促进了胎宝宝大脑细胞的发育，加快胎宝宝的智力发展。

2）抚摸胎教还能激发起胎宝宝活动的积极性，促进运动神经的发育。经常受到抚摸的胎宝宝，对外界环境的反应也比较机敏，出生后翻身、抓握、爬行、坐立、行走等大运动发育都能明显提前。

（2）抚摸胎教这样做

正常情况下，怀孕2个月开始，胎宝宝就在母体内活动了，但这时的活动幅度很小，准妈妈不能感知。随着妊娠月份的增加，活动幅度会越来越大，从吞吐羊水、眯眼、咂手指、握拳，直到伸展四肢、转身、翻跟头等。一般过了孕早期，抚摸胎教就可以开始实施，下面介绍几种抚摸胎教的方法：

方法一：来回抚摸法

实施月份：怀孕3个月以后，可以进行一些来回抚摸的练习。

具体做法：准妈妈在腹部完全松弛的情况下，用手从上至下、从左至右，来回抚摸。

注意事项：抚摸时动作宜轻，时间不宜过长。

方法二：触压拍打法

实施月份：怀孕4个月以后，在抚摸的基础上可以进行轻轻地触压拍打练习。

具体做法：准妈妈平卧，放松腹部，先用手在腹部从上至下、从左至右来回抚摸，并用手指轻轻按下再抬起，然后轻轻地做一些按压和拍打的动作，给胎宝宝以触觉的刺激。刚开始时，胎宝宝不会做出反应，准妈妈不要灰心，一定要坚持长久地有规律地去做。一般需要几个星期的时间，胎宝宝会有所反应，如身体轻轻蠕动、手脚转动等。

注意事项：开始时每次5分钟，等胎宝宝做出反应后，每次5～10分钟。在按压拍打胎宝宝时，动作一定要轻柔，准妈妈还应随时注意胎宝宝的反应，如果感觉到胎宝宝用力挣扎或蹬腿，表明他不喜欢，应立即停止。

方法三：推动散步法

实施月份：怀孕6、7个月以后，当准妈妈可以在腹部明显地触摸到胎宝宝的头、背和肢体时，就可以增加推动散步的练习。

具体做法：准妈妈平躺在床上，全身放松，轻轻地来回抚摸、按压、拍打腹部，同时也可用手轻轻地推动胎宝宝，让胎宝宝在宫内“散散步、做做操”。

注意事项：此种练习应在医生的指导下进行，以避免因用力不当或过度而造成腹部疼痛、子宫收缩，甚至引发早产。每次5～10分钟，动作要轻柔自然，用力均匀适当，切忌粗暴。如果胎宝宝用力来回扭动身体，准妈妈应立即停止推动，可用手轻轻抚摸腹部，胎宝宝就会慢慢地平静下来。

光照胎教的方法

胎教就是在胎儿发育成长的各个时期，科学地提供视觉、听觉、触觉等方面的刺激，如光照、音乐、对话、拍打、抚摸等，使胎儿大脑神经细胞不断增殖，神经系统和各感官的功能得到合理的开发和训练，最大限度地发掘胎儿的心理潜能，达到提高人类素质的目的。

光照胎教是在胎儿期适时地给予光刺激，促进胎儿视网膜光感受细胞的功能尽早完善。光刺激对胎儿的视网膜以及视神经有没有损害呢？某医院产科对动物实验结果证明光照对视网膜以及视神经有益无害。光照对胎儿无害，那么胎儿是否能看到光？利用彩色超声波观察，光照后胎儿立即出现转头避光动作，同时心率略有增加，脐动脉和脑动脉血流量亦均有所增加。这表明胎儿可以看到射入子宫内的光亮。胎儿的感觉功能中视觉的发育最晚，7个月的胎儿视网膜才具有感光功能。

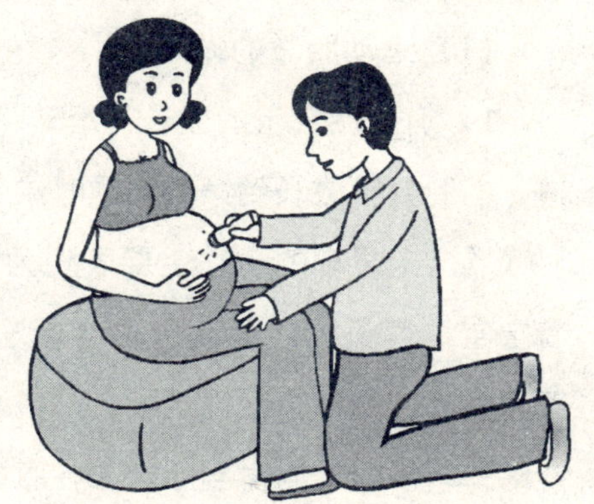

光照具体方法：孕6个月以后，可以每天用手电筒（4节1号电池的手电筒）紧贴孕妇腹壁照射胎头部位，每次持续5分钟左右。结束时，可以反复

关闭、开启手电筒数次。胎教实施中，孕妇应注意把自身的感受详细地记录下来，如胎动的变化是增加还是减少，是大动还是小动，是肢体动还是躯体动。通过一段时间的训练和记录，孕妇可以总结一下胎儿对刺激是否建立起特定的反应或规律。不要在胎儿睡眠时施行胎教，这样会影响胎儿正常的生理周期，必须在有胎动的时候进行胎教。光照时可以配合对话，综合的良性刺激可能对胎儿更有益。

最后指出一点，绝对不能认为只要进行了胎教，孩子就一定会成为神童。胎教只是将人生教育提早到胎儿期，而且只是通过开发胎儿感觉功能的潜力，为出生后早期教育奠定下良好基础，是人类“超早期教育”。

运动胎教的作用和要点

有人将运动胎教又称为体育胎教，是指准妈妈通过一定的体育锻炼来达到促进母子身体健康、促进分娩的一种胎教方法。另外，运动胎教不仅可以准妈妈自己进行，准爸爸也可以陪准妈妈一同运动，这不仅可以达到胎教的目的，还可以增进夫妻间的感情。

（1）运动胎教的作用

1）有益胎宝宝的成长：运动胎教对胎宝宝也有着非常重要的作用，要知道，当胎宝宝成长到第7周的时候就已经开始自发地运动了。

胎宝宝早期的运动主要表现为眯眼睛、吞咽、抿嘴、搓手、握拳等。随着宝宝继续长大，运动方式会逐渐增多，还会出现上抬手臂、蹬腿、转身、翻跟头、游泳等自发性运动。一般当胎宝宝成长到第18周的时候，准妈妈就能够非常明显地感觉到胎宝宝在腹中的运动了。

我们可以通过对胎动的观察来了解胎儿的健康，现代医学已经证明，胎动的强弱和胎动的频率可以预示胎儿在母体内的健康状况。有人曾对胎动强者和胎动弱者进行观察，直到出生后发现在宫内活动强者出生后其动作的协调性和反应的灵敏度上均优于出生前胎动弱者。凡是在母体内受过运动训练的胎儿出生后翻身、爬行、坐立、行走及跳跃等动作都明显地早于一般的孩子。因此说胎儿的运动训练确实不失为一种积极有效的胎教手段。

2）促进准妈妈身心健康：运动胎教能令准妈妈健康地孕育宝宝，因为运动能够调节人体内分泌系统和血液循环系统的功能、增强心脏和肺部功能，改善消化功能和代谢功能。同时，运动还能够促进腰部和下肢的血液循环，有效改善准妈妈腰腿酸痛、下肢水肿等妊娠症状。体育锻炼还有助于腹肌、腰背肌、骨盆肌肉力量和弹性的增强，这不仅能够有效缩短分娩时间、预防产道损伤和产后出血，更能够预防由于腹壁肌肉松弛所导致的胎位异常或难产情况。

（2）运动胎教的要点

1）与胎宝宝做游戏：有人认为与胎宝宝做游戏非常令人费解，是完全无法实施的事情。其实这并非是一件不可实现的事情，而且对宝宝的智力、身体发育等方面都非常有益。

2）准妈妈自己做运动：①孕早期，胎宝宝尚未稳定“安家”，准妈妈的运动应以舒缓为主，平时喜好的剧烈运动则应暂停。孕早期的准妈妈受妊娠反应的影响容易呕吐，体力较差，进行比较舒缓的运动是最佳选择。②准妈妈到了孕中期，孕吐多半已经减缓，而且身体状况不错，胎宝宝也更加稳定了。此时运动幅度可以稍微大一些，如练习孕中期孕妈妈体操、舒缓的瑜伽体位等，孕前有游泳爱好的准妈妈此时也可以继续游泳。③到了孕晚期，准妈妈进行运动时就要小心一点了，因为说不定胎宝宝什么时候就会大驾光临，也有可能因为运动而造成早产。所以，准妈妈最好能进行一些舒缓的运动，如散步、舒缓的孕妈妈体操、瑜伽呼吸法等。

数学绘画胎教的方法

胎儿在腹中是可以学习的，听起来好像不可思议，实践证明，胎儿也有学习能力，如何教胎儿学习呢，有以下几种方法，以供参考：

（1）利用彩色卡片学习语言和文字

彩色卡片就是用彩色在白纸上写语言、文字、数字的卡片。首先从汉语拼音 a、o、e、i、u 开始，每天教 4 ~ 5 个，如果父母想从小发掘胎儿的外语天赋，也可教胎儿 26 个英语字母，先教大写，然后是简单的单词。怎么教呢？如教 a 这个汉语拼音时，一边反复地发好这个音，一边用手指写它的笔画。这时最重要的是通过视觉将“a”的形状和颜色深深地印在脑海里。因为这样一来你发出的“a”这一字母信息，就会以最佳状态传递给胎儿，从而有利胎儿用脑去理解并记住它。汉语拼音韵母教完后，可以接着教声母和简单的汉字，如“大”“小”“天”“儿”等，在教胎儿学习时，母亲要用真挚的感情和耐心，切忌急躁，敷衍了事。

（2）使用彩色卡片学习数字

通过深刻的视觉印象将卡片上描绘的数字、图形的形状和颜色，以及你的声音一起传递给胎儿。使胎教成功的诀窍是不要以平面的形象而要以立体形象传递。例如“1”这个数字，要以视觉化的方法去联想跟“1”有关的各种事物。如“竖起来的铅笔”、“一根电线杆”等让“1”这个数字具体又形象。在教“2”这个数字时，你可以想象“浮在水面上的天鹅的倩影”和“发条的一端加上一根横棍儿”的样子，尽可能从身旁的材料中找出适当的例子来。当然，这时不要忘记清楚地发好“1”、“2”的读音。

（3）学做算术

做算术也是一样，例如教 1 加 1 等于 2 的时候，可以说“这里有 1 个苹果，又拿来了 1 个苹果，现在一共有 2 个苹果了。”将具体的、有立体感的形象，也就是将三维要素导入胎教中去。

自由地胎教

胎教是自由的，不必拘泥于任何形式。只要把孕期生活过得多姿多彩，给将来的小宝宝传达最愉悦的情绪，就可以让他健健康康、快快乐乐地成长。

胎教的方式方法有很多种，但一定要选择里面自己真正喜欢的，并完全可以按照自己的习惯，发挥自己的想象，与肚中的小宝宝互动，这样才更有效果。

人在轻松的环境下，学习东西会非常快，胎宝宝也是一样。只要准妈妈感到舒适，并且感到胎宝宝醒着，就可以随时把自己听到、看到的一切与宝宝分享，但是也要注意给胎宝宝一定的时间休息。同时，准爸爸准妈妈必须明白：胎宝宝不是一个无感觉的物质，而是一个有各种感觉的、鲜活的生命，他的感觉经过不断的外界良性刺激会得到更好地发展。因此，不管你以何种方式关注他，每天早起与他打招呼也好，在他躁动时轻轻地抚摸他也好，一定要让他感觉到你在爱他。

要知道，胎宝宝不怕重复，他更喜欢熟悉的东西，一次又一次，不厌其烦。在将来的某一天你会发现这个秘密——当他听到你为他唱一首熟悉的歌时，会轻轻地蠕动，这就是他正享受你的爱意呢。

反射行为影响胎教

医学研究表明，胎宝宝在胎儿时期就已具备逃避反射、防御反射、吸吮反射、刺激性呼吸反射等能力。例如，当准妈妈猛然饮水时，胎宝宝会有剧烈的踢蹬运动，表示有水的感觉；如妈妈进入声光柔和的房间，胎宝宝也会十分安静，表示对此环境十分满意；而当准妈妈进入一个有噪声且阴冷的地方时，胎宝宝就会用激烈的胎动来表达自己的厌恶和不满情绪；准妈妈不安时，胎宝宝的血氧量就降低；孕妈妈情绪激动时，胎宝宝也会出现多方面的混乱运动。

国内外大量科学研究已经证明，胎宝宝在子宫腔内是有感觉、有意识、能活动的一个小生命，既然胎宝宝有听力、视力，又有记忆力，进行胎教、促进胎宝宝发育就是完全可能的。胎教就是根据这些理论基础，在孕期调节和控制母体的内外环境，有针对性地、主动地给予各种有益的信息刺激，通过这些良性刺激，来促进胎宝宝身心健康和智力的发育。

做梦与胎教

科学家观察100组左右准妈妈睡眠时胎宝宝的情况，发现妈妈开始做梦的同时，已经有8个月的胎宝宝身体停止活动，眼珠迅速转动，这说明胎宝宝也在做梦。胎宝宝做梦说明，他在睡眠过程中大脑并不是完全休息的，也有一部分在继续活动，这种大脑皮质兴奋和抑制的交替活动，促进了大脑的发育。

一些科学家认为，胎宝宝的做梦再次说明，准妈妈在怀孕过程中能把她所想、所闻、所梦到的一些事情，变成思维信息，通过一定的途径不知不觉地传给胎宝宝，对胎宝宝进行影响和教育，这是有一定科学道理的。这种教育和影响对于胎宝宝的成长也是很有必要的。反过来也告诉我们，准妈妈在整个孕期应该保持乐观开朗的情绪，不要有消极情绪，更不要去观看那些暴力、枪战、恐怖、色情、悲剧等文艺作品（特别是影视），以免在大脑皮质中留下那些恐怖、紧张、血腥的画面，给胎宝宝带来不利影响。

胎教的主角

众所周知，胎儿是由母亲孕育的，母体既是胎儿赖以生存的物质基础，又是胎教的主体。一方面，母体为胎儿的生长发育提供了一切必要的条件，母亲的身体素质和营养状况直接关系到胎儿的体质健康；另一方面，母亲的文化修养、精神卫生又不可避免地在胎儿幼小的心灵中打下深深的烙印，对孩子的精神世界产生不可低估的影响。因此，孩子生命中第一任老师的重要角色责无旁贷地落在了母亲的身上。

一般情况下，从发现自己的腹内已经萌发出一个小生命时起，多数未来的母亲便意识到保护和培养这一幼小生命的责任感和使命感，她努力捕捉来自宫内的任何一点细小的信号，自然而然地开始了和小生命的“对话”，进行着亲切而又温暖的交流。当然，由于每一位母亲的家庭环境、文化素养、道德修养、对胎教的认识与付出的时间和精力，以及投注的爱心等方面的差异，造成了胎教的不同结局。因此，每一位即将做母亲的人都应充分认识自己所肩负的责任，增强体质，加强修养，很好地进入“主角”的角色，为孩子的超早期教育做出自己应做的一切。

说到这里，也许有些孕妇会因为自己的文化水平不高等因素而感到气馁，对胎教缺乏信心。其实，在胎教过程中最为关键的莫过于母亲的爱心。只要你把培养孩子作为生活的中心，付出一切可能的精力和时间，倾注你全部的爱心，那么你未来的孩子就一定会令人满意。

保持旺盛的求知欲

怀孕后，许多孕妇往往容易发懒，什么也不想干，什么也不愿想。有人认为，这是孕妇的特性，其实，这是胎教学的大忌。

胎儿能够感知母亲的思想，如果怀孕的母亲既不思考也不学习，胎儿也会深受感染，变得懒惰起来。显然，这对于胎儿的大脑发育是极为不利的。倘若母亲始终保持着旺盛的求知欲，则可使胎儿不断接受刺激，促进大脑神经和细胞的发育。因此，怀孕的母亲要从自己做起，勤于动脑，勇于探索，在工作上积极进取，努力创造出第一流的成绩。在生活中注意观察，把自己看到、听到的事物通过视觉和听觉传递给胎儿。要拥有浓厚的生活情趣，凡事都要问个为什么，不断探索新的问题。对于不理解的问题，可以到图书馆查阅资料或请教有关专家。总之，孕妇要始终保持强烈的求知欲和好学心，充分调动自己的思维能力使胎儿受到良好的教育的刺激。

胎教对准妈妈的益处

有人认为，孕育是一项苦差事，受怀孕的影响，身体及心理都要经历着多种多样的磨难，甚至会付出生命的代价。其实，这种想法有些偏颇，虽然孕育宝宝存在着一定的风险，但随着医学技术的发展，怀孕分娩已不再是大问题，准妈妈及胎宝宝的安全得到了较大的保障。另外，在怀孕的10个月中，胎教会带给准妈妈相当大的益处，让她成为一位温文尔雅、内外兼修的魅力女性。

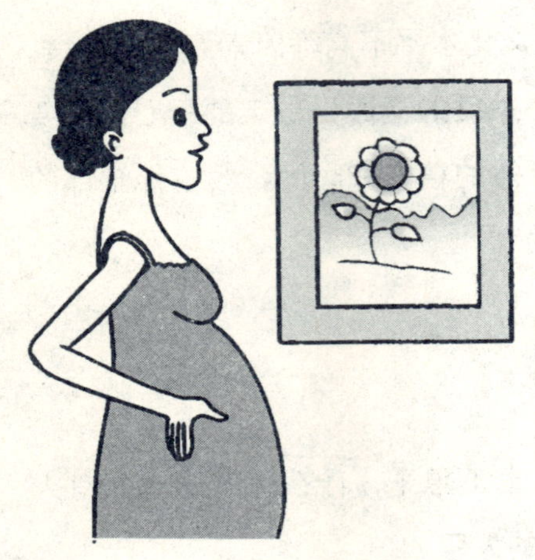

（1）提高个人修养

胎教强调胎宝宝会受到准妈妈言行的影响，甚至在胎宝宝时期，胎宝宝就会依据你的生活习惯而开始养成一些习惯。人们都知道，每一个人都有不同的生活习惯，养成好习惯会使人终身受益。一旦养成坏习惯，想改却很困难。因此，胎教要求准妈妈对生活习惯、学习知识、修养、爱好……都要注意调整与提高，以便给胎宝宝一个良好的胎教。在这层意义下，胎教会将准妈妈潜移默化地改造成一位知识丰富、品格高尚的女性。

（2）充实孕期生活

在孕期，准妈妈常常有孤独的感觉。加上怀孕期间身体上的诸多不适，导致生活范围局限、内容无聊，除了在家里看电视、玩电脑、看漫画、种花……就不知道可以从事哪些活动了，使生活显得异常无趣，久而久之人也会变得呆板僵化。倘若，准妈妈将胎教加入到日常生活中，不仅能使生活变得丰富多彩，还可以使脑部时刻保持灵活运作，心情保持舒畅，就连令人难以忍受的妊娠反应也会减轻不少。如此良性循环下去，胎宝宝也会感觉到外面的世界是如此多彩美丽。

胎教对胎宝宝的益处

胎教对胎宝宝的益处更是举不胜举，它不仅可以激发胎宝宝的智力潜能，在准妈妈的良性影响下，胎宝宝还会养成良好的生活习惯以及优良的性格，这对未来的发展具有非常大的帮助。

受过胎教的婴儿非常爱好听音乐，特别喜爱在腹中时父母给自己听过的音乐。对音乐敏感、音感准确，学习音乐、唱歌的能力强。新生儿在哭闹时听到胎教音乐很容易安静下来；若在睡前播放胎教音乐或妈妈哼唱催眠曲，婴儿也能很快入睡。

受过胎教的婴儿学习兴趣高，喜欢听儿歌、故事，喜欢看书、看字，不少孩子在还不会说话时，就拿书要妈妈教，学习汉字的能力惊人。智力得到超常发展，容易接受新的知识。同时，婴儿的记忆力较同年龄的婴儿好，记忆的速度也较快。

受过胎教的婴儿情绪稳定易安慰，适应环境能力强，很少无故哭闹，容易养成良好的生活习惯，这会使父母得到较充分的休息。

受过胎教的婴儿开始说话的时间较早，语言能力较强，5~6个月时便可以发出声音表达意思，使准妈妈明白宝宝是饿了还是要大小便，使准妈妈照料起来更方便。

受过胎教的婴儿眼睛明亮，视听注意能力强。

受过胎教的婴儿性格活泼，喜欢与他人接触，与未受过胎教的婴儿比较，较早学会笑，理解别人的表情和言语，并通过姿势的改变，表现出与人的互动。

受过胎教的婴儿运动与感觉系统发育较早，吸吮手指的能力、手的握力及四肢运动的能力强，动作协调性好，扶起坐立时颈部肌肉张力较好。

总之，受过胎教的孩子将来学识字、听课、唱歌、游戏、与人互动等能力都比较强。因此，只要认真努力地实施胎教，一定可以全面开发孩子的智力。但是要注意：婴儿出生后必须继续先前进行的“胎儿教育”，才能巩固成果。

胎教应适度进行

到目前为止，我国关于胎教失败的例子还极少见到。但有些情况也引起了相关专家的重视。比如有的妈妈在心理咨询中反映，经过音乐胎教后，自己的宝宝虽然聪明活泼，但精力过盛，总是不爱睡觉。当专家问起具体胎教方法后，才得知准妈妈孕期工作较忙，又不愿放弃胎教的机会，所以每日抽空将胎教器置于腹部。有时准妈妈因疲劳很快入睡了，而胎教器仍不断地刺激胎宝宝，这有可能干扰胎宝宝的生物钟，因此出现了胎宝宝出生后精力过盛的现象。所以，胎教应该适度进行。

丈夫参与胎教应注意

对孩子进行胎教时，丈夫的参与也非常重要，并且需要注意以下几点：

（1）关心妻子

妻子怀孕后，身体负担加重，承受着种种的痛苦，还要冒一定的生命危险。因此，孕期只有加倍关心妻子，才是称职的丈夫。首先要善于观察，善于沟通，了解妻子在孕期的各种反应和不适，并及时替妻子排忧解难。其次是通过以下 4 种方式激发妻子的爱子之情：一是有意陪妻子观看或阅读反映母子感情的电影、电视、小说等，激发妻子的爱子之情；二是安排好妻子的饮食；三是使妻子有一个舒适的生活环境；四是对妻子的关心爱护要持之以恒。

（2）帮助妻子

一是帮助妻子稳定情绪，保持愉快的心情；二是协助妻子做好音乐胎教，帮妻子选曲等；三是帮妻子测量宫高、听胎心、数胎动等。

（3）保护妻子

主动承担家务，树立生男生女都一样的思想，不给妻子施加任何压力，更不要口是心非。要节制房事，避免流产、早产、阴道感染。要陪妻子散步、逛商店，遇到噪声大的环境应尽快离开。为了母子的健康，应避免养宠物，改掉打麻将、酗酒、吸烟等不良习惯。

（4）陪伴妻子

陪妻子做孕期保健操，陪妻子检查身体，陪妻子观看喜剧、艺术展等，陪妻子说笑话、讲故事。临产时一定要陪伴在妻子身旁，以稳定妻子的情绪，减轻其痛苦，保证分娩顺利。

胎儿能理解母亲的感情

日本幼儿开发协会理事长井深大曾利用B型超声波仪观察过令人吃惊的胎儿活动，井深大同一位具有30年经验的妇科医生夏山英一，一起看了两组显示胎动的B型超声波图像。

一组是由一个每个月都利用超声波同胎儿见面，并以此作为乐趣的孕妇。她怀孕7周时，发生了异常，护士说“羊水破了”，其实羊水还充分，根本用不着担心。然而护士的话使这位母亲惊慌失措地哭了起来。她说：“不，不，连胎儿的脸都见过了，名字也起好了，可别让它流掉……医生，请您想想办法吧！”医生告诉她：“这是假羊水，没有关系！”医生花费了很长时间进行说服工作，其间一直利用仪器监视胎儿的动静。从映像看，胎儿的活动发生了戏剧性的变化。开始时，动作比较缓慢。接着是吃惊般的动作，后来动作越来越奇怪了。头部、胸部和腹部抽动着，还出现了轻微的痉挛，最后全身抽搐起来，动作是突发性的没有连贯性，身体各部分还有微小的动作。

另一组是母亲哭泣时胎儿的图像。这位母亲是因为高兴而哭泣的。她是一位37岁的妇女，一直想要孩子，经过10年，好不容易怀了孕，当她应用超声波装置第一次看到胎儿活动的情景时，激动得哭了起来。起初胎儿总是缓慢而不停地活动着，随后胎儿的脉搏跳动也逐步加速，但却没有出现痉挛或其他特殊的动作，一直是比较舒畅的大动作。

据观察，母亲哭泣后心跳加速，它虽然和横膈膜摇荡状态相同，但是，胎儿的活动状态却有着戏剧性的不同。

母亲与胎儿，在生理上并非共用一个大脑和自主神经系统，而是分别有各自独立的神经系统和血液循环功能。所以，这些神经激素的通路，是母亲与胎儿交流情感的一种不可多得的手段，具有极其重要的作用。

关于行为和思维的指令机构，当然是大脑。但其下达指令的过程却是在大脑的表层——“大脑皮质”内进行的。而且值得注意的是，大脑中所感觉、所思考的事情在与大脑皮质直接相连的下丘脑本身的作用下，在下丘脑内转化为情感，继而转化为躯体的感觉。

目前关于胎儿的神经系统在何种情况下最容易接受母亲应激反应时分泌出的剩余的神经激素问题，尚不清楚，而且由这些神经激素引起的变化也未查明。但是，从最近的研究结果中获知，胎儿的下丘脑以及受此控制的内分泌系统和自主神经系统最易受到影响。

由于这方面例证太少，作为胎儿如何理解母亲感情变化的证据来说，当然还不是十分充分。但它已引起人们极大的关注和兴趣。

情绪胎教

母亲情绪对胎儿的影响，已被很多学者所关注，早在1964年，澳大利亚萨尔斯堡大学的心理学家洛特曼博士曾观测了114名孕妇从怀孕到生产的过程，并将其怀孕的心理状态、与新生儿的健康做对比，结果分为四类：

（1）第一类是“理想的母亲”

她们非常期待孩子来临，享受怀孕的愉快感觉，她们生产的过程最顺利，生下的孩子也最健康。

（2）第二类是“矛盾的母亲”

母亲本身看起来似乎很想要孩子，但内心深处却排斥怀孕这件事，孩子出生后出现行为和肠胃问题的比较多。

（3）第三类是“冷漠的母亲”

她们表面上并不想要孩子，但内心却极为渴望怀孕，孩子出生后情绪和感情显得较冷淡。

（4）第四类是“不理想的母亲”

无论从表面上或内心里，腹中胎儿并不是她们所期待的，她们在怀孕期间生病、吵架、惊吓等不利于胎儿生长的因素最多，新生儿早产、体重过轻或情绪反应异常的情况，都比其他类型母亲所生孩子发生的概率高。

这个研究很清楚地说明，胎儿感受到的是母亲的真实的情绪。所以，母亲最好不要对胎儿说谎，并且要以快乐的心情欢迎孩子的诞生。

要选择合适的胎教方案

准备养育孩子的父母时常感到困惑——社会上种类繁多的“胎教方案”不断描述着照此法培养出的孩子如何“超常”、“早慧”，使年轻的父母们不忍心让自己的孩子落伍，也纷纷解囊参加培训或购买“胎教方案”。其实这些“胎教方案”中有一些就是打着“科学”、“专家”的旗号在误导人们，有的指导思想就是遗传决定论，有的明显违背胎儿成长的自然过程，它们只是为了达到经济目的。因此，建议夫妻在准备要孩子之前或已经晋升为准妈妈及准爸爸的人，应从正规的专业单位及渠道学习一些有关儿童发展方面的知识，包括孕期心理、儿童心理与教育学及胎教早教的有关常识。这能使你做到心中有数。在对待选择胎教方案这一问题上，一定要保持冷静的头脑，善于识别和选择适合自己的方法，拒绝盲从。

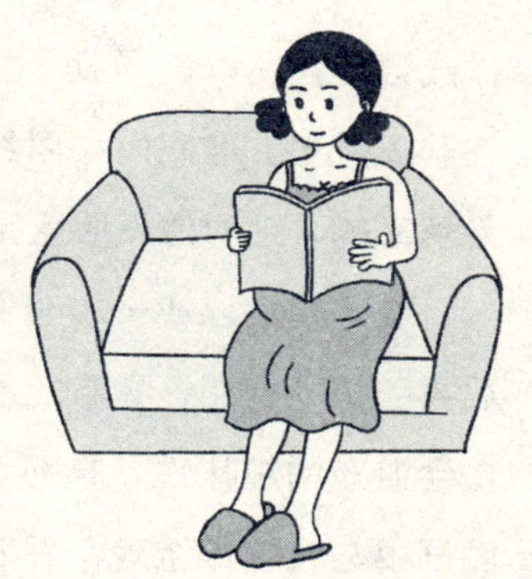

给胎宝宝描述照片

准妈妈经常给胎宝宝描述照片中美好的情节，会将情感传递给胎宝宝，让胎宝宝感受到妈妈的爱，同时也增进了亲子关系，这对宝宝日后宽厚性格的培养具有较好的影响力。

准妈妈可以一边整理相册，一边回想那些美好的回忆，通过看照片将故事说给腹中的胎宝宝听。甚至可以把准妈妈怀孕后的点点滴滴拍摄下来，这些照片可是妈妈与宝宝间非常珍贵的财产呢！

教胎宝宝识别图片

胎宝宝在妈妈的子宫内并不是始终处于沉睡状态、没有感知能力的生命体，等到他们再大一点的时候，就可以透过准妈妈“观察”着外面的花花世界，感受着妈妈的喜、怒、哀、乐。

有关专家研究发现，胎宝宝是有记忆力的，能记住准妈妈反复重复的动作或语言，所以在孕期不断地激发胎宝宝的记忆潜能是十分重要的。所以，在孕2月里，准妈妈可以经常教宝宝识别图片，千万不要认为这种做法是毫无意义的，这对激发胎宝宝的记忆潜能非常有益。

准妈妈可以找一本有图画的书，随机地翻阅，记住几张喜欢的图画，然后再随机地翻阅，看看能不能再找到它们。玩几次后试着感受与胎宝宝一起体会游戏的趣味性，掌握游戏的要领。等宝宝出生后，妈妈就可以拿看过的图画书与宝宝做游戏，看看宝宝对你曾喜欢的图片是否有特殊的表现，这个游戏对婴幼儿早期智力开发十分有益。

第二节　孕期十个月的胎教食谱

孕一月胎教食谱

清蒸鲤鱼

【原料】 新鲜鲤鱼1条，重500克以上。

【做法】 将鱼去磷、肠、肚，置菜盘中，放入笼中蒸15～20分钟，取出即可食用。

【特点】 禁用一切油盐调料。妊娠呕吐者愈吃愈香甜可口，对治疗恶心尤有良效。

花生仁蹄汤

【原料】 花生米200克，猪蹄1000克，生姜30克，盐25克，葱10克，胡椒粉0.15克，味精0.1克。

【做法】 ①将猪蹄镊毛、燎焦皮、浸泡后刮洗干净，对剖后砍成3厘米见方小块；花生米在温水中浸泡后去皮，葱切花，姜拍破。②把大锅置旺火上，加入清水（2.5千克），下猪蹄，烧沸后捞尽浮沫，放入花生米、生姜。③猪蹄半熟时，将锅移至小火上，加盐继续煨炖。待猪蹄炖烂后，起锅盛入汤钵，撒上胡椒粉、味精、葱花即可。

【特点】 汤白，肉烂，富于营养。

番茄烧豆腐

【原料】 番茄250克，豆腐两块，油75克，糖（最好是白糖）少许，酱油少许。

【做法】 ①烧法一：先用开水把番茄烫一下，去皮，切成厚片。把豆腐切成3厘米左右的长方块。锅上火，油预热，放番茄片小炒片刻，随即把切好的豆腐块放入，加酱油、白糖滚几滚，待豆腐炒透即好。②烧法二：在炒完番茄片后，加适量清水，烧开。放入豆腐块和糖、酱油适量，加少许盐，烧透。放入少许绿色蔬菜，即可上盘。

【特点】 此菜红、白、绿相间，色美而鲜。番茄含有大量的生素C，对于骨、齿、血管、肌肉组织极为重要，并且能刺激食欲，增加对疾病的抵抗能力。豆腐的营养价值也十分高。

【饮食注意】 怀孕初期的3个月里，受精卵经细胞分裂而发育成胎儿身体的各个器官及脏器，此时，极易发生胎儿畸形，因此，此期孕妇要特别注意易造成胎儿畸形外在因素，如药物、X线及病毒的感染，此外，还需要注意以下几点：

（1）不要过量使用维生素A。孕妇摄取太多的维生素A，会导致早产和胎儿发育不健全，所以每日只可摄取400～1250微克的维生素A，其中动物肝含极丰富维生素A，孕妇切忌过量进食。

（2）要限制饮用含咖啡因的饮品。摄取太多咖啡因会影响胎儿的骨骼成长，有可能出现手指、脚趾畸形的情况，也会增加流产、早产、婴儿体重过轻的情况。最好避免饮用含有咖啡因的饮品，如果非喝不可，每日不可多过2杯咖啡或3杯半浓茶。

（3）避免喝酒。如果喝太多酒会令胎儿畸形，影响胎儿发育，基本上是避免喝。2杯啤酒或1杯葡萄酒为极限。

孕二月胎教食谱

白菜奶汁汤

【原料】白菜心500克，牛奶50克，精盐5克，味精0.5克，鸡汤（肉汤亦可）150克，湿淀粉少许，食油、鸡油各少许。

【做法】①白菜去筋洗净，切成4.5厘米长、1.5厘米宽的条，放入水中煮熟捞出，控去水分。②另锅置火上，放入食油烧热，烹入汤，再加入味精、精盐、白菜，烧1～2分钟，放入牛奶，开锅后，勾入淀粉，淋上鸡油，盛入盘中即可。

【特点】色泽乳白，奶味浓郁，使你食欲顿开。

萝卜炖羊肉

【原料】羊肉500克，萝卜300克，生姜少许，香菜、食盐、胡椒、醋各适量。

【做法】①将羊肉洗净，切成2厘米见方的小块；萝卜洗净，切成3厘米见方的小块；香菜洗净，切断。②将羊肉、生姜、食盐放入锅内，加入适量的水，置武火烧开后，改用文火煎熬1小时，再放入萝卜块煮熟。③放入香菜、胡椒。

【特点】适用于消化不良等症，且味道鲜美，可增加食欲。

猪肝凉拌瓜片

【原料】黄瓜200克，熟猪肝150克，香菜50克，海米25克，酱油、醋、精盐、味精、花椒油各适量。

【做法】①黄瓜洗净，切成3厘米长、0.9厘米宽、0.3厘米厚的片，放在盆内。②熟猪肝去筋，切成4厘米长、0.9厘米宽、0.3厘米厚的片，放在黄瓜上。③香菜洗净去根，切成1.5厘米长的段，撒在肝片上。④海米用开水发好，倒入盆内。调料搅匀浇在瓜片和肝片上即成。

【特点】猪肝含有大量的铁，与新鲜嫩黄瓜搭配，清香味美，增进食欲。

孕三月胎教食谱

咖喱牛肉马铃薯丝

【原料】牛肉500克，马铃薯150克，食油10克，酱油15克，咖喱粉、精盐各5克，葱、姜各1克，团粉、料酒各适量。

【做法】①将牛肉自横断面切成丝，将团粉、酱油、料酒调汁浸泡牛肉丝。马铃薯洗净去皮，切成丝。②将油热好，先干炒葱、姜，再将牛肉丝下锅干炒后，将马铃薯丝放入，再加入酱油、精盐及咖喱粉，用旺火炒几下即成。

【特点】富含铁、维生素B_2、烟酸等，适合孕妇食用。

软烧仔鸡

【原料】仔公鸡两只（两千克左右），猪肉150克（肥3瘦7），生菜叶数片，葱、姜、精盐、料酒、桂皮、八角茴香、花椒、酱油、香油、花生油、白糖、普通汤、味精。

【做法】①鸡由腋下开膛，从下腿关节处剁去足爪，斩下头脖，翅扭向背别上。猪肉切成丝。生菜叶消毒洗净。葱、姜切成片。②水烧开，用钩钩住鸡的脖根骨，在开水内涮几下，取出擦去水分，趁热用料酒加少许盐在鸡身上抹遍，挂于通风之处，晒干皮面。③在晾鸡的同时，烧热锅，放入花生油50克，油热时下入肉丝、姜、葱干炒，待肉丝断生时，加酱油、料酒、精盐、桂皮、八角茴香、花椒、白糖、味精、汤（以能灌两只鸡腹的一半为度），开后倒入容器内晾凉。④用一节高粱秆堵住鸡的肛门，由腋下开膛处灌入炒好的肉丝和汤汁，挂于烤炉内烤熟，刷上香油。⑤烧菜时，在鸡的两大腿间顺拉一刀，将汁和肉丝流入碗内，剔下腿（连骨）、脯（去骨），剁成块，摆入盘内（脯在上）。围上生菜叶，浇上汁（肉丝不用）即可。

【特点】色泽红亮，质地嫩香。

【饮食注意】怀孕到第8周，流产的危险性非常高。25%的流产在怀孕8周前发生，75%的流产在怀孕16周前发生。因此，孕妇应提前预防，尤其是在饮食上要特别注意：

（1）忌食有堕胎作用的水产品。许多水产品有活血软坚的作用，食后对早期妊娠会造成不良影响。如螃蟹、甲鱼、海带等。螃蟹其性偏寒凉，有活血祛淤之功，尤其是蟹爪，有明显的堕胎作用；海带有软坚散结的功效；甲鱼则具有较强的通血络、散淤块的作用，因而有堕胎之弊。

（2）忌食滑利之品。寒性滑利之品如黑木耳、山楂、荸荠、薏苡仁、马齿苋等物，对怀孕早期有一定的影响。如药理实验证明，薏苡仁对子宫肌有兴奋作用，能促使子宫收缩，因而有诱发流产的可能。

（3）忌热性食物。根据产前宜清的药食原则，怀孕期妇女应避免进食热性食物，因热性食物能使人体内热加重，有碍机体聚血养胎，这类食物如羊肉、狗肉、鹿肉、公鸡肉、麻雀、海马、香菜、荔枝、桂圆、杏子、杏仁等。

（4）忌食冷饮。怀孕早期，孕妇食欲不佳，吃了过多的刺激肠胃的冷饮，从而导致下泻，这样的事例也发生过不少。

（5）忌食辛辣的食品。芥末、辣椒、咖喱等辛辣的食品对孕妇有刺激作用，少量摄取还没什么关系，多了就会刺激肠胃，严重的还可能流产、早产，是应控制的食品。

孕四月胎教食谱

牡蛎粥

【原料】鲜牡蛎肉、糯米各100克，大蒜末、猪五花肉各50克，料酒、精盐各10克，葱头末25克，胡椒粉、清水各1.5克，熟猪油2.5克，。

【做法】①糯米淘洗干净备用，鲜牡蛎肉清洗干净，猪五花肉切成细丝。②糯米下锅，加清水烧开，待米稍煮至开花时，加入猪肉、牡蛎肉、料酒、精盐、熟猪油，同煮成粥，然后加入大蒜末、葱头末、胡椒粉调匀，即可食用。

【特点】牡蛎肉味极鲜美，是优良的营养食品，以牡蛎入粥食用，是南方沿海民间风行的小吃饮食。牡蛎气味咸平、微寒，可供药用。牡蛎粥对维生素D缺乏病有疗效。

【饮食注意】怀孕满第4个月，仍属于流产危险期。在生活上还须特别注意，饮食上仍须忌食容易堕胎的食品。此时早孕反应多已停止，胎儿发育增快，此时要有足够的热量、蛋白质和维生素，不可挑食，也不应该迷信蜂王浆、珍珠粉、巧克力之类的补品。鲜牛奶、羊奶含有优质蛋白质及多种矿物质，也是维生素A、维生素D及维生素B_2、维生素B_6的食品来源。每日应供250~500毫升。鼓励不习惯饮用者从少量开始，逐渐增加至需要量。

孕五月胎教食谱

小烧什锦

【原料】猪舌、猪心、菜油各250克，猪肚500克，猪肉、水发玉兰片各

150 克，化猪油、酱油、菌子各 50 克，汤 1500 克，鲜菜 300 克，食盐 7.5 克，味精 1.5 克，水豆粉 125 克，葱姜 30 克。

【做法】①将猪肚、舌、心出水，然后分别刮洗干净，煮熟，均切成长约 5 厘米、宽 1.5 厘米、厚 1.2 厘米的条。玉兰片及鲜菜（菜头、萝卜或青笋均可）切成条。瘦猪肉剁细，放人碗内，加少许精盐、水豆粉拌匀，再在八成熟油锅内炸成肉丸子。菌子用水发胀，淘洗干净，切成片，用清水漂洗待用。②炒锅置旺火上，放入猪油，烧至五成熟时，先下葱、姜，然后依次下食盐、酱油、肉丸子，掺汤烧开，再连汤倒入锅内，用小火慢烧。③猪肚、舌等约烧两小时，加入菌子、玉兰片，再烧约半小时，而后加入蔬菜同烧，直烧至肚烂、菜熟时，随即下水豆粉，勾成二流芡，下味精起锅。

【特点】色泽金黄，味浓可口。

素烧蟹粉

【原料】水发冬菇 15 克，熟红萝卜、熟鲜笋各 12.5 克，熟马铃薯 250 克，生油 150 克，白糖、精盐、米醋、姜末、味精、时令绿叶菜各少许（冬菇可用黑木耳代替）。

【做法】①把熟马铃薯、红萝卜去皮揿成泥，鲜笋斩细，绿叶菜和水发冬菇切成丝。②炒锅放生油熬熟，投入马铃薯、红萝卜泥煸炒，炒到起酥，再放绿叶菜和冬菇、笋同炒，并随加白糖、精盐、味精、姜末稍炒，最后淋少许米醋，随即起锅装盘。

【特点】含有大量维生素。

【饮食注意】这时期的胎儿，发育增快，需要有足够的热量、蛋白质和维生素。①充分摄取含有优质蛋白质的鱼、肉、蛋及大豆制品，能够制造肌肉及血液，促进发育，保持健康。②含有维生素，或铁质等矿物质类的绿黄色蔬菜、肝、贝类等也应充分摄取，可调和身体状况，预防贫血。③多摄取钙质，钙可制造及保护骨骼和牙齿。怀孕中所需的钙质为平常的 2 倍。④此外，淡色蔬菜、芋头类、水果等含有丰富维生素 C。而热量来源的食物如米饭、面包、油脂类等，只要不摄取过量，可比平常多吃一点。

一般来说，怀孕中期的每日食谱可这样安排：粗细粮各约200克；鸡蛋2～3个或豆制品100～200克；瘦肉或鱼100～200克；牛奶或豆浆250毫升；植物油30毫升；蔬菜0.5千克；虾皮或海米5～10克；水果适量。

孕六月胎教食谱

橘味海带丝

【原料】干海带、白菜各150克，白糖、味精、醋、酱油、香油、香菜段各适量。

【做法】①干海带放锅内蒸25分钟左右，捞出，放热水中浸泡30分钟，捞出备用。②把海带、白菜切成细丝，码放在盘内，加酱油、白糖、味精和香油，撒入香菜段。③把干橘皮用水泡软，捞出，剁成细碎末，放入碗内，加醋搅拌，把橘皮液倒入盘内拌匀，即可食用。

【特点】清香味美，还能补碘。

鱼香肝片

【原料】猪肝250克，泡辣椒20克，汤、葱各25克，蒜、酱油各15克，盐2克，菜油150克，姜、醋、绍酒、白糖各10克，水豆粉30克，味精1克。

【做法】①将猪肝切成长约4厘米、宽约3厘米、厚约0.3厘米的片，加盐及水豆粉（20克）码匀。姜、蒜去皮，切成米粒。葱切成葱花。泡辣椒剁成碎末。②用1碗水豆粉（10克）、绍酒、酱油、醋、白糖、味精及汤对成滋汁。③炒锅置旺火上，下菜油，烧至七成热时，放进猪肝炒散后倒入泡辣椒、姜、蒜末。待猪肝炒伸展时，下葱花，烹滋汁，最后簸转起锅入盘。

【特点】颜色金红，肝片细嫩，姜、葱、蒜味醇厚，最宜佐餐。

金果白木耳

【原料】白木耳10克，金果（梨、苹果、香蕉、橘子均可）200克，桂花少许，白糖、湿淀粉各适量。

【做法】①白木耳用温水发1小时，洗干净后，放入碗内，加300克，上屉用中火蒸两小时。②蒸好后，把原汁滤入锅内，加入白糖和适量清水，用小火略煮，使之溶解，撇去浮沫。③鲜果切成指甲大小的块，放入锅内煮沸，用湿淀粉调稀勾芡，倒入碗内。④吃时，碗上铺一层白木耳，撒上桂花。

【特点】香甜润滑，补充多种维生素。

【饮食注意】此期，胎儿生长发育快，与5个月相似，需要有足够的热量、蛋白质和维生素。饮食上应均衡摄取各类养分，以维持母体及胎儿的健康，尤其是铁、钙和蛋白质的需要量应该增加，但盐分必须特别节制。这段时间容易便秘，应该常吃富含纤维素的蔬果，牛奶是极有利排便的一种饮料，应多饮用。

孕七月胎教食谱

鱼吐司

【原料】面包、净鱼肉各150克，鸡蛋1只，猪油150克，料酒、淀粉、盐、味精、葱、姜各少许。

【做法】①面包去边皮，切成厚4～5毫米的片4块；鱼肉斩成泥，加蛋清、葱、姜、酒、味精一起拌匀。②将调好的鱼泥分4份抹在切好的面包上，用刀搭千。③锅内放入猪油烧至五成熟时，放入鱼泥炸，炸至呈黄色后出锅。④每块切成8小块，盘边上加甜酱（甜酱加少许水、糖，用筷拌匀，上笼蒸5分钟，加香油）。

【特点】软嫩清香，味美可口，能增加孕妇的食欲。

【饮食注意】此期的各种营养素大致与孕中期相同，可略增加，但由于此期正是胎儿脑细胞和脂肪细胞增殖的敏感期，所以，更要注意补充含蛋白质、磷脂和维生素丰富的食品，以促进智力的发育。对脂肪和糖类食品要限制，以免热量过多，使胎儿长得过大，影响分娩。

此时，大量孕激素使胃肠平滑肌松弛，水分被肠壁吸收，故常引起便秘。因此粗纤维、新鲜水果蔬菜要增加食量。此外，这期间要增加核桃、花生、芝麻、葵花子等食品。这些食品富含不饱和脂肪酸，可减少日后小儿皮肤病的发病率。多吃肝、黑木耳、青菜、豆豉等富含维生素 B_{12}、叶酸的食物，可减少出生后贫血症的发病率。常用些含碘食物，可减少小儿痴呆等病的发病率。水分与盐分摄取过量，很可能会引起妊娠高血压疾病，必须严加节制。

孕八月胎教食谱

糖醋排骨

【原料】 排骨 250 克，植物油 750 克（实耗 75 克），酱油、酒、白糖、盐、醋、面粉、淀粉等各适量。

【做法】 ①将排骨斩块，酒、盐、湿淀粉、面粉等拌匀待用，余料倒在碗中，加水 50 克调成汁待用。②油锅烧至六成熟，将排骨一块块放下炸 2 分钟，捞出，等油锅热至九成再炸 1 分钟，捞出。③锅内留少量油，将糖醋汁倒下，待汁浓，倒入排骨翻炒几下即成。

【特点】 排骨酥烂，糖醋口味。

荷包鲫鱼

【原料】 鲫鱼 350 克，精肉 200 克，植物油 100 克，葱、姜、酱油、料酒、糖、味精各少许。

【做法】 ①鲫鱼从背脊开刀，挖去内脏，洗净，在身上刮几刀。②将精肉切成细末，加盐、味精拌匀，塞入鲫鱼背上刀口处。③片刻后将鱼下锅，两面煎煮，放入料酒、酱油、糖、汤水。入清水锅中煮开后捞起，再冲洗 1 次。葱切块，姜拍松，青蒜切成末。④煎出香味，再下料酒、酱油、白糖、精盐、清水各250克，用旺火烧开，盖上锅盖，改用小火焖烧20分钟左右，再用旺火将卤汁收浓，用湿淀粉少许勾芡，浇上熟猪油25克，撒上葱段，起锅装盘即成。

【特点】鲫鱼味道鲜美，肉质细嫩，对妊娠期水肿有一定疗效。

孕九月胎教食谱

鱼肉馄饨

【原料】净鱼肉125克，猪肉馅75克，绿叶菜、干淀粉各50克，绍酒、葱花、熟鸡油各5克，味精0.5克，精盐1克。

【做法】①将鱼肉剁成泥，加精盐0.5克拌和，做成18个鱼丸；砧板上放干淀粉，把鱼丸放在干淀粉里逐个滚动，使鱼丸渗入干淀粉后有粘性，然后用擀面杖做成直径7厘米左右的薄片，即成鱼肉馄饨皮。②将猪肉馅做成18个馅心，用鱼肉馄饨皮卷好捏牢。③旺火烧锅，放入清水100克烧沸，下馄饨，用筷子轻搅，以免粘结，用小火烧到馄饨浮上水面5分钟左右，即可捞出。④在汤中加精盐和绍酒，烧沸后放入绿叶菜（韭菜、香菜均可），放入味精，倒入盛有馄饨的碗中，撒葱花，淋鸡油即可食用。

【特点】皮白肉红，质地滑嫩，鲜香可口。

煸熘白菜

【原料】白菜750克，酱油10克，醋2.5克，精盐0.5克，菜油、湿淀粉各50克。

【做法】①白菜（卷心白也可）除去老叶和梗，洗后切成片，大小适中，加精盐（1克）和匀腌约1分钟。②用碗将酱油、盐（1.5克）、醋、湿淀粉等调成滋汁。③炒锅置火上烧热，下菜油烧至七成熟时，下白菜炒熟，加汤（75克），烹下滋汁，将汁收浓起锅。

【特点】味鲜而烫，醋味突出，宜于下饭。

孕十月胎教食谱

清汤慈笋

【原料】慈笋 50 克，清汤 100 克，鲜桑叶数张，精盐、料酒、胡椒面、明矾各适量。

【做法】①明矾砸碎用凉水溶化；选用鲜嫩实心慈笋，切下老根，剥去壳，削去内皮，顺切成极薄的片，放入明矾水内漂上；桑叶洗净。②将慈笋和明矾水倒入锅内，加入桑叶氽煮一会，捞在凉水内，拣出桑叶。把笋片洗去明矾的苦涩味，再用凉水漂上。③烧开清汤，加入盐、胡椒面、味精、料酒，调好味，下入笋片，烧开撇去浮沫即可。

【特点】新鲜嫩笋，为夏令菜之一，具有清暑热的功效。

虾子海参

【原料】干海参 150 克，精盐、味精各 3 克，肉汤 500 克，干虾子、葱、姜各 15 克，猪油、料酒各 30 克，淀粉、酱油各 6 克。

【做法】①将干海参放入锅内，加入清水，加盖用小火烧开后，将锅端离火位，待其发胀至软时捞出，剖肚挖去肠，刮净肚内和表面杂质，洗净，再放入锅内，加清水，用小火烧开，再将锅端离火位，待其发胀（按此方法多次反复进行，海参即可发透，但在此发胀过程中，切忌沾上猪油和精盐，因猪油对海参起溶化作用，盐对海参起收缩作用，均会影响海参的发胀），然后将发透的海参肚内先划十字花刀，入开水锅内氽一下，捞出，沥干水分备用。②将虾子洗净盛入碗内，加入适量的水和酒，上笼蒸约 10 分钟取出。③将锅烧热，放入猪油，投入姜、葱，煸炒后捞出，烹入料酒，加入肉汤、盐、酱油、海参、虾子，煨透成浓汤汁，用淀粉勾芡，加味精，起锅，整齐地装入盆内即可。

【特点】象牙白色，鲜糯，味浓，四季均宜。

海参烧占肉

【原料】水发海参、荸荠、葱段各50克，豌豆15克，猪肉200克，冬菜10克，清汤750克，熟火腿、笋片、豆粉面、酱油各25克，果油500克，精盐、鸡蛋白、料酒、姜末及香油各少许。

【做法】①把葱（10克）、姜切末，海参、火腿、荸荠（去皮）及笋片切成碎丁。②把猪肉洗净，剁成肉馅，用葱姜、精盐（少许）、酱油（10克）、香油、鸡蛋白、豆粉面、海参、火腿、荸荠、笋丁及豌豆调匀煨上。③把炒锅放火上，倒入果油烧至七成熟时，把肉馅捏成直径约2.5厘米的扁形丸予下锅，待炸成银红色捞出；放入葱段炸好捞出。④把葱段、肉丸子放在沙锅中，加上精盐、酱油、料酒、冬菜、清汤，放火上烧开3分钟，再改用文火烧约40分钟即成。此菜上桌时，一般盛放在大汤盘中，下面有水锅子，上面有盖，以便保温。

【特点】味鲜汁浓，四时皆宜。

【饮食注意】到了这个时期，孕妇便进入了一个收获“季节”。这时候，保证足够的营养，不仅可以供应宝宝生长发育的需要，还可以满足自身子宫和乳房增大、血容量增多以及其他内脏器官变化所需求的“额外”负担。如果营养不足，不仅所生的婴儿常常比较小，而且孕妇自身也容易发生贫血、骨质软化等营养不良症，这些病症会直接影响临产时的正常子宫收缩，容易发生难产。

孕妇应坚持少吃多餐的饮食原则。越是接近临产，就愈应多吃些含铁质的蔬菜（如菠菜、紫菜、芹菜、海带、黑木耳等）。因为此时孕妇胃肠受到了压迫，可能会便秘或腹泻。所以，一定要增加进餐的次数，每次少吃一些，而且应吃一些容易消化的食物。